DSM-5®
児童・青年期診断面接ポケットマニュアル

DSM-5® POCKET GUIDE
FOR CHILD AND ADOLESCENT MENTAL HEALTH

Robert J. Hilt, M.D., FAAP, FAACAP, FAPA
Abraham M. Nussbaum, M.D., FAPA

監訳
高橋三郎　滋賀医科大学・名誉教授

訳
染矢俊幸　新潟大学大学院医歯学総合研究科精神医学分野・教授
江川　純　新潟大学大学院医歯学総合研究科精神医学分野・特任准教授

医学書院

DSM-5 児童・青年期診断面接ポケットマニュアル

発　行　2018年6月15日　第1版第1刷
　　　　2022年3月15日　第1版第2刷

監　訳　髙橋三郎（たかはしさぶろう）

訳　染矢俊幸（そめやとしゆき）・江川　純（えがわじゅん）

発行者　株式会社　医学書院
　　　　代表取締役　金原　俊
　　　　〒113-8719　東京都文京区本郷1-28-23
　　　　電話 03-3817-5600(社内案内)

組　版　ウルス

印刷・製本　日経印刷

ISBN978-4-260-03602-3

訳者序

本書は，American Psychiatric Association Publishing（米国精神医学会出版部）が 2016 年に上梓した，ワシントン大学精神科准教授 Robert J. Hilt とコロラド大学精神科助教授 Abraham M. Nussbaum による “DSM-5 Pocket Guide for Child and Adolescent Mental Health”（2016）の全訳である．著者のうち Hilt は，Seattle Children’s Hospital の部長を兼任しており，Nussbaum はこの本の姉妹書である「DSM-5 診断面接ポケットマニュアル」〔髙橋三郎監訳，染矢俊幸，北村秀明訳，医学書院，2015（The Pocket Guide to the DSM-5 Diagnostic Exam, 2013）〕の著者である．原著はポケットサイズ（20.5 × 11.5 ㎝）で，医師が常時携行し DSM-5 による診断面接を実践できるようにした文字どおりのマニュアルである．しかし，その内容は 355 頁に細かくぎっしりと書かれており，教科書 1 冊に匹敵するだろう．研修医から専門医までの方々が，子どもの患者と家族を面接しながら DSM-5 による診断をどのように進めていくべきかの具体的な質問を示して，現実の診療にただちに役立つよう書かれている．

すでに，本書の姉妹書をご愛読の方も多くおられるだろうから，本書の構成を詳しく紹介するまでもないが，第 I 部では診断面接の全体的な要点を解説しており，特に精神科で子どもと青年を診療するときの心がけを示すだけでなく，第 3 章では患者と保護者に対しての具体的な問診の例をあげながら，要点をわかりやすく示している．第 4，5 章では子どもの診断面接を 15 分，30 分でまとめるやり方と，その限界を示している．

第 II 部の各論で，第 6 章では，子どもの各精神疾患の診断面接の仕方が逐一解説されるが，限られた疾患のみに対応してきたわが国の子どもの精神科医が大いに啓蒙される内容である．つまり，知的能力障害，自閉スペクトラム症，注意欠如・多動症から，統合失調症，双極性障害，抑うつ障害，不安症，強迫症，心的外傷後ストレス障害，身体症状症，摂食障害，排泄症は言うまでもなく，睡眠・覚醒障害，性別違和，素行症，物質使用障害まで具体的な問診の仕方を示して解説している．第Ⅲ部では，今日使用できる医薬品の適応や著者自身の使用経験まで示されている．

1980年にDSM-Ⅲが出版され，私がこれを「精神障害の分類と診断の手引き」としてわが国の精神科医に紹介した当時の大きな反響を思い出しているが，当時，わが国ではまだまだ欧州学派が主流とみなされており，実証主義から出てきたDSM-Ⅲがどれほどのエビデンスに裏づけされたものかに気づく者はなく，ただ診断基準をめぐってその支持，不支持の議論ばかりだったようである．2013年にDSM-5が出版され，とにかくその膨大なデータに裏打ちされたマニュアルを見たとき，米国精神医学会が総がかりで取り組んだ事業であったことを見せつけられたものである．ところで，「複雑な人間の問題を過度に単純化し，重要な個人差を無視し，個別の臨床的治療のための診断を目的とするにはDSM-5はまだまだ発展途上のものであり，特に発達途上の子どもにDSM-5のような診断を下すことに抵抗感がある」という意見が後を絶たない．米国精神医学会出版部は，本書のような解説書をいくつか出版しているが，私はとうとう関連書の8冊目を翻訳出版することになってしまった．この5年間の作業で感じたことは，どの本もDSM-5の各側面を上手くとらえて実際の診療に役立つよう工夫が凝らしてあることである．その中でもこの2冊の姉妹書であるポケットマニュアルは出色である．DSM-5の臨床有用性に疑問をもつ人は，このマニュアルを読めば誤解は氷解するだろう．

本書の翻訳作業は，新潟大学大学院医歯学総合研究科精神医学分野の21名の方々の訳を染矢俊幸教授と江川純特任准教授が見直したものに，最終的に私が手を入れた．第一線の子どもの精神科の診療にただちに役立つように工夫されており，読者諸兄姉の日常の診療のコンパニオンとして用いていただければ幸いである．

2018年4月

訳者を代表して　　髙橋三郎

翻訳協力者（五十音順）

有波　浩
井桁　裕文
大竹　将貴
大竹　裕美
折目　直樹
恩田　啓伍
菊地　佑
斎藤　摩美
杉本　篤言（新潟大学大学院医歯学総合研究科地域精神医療学講座）
髙須　庸平
田尻美寿々
坪谷　隆介
橋尻　洸陽
林　剛丞
保谷　智史
三上　剛明
茂木　崇治
森川　亮
吉永　清宏
渡邉　藍子
渡邉　晴香

序

DSM-5の刊行は精神的苦痛に悩んでいる人が精神疾患に罹患しているかどうかを評価する方法についての新たな関心をもたらした（例：米国精神医学会, 2015；Lieberman, 2015；Phillipsら, 2012a, 2012b, 2012c）．そのような評価は不可能に思えるかもしれない．結局，ある1人の人が精神疾患に罹患しているかどうかを決める場合，その人の文化，民族，信仰，家族歴，性別，既往歴，性的嗜好，気質を含めた多くの側面を考慮している．子どもや青年にそのような決定を下す場合，その評価はしばしば，さらにいっそう複雑なものとなる．その人の年齢と発達年齢を知らなければならない．その人の気質およびその人の両親の気質も知らなければならない．その人の健康状態とその人の家族の健康状態も知らなければならない．

DSM-5はある特定の人の精神疾患の診断のためのマニュアルであるように作られているので，それを子どもや青年に使用するには彼らが生活する地域や家庭が彼らの健康に不可避的に結び付いているため，翻訳作業を必要とする．本書それ自体はDSM-5の実用的な翻訳である．本書はDSM-5それ自体や多くの小児精神科面接テキスト（例：Cepeda, 2010；MashとBarkley, 2007）のどちらの代用品でもなく，治療計画の指針となる診断面接の一部として，DSM-5の基準を効率的かつ効果的に使用する1つの方法である．

著者らは毎日，学生，研修医，そして同僚の医師とともに患者を面接しており，臨床経験の異なるレベルのあらゆる面接者に向けて本書を執筆した．本書の第I部では診断面接，その目標，どのくらい多くの面接時間があるかに応じての面接の構成の仕方を紹介する．第II部では，DSM-5の診断基準を臨床診療のために操作的に運用できるようにした．第III部では付加的情報，表，そして手段を含めた．全体として，本書は治療同盟を確立していく間に，子どもや青年に対して，精神疾患の正確な診断を下すことの助けとなるだろう．それはどの精神科の対応においても目標としていることである．

前おきとして，本書で用いる言語について手短に述べる．可能であれば，人や面接者については性的に中立な用語を用いるが，それが文法上ぎこちない場合，奇数番号の章では一般女性語を，偶数番号の章では一般男性語を交互に使用する．

可能な限り，著者らは，子どもや青年の世界で活動する主体性と能力に重点をおく．この重点の目印として，著者らは精神的健康評価の対象を表現するのに**人**（person）という用語を使用する．著者らは，医療的ケアの対象は，医療専門家に治療されている病気の患者なのか，またはこれら専門家のサービスを自発的に受ける消費者と解釈するのがよいのかについて，根強い議論が存在することは認めるが（Emanuel と Emanuel, 1992 を参照），人であることが病気や消費よりも優先されるので，「人」という用語を選んだ．しかし，精神科治療を受けている人について話す場合は，その用語が治療中のその人の脆弱性と，患者を治療する際の精神保健専門家の責任の両面が認められることから，著者らは**患者**（patient）という用語を使用する（Radden と Sadler, 2010 を参照）．医療的恩情主義を裏書きするためではなく，臨床的対応の中で発展する特別な保護的関係が，治療契約としてよりも治療関係としてよりうまく説明されることを強調するために，著者らはこの用語を使用する．

子どもと青年はしばしば，彼らの要求を満たすのにさまざまな大人（両親，親戚，大人の友人，教師，信仰指導者，コーチなど）に頼るため，著者らは医療関係者以外の大人で子どもや青年の世話をする者を表現するために**養育者**（caregiver）という用語を用いる．

最後に，著者らは 2 人とも医師であるが，子どもや青年は，支援の専門職として訓練されたさまざまな人達との医療的関係において，治療を受ける．この多様性を受け入れるために，子どもと青年を治療する医学的専門家に対して**治療者**（practitioner）という用語を使用する．**提供者**（provider）はより一般的な婉曲語句であるが，「治療者」という用語が，患者としての子どもと青年に接する専門家が継続的に治療し，技術を磨くという職業範囲を強調しているため，著者らは**治療者**という用語のほうを使用する．

謝辞

精神的苦痛をもつ子どもと青年をどう治療するかをともに学んだ（今もなお学んでいるが）先生方や学生達，この仕事をすすめてくれた学術的および臨床的施設，そしてこの取り組みに寛容であった著者自身の家族達に感謝したい．

＊著者らに公表すべき利益相反はない．

目次

第 I 部

児童と青年の診断と治療

第1章 序論

予約のあふれた午後の真っ只中，あなたは初めて出会う 14 歳の少女，ソフィーの精神的健康の評価を依頼される．あなたは資料を集め，診察室に入り，胸の前に腕を組み，あなたを見るより天井を見上げている，身なりが整っていない少女に出会う．彼女は「何も悪いところはないから，私がここにいる必要はない」と誰にともなく言う．それから彼女の母親は彼女を代弁し，学校での問題，家庭での口論，友人の喪失，そして自傷のおそれや 1 人のときはいつも誰ともなしに話していることなど“奇妙な”事柄について述べる．彼女には母親の前の恋人からの虐待の既往があり，その後の数年間“気分変動”を認めていた．ソフィーは左前腕にある線状裂傷のかさぶたをほじくっている．

あなたが今ちょうど経験した気がめいる感じ——子ども達の精神的健康の懸念を評価しようという重圧のかかる時間——はわれわれも経験したことのあるものである．著者らは，本書がこのような対応の際にあなたを助け，あなたを導く指針となってほしいと思っている．

本書には何が書かれているか？

『DSM-5 診断面接ポケットマニュアル』（The Pocket Guide to the DSM-5™ Diagnostic Exam）のように，本書は診断へと至る人間中心的な解決方法とともに，子ども達やその親達に試みるべき実践的な道具や面接者の台詞に重きを置いて解説している．

若い人達は精神疾患の初期診断と薬物療法を専門医療機関よりも一次医療機関で受けることが多いため，本書では一貫して，一次医療機関で診療する際に何が実践的かという点に特に注意を払う．それゆえ，以下のような内容を説明していく．

- 一般的な訴えを診断的に調査する方法（第 3 章 p.23）

- 診断面接の 15 分版（第 4 章 p.59）または 30 分版（第 5 章 p.71）の実施方法
- DSM-5（米国精神医学会，2013）の診断記述と基準（表 4–1 p.65，第 7 章 p.207）の概要
- 評価尺度と推奨使用法（第 10 章 p.227，第 11 章 p.257）
- 発達の里程標と専門医紹介を考える危険信号（第 3 章 p.23，第 12 章 p.271）
- 心理社会的（第 14 章 p.285），精神療法的（第 15 章 p.295）介入の基礎
- 精神薬理学的介入の基礎（第 16 章 p.301）

著者らは本書のさまざまな部分がさまざまな方法で用いられることを期待している．本書のいくつかの節は若い人達に対する治療のさまざまな側面を解決するための戦略を説明しているので，その節全体を通して読んだほうがより有用であろう．他の節は，特定の DSM-5 診断を検討している場合に試す質問や，年齢特有の発達里程標の鍵となる一覧表など，その場で参照できる資料として用いられるであろう．

以下の要点は，本書が『DSM-5 診断面接ポケットマニュアル』とどのように異なるかを示したものである．

- ICD-10 の診断コードが含まれる．
- 小児期や青年期にあまり診断されないものは含まない．すべての内容が特に子どもと青年に焦点を絞っている．
- もはや目新しいことではないため，DSM-5 の進歩についての議論は削除されている．
- 各章を短くし，表を加えることで本文中の実践的な側面が増やされている．
- 子どもや青年に特化した評価尺度が紹介されている．
- 診断された疾患に対する初期治療戦略——心理社会的，精神療法的，精神薬理学的——が加えられている．

著者らは，若い人達を面接して，その精神的および行動上の問題をどのように診断するかを知ることから出発しなかったのは確かである．初回の面接で苦労して，共通点のない症状と心配をど

うまとめるかで迷ったことを覚えている．この苦労を通して，最終的には診断および治療過程を単純化するさまざまな方法に到達し，時間的制約のある状況においてもどのように手段を組み立てていくかを学んだ．

われわれ共著者は，研修後は，地方の小児科医，病院小児科医，小児救急医，児童精神科医，専門的治療および地方の小児科医に対する児童精神医学の指導医，成人の入院患者を担当する精神科医などとなり，さまざまな臨床的役割を果たしてきた．われわれは若い人達に精神療法と薬物治療の両方を提供しており，さまざまな治療状況において変化する要求や形態に対してわれわれが行うことをうまく適応させるように求められてきた．この一連の作業の中で，若い人達が直面する課題や，そうした人達を精神保健的援助を提供したい人のもとへ届けていくという難題によって，しばしば無力を感じていた．結局，われわれのところを訪れる子どもや青年が，単一の DSM-5 疾患を完全に満たすような，きれいに記述される症状をもつことはほとんどない．われわれはともに多くの間違いを犯しその経験から成長してきた．

本書は子どもの精神疾患の診断および治療の経験に基づいた手引であり，DSM-5 の診断内容を補足するさまざまな実践的な解決方法，心がけ，技能を提供することを意図している．若い人達にとってのよい診療というものを小さな一覧表にして示すことはできないので，若い人達の精神疾患の診断や治療をする際に従うべき厳密な規則を提供することはできない．しかし，すべての人がよりよい診療を提供しやすいようにした．あなたの専門分野，診療場面，臨床経験のレベルがどんなものであれ，著者らは，子どもと青年とともに精神的健康を追い求めて旅するあなたに力を貸すことができるだろう．

治療同盟：スタート地点

若い人達に働きかけることは成人に働きかけることと大きく異なる場合がある．若い人達は発達的にコミュニケーション能力が限られていることが多く，彼ら自身が求めていないのに診療を受けさせられているため，しぶしぶ受診していることがよくある．

さらに，子どもの疾患を診断する過程には通常，複数の情報提供者から情報を収集することや，年齢と発達に応じて調整した診断の違いを覚えておくことが関連している．特に，人為的に評価時間が制限されている一次医療やその他の状況で臨床家が働いている場合，そこでの時間が押し迫る感覚は，1 人の若い人の診断および治療計画へ効率的に到達するうえでの負担を増大させる．

診断と治療を成功させる第一歩は，われわれが以下で**治療同盟**と呼ぶ協力的な治療関係を支持することである．予約診察時間内で養育者と治療同盟を構築することは，1 人の若い人と直接的に治療同盟を構築することに比べて容易である．

本章冒頭の症例要約の 14 歳の少女ソフィーは，同盟を構築するうえでの問題を示すよい例である．ソフィーはこの状況について母親の意見に同意しないこと，そしてあなたの提供することに興味がないことを伝えた．あなたが DSM-5 を開いて，すぐに一連の診断のための質問を始めようとすれば，彼女の抵抗が増すだけだろう．あなたはまず，ソフィーから信頼性のある回答を得るために，彼女の注意を引かなければならない．

もしわれわれがあなたと一緒に診察室にいたら，ソフィーの母親の心配を最後まで聞くだろう．それは親との治療同盟を強固にするためにも役立つ．われわれは彼女の助言に感謝するだろう．そして，養育者の心配を聞いてから，青年期の患者にはすべて一対一で話していることを彼女に伝えるだろう．この話し合いのルール，つまり，ソフィーに，安全に関する心配以外この会話の秘密は守られると説明してから，1 人で座るようにうながすだろう．特に青年との面接時には，親や養育者がいないほうがよい同盟へと進展し，より正直な答えが得られるため，そのようにしている（Ford ら, 1997；Gold と Seningen, 2009 を参照）．しかし，この指針はそれぞれの状況に適応させなければならない．個別の面接は，養育者が診察室から離れることを望まない青年に対して強制すべきではない．より幼い子どもや発達的に未熟であると思われる青年との面接は，養育者が同席し，彼らを安心させたほうがたいていうまくいく．

すべての若い人達が丁重に扱われ，傾聴され，認めてもらえていると感じるならば，**共感的な契約**とも呼べる，よりよい治療同盟を築けるだろう．時間的に余裕のない治療者であっても，患者を本当に丁重に扱い，小さな契約を築くために目的の診断に関する質問を次々並べたてるのをやめても，それほど時間はかからないと安心すること．著者らの経験上，気の進まない被面接者と率直に積極的な治療同盟を構築することは，強化された協力関係を通じて，診断過程でも全体の時間を節約する．

例えば，ソフィーに「あなたは，健康で何も悪いところはないと言いました．私はこれから，あなたにとって今何がうまくいっているのかについて，もっと聞きたいと思っています…」と言うように，先に相手の言ったことに対する誠実な返答を皮切りに，青年とのかかわりを開始することができる．また，患者にとって重要だが，比較的中立的な質問，例えば，「お母さんがあなたは――学校に通っていると言っていましたが，どんな学校ですか？」で会話を開始してもよい．学校，友達，家族，好きな活動などが適切で比較的ストレスの少ない会話の第一歩となりうる．

会話を始めることにさえ気が進まないように見える若い人達に対して，あなたが観察したことを話した後に会話の流れがよくなることに気づくだろう．これは，あなたが彼らに注意を払っているということを示す．例えば，「お母さんが話している間，ただ座って何もしないでいることが，とても難しいように見えました．それは合っていますか？」である．診断に関連して観察した何かについて話す機会があれば，その機会をとらえて，例えば，「昨日起こったことをお母さんが話しているとき，あなたが首を振っているように見えました．お母さんは，あなたにとって本当ではないことを話されていましたか？」と言ってもよいだろう．

非常に幼い子どもの場合，会話の始まりは，何を着ているか，何を持ってきたかなど，簡単な観察でもよいだろう．例えば，「あなたの靴には花がついているね，靴は自分で選んだの？」である．会話を始めるために，どのようにおもちゃで遊んでいるか，絵を描いているかなど，その子が今やっていることについて言及してもよい．

若い人と治療同盟を築くためのより巧妙な戦略は，その子を判定する権威というよりも，反応のよい，問題解決するパートナーであることを示すような話し方となるように工夫することである．比喩的にいえば，これは治療者と若い患者が互いに隣り合って座り，問題について一緒に話すことである．そうすれば，その若い人は 1 人の人間として自分が誰であるかに関係ない問題について話すことができる．例えば，“あなたが自傷した” ことよりも，彼女に自傷させた彼女の “気分” について会話的にふれるほうが，ソフィーは自己防衛を緩めるかもしれない．

ちょっとしたユーモアは，若者の会話を促すかもしれない．簡単にユーモアが思いつかないときは，あなた自身の謙虚さを見せることで，警戒心が取り除かれ，患者を少し笑わせることができると気づくこと．著者らにはともに，長い間 “冷静” でなかった（自分達はかつてそうだった）ことを日々思い出させてくれる子ども達がいるが，自分が冷静ではない大人であると率直に認めることが自分を人間らしくさせ，若い人を気楽にさせられると知っている．例えば，「あなたのシャツにプリントされているバンドの名前は何ですか？ 私は少し古くさい人間なのでこれまでそのバンドについて聞いたことがありませんが，おそらく売れているのでしょう」．

若い人と治療同盟を構築することは，若い患者自身の本当の主訴を理解することにつながっていくはずである．ソフィーにとってそれは，「母親が頭にくる」，「ボーイフレンドが虐待している」，「声が聞こえる」，または多くの訴えのどれかである．これがその後のより詳細な診断に関する質問が論理的に続いていく文脈を作り上げる．後に続く会話は以下のようになるだろう．「では，母親が頭にくるとき，自分自身を傷つけようと考えたことはありますか？」．子どもと親の主訴が一致する必要はない．若い人達の主訴と親達が問題だと考えることが完全に一致しないままでも，われわれは多くの治療を最初から最後までうまくやってきた．

ひとたびその若い人から関心をもたれ話をするようになったら，本書の残りの部分で説明されている診断や治療の過程をより容易に続けていくことができるだろう．ひとたび適切な治療同盟ができ上がれば，著者らの経験では，患者が人生における課題と思っていることについての質問に対して，より正直に答えるようになる．

まとめとして，子どもとの治療同盟を開始し役に立つ診断面接を始めるために，以下の技術を提案する．

- 発達年齢上適切と判断された場合は，保護者の同席なしで患者と会話するよう申し出ること．
- 観察またはその患者にとって重要な話題で会話を開始すること．
- 患者の視点に立って気づいたこと，聞いたこと，評価したことを簡潔に伝えること．
- 大人にかかわる仲介者ではなく，子どもの治療パートナーであることを示すこと．
- 緊張をほぐすため，小さなユーモア，例えば，自分の「野暮ったさ」を告白するなどを用いること．
- 患者の主要な懸念や不満について質問すること．
- その子ども自身の主訴を引用して，最初の診断質問を作るようにすること．

第2章

地域社会状況における行動的・精神的問題

子どもが，精神および行動の健康的問題に対して適切な時期に治療を受けることはまれである．子どもの精神症状の始まりから精神保健治療を受けるまでの期間の平均は，8〜10年である（Kessler ら, 2005）．多くの治療制度において，診断可能な精神疾患をもつ子ども5人のうち約1人しか小児期に治療を受けていない（米国公衆衛生局長官報, 1999）．一次医療で問題行動への介入が必要だと判断された子どもにおいて，専門家に紹介された彼らの半数強が，一度しか治療の予約受診をしていない（Rushton ら, 2002）．

小児期に特定の精神保健治療が活用されない理由は多数ある．障壁は，スティグマ，乏しい問題認識，限られた家族あるいは治療者しか治療を理解していないこと，保険適用の障壁，複雑な紹介過程，利用可能な精神保健の専門家が限られていることなどがある．

われわれが個々の治療者としてすべてを一度には変えることができないほど多くの，地域社会が取り組むべき問題がある．幸い，地域社会の行動保健制度に意義のある改善があり，治療者が関与する機会は増えている．保険料支払者の支持と制度の再設計により，一次医療における診療は，精神保健の専門家と協同的あるいは統合的な治療協力関係を発展させることができるかもしれない．それにより，人々が医療サービスをすでに受けている場所に，直接，専門家の支援がもたらされる．研究では，そのような取り決めが臨床的により効果的であり，さらに治療制度全体の費用削減になると結論づけており，これは健康保健制度と保険料支払者の注目を集めている．

あなたの地域社会で利用可能な特定の医療制度とは関係なく，地域社会環境における子どもの問題行動に対処する方針に沿う一般的な臨床手順について指摘したい．あなたが一次医療の治療者，または地域社会の行動保健を向上させるために働く医療制度の代表者である場合，以下の領域のいずれかを改善させる機会を特定することが，子どもの健康を向上させるであろう．

- 精神的苦痛の認識
- 精神的苦痛のスクリーニング
- 特定の精神疾患の診断
- 精神科治療についての教育
- 患者と養育者に自助的方策を教えること
- カウンセリングと治療の開始
- 適切な医薬品の処方

精神的苦痛の認識

子どもがサービスを受ける前に，まずその子どもが何らかの形で支援を必要としていることを**認識し**なければならない．専門的な援助を必要とするものは何なのかについての養育者の見方には幅広いばらつきがあるため，この点を指摘しておく．同じ形の秩序破壊的行動があった場合も，ある養育者は「あぁ，彼は男の子なんだから」として終わらせてしまうかもしれないし，別の養育者は，専門家の受診をすぐに求めるかもしれない．治療で助けられるような問題を子どもがかかえているときでも，家族は，それを認めることを積極的に拒むか，または単に気づいていないだけかもしれない．それゆえ，その過程における重要な第一歩は，精神科治療を通じて何が援助できて何が援助できないかを親が認識できるよう，必要に応じて親がスティグマの障壁を乗り越えられるよう，家族，友人，学校の代表者，一次医療の治療者などが手助けすることである．注意すべき問題の一般的徴候――例えば，学業の低下や楽しむ能力を失うことなど――についての教育は，問題認識の助けとなりうる．

精神的苦痛のスクリーニング

直接質問すること，または問題行動の評価尺度での症状評価を通じて，積極的に精神保健上の問題を探ることには価値があるが，それは治療者がその情報を解釈し適切な処置を推奨できる場合に限る．評価尺度は，その施行の簡便性や，気づかれていない問題を同定できることから，複数の情報提供者から臨床データを得たり，経過観察のための症状重症度評価を可能とする，という機能をもつため，非常に有用である．

また評価尺度は本質的に不完全である．それらは決して診断を下すための唯一の根拠であってはならない．これは質問が誤解されたり，偽って答えられたり，または質問が単に間違っていたりするかもしれないからである．例えば，最近発症した不注意の問題をもつある青年は，抑うつ障害または不安症をもっているかもしないが，注意欠如・多動症（ADHD）の症状評価尺度のみを用いた評価では，それらの疾患は見逃されてしまうかもしれない．評価尺度においては抑うつ症状が否定されるが自傷行為を繰り返す青年には，特定の治療がなされる必要がある．それゆえ，評価尺度を用いたスクリーニング過程において最も価値のある手順は，治療者が正しい尺度の選択を補助し，その人の個人的状況に応じて結果を解釈し，およびスクリーニングのどんな陽性結果に対しても有益な措置を講じることである．

特定の精神疾患の診断

精神疾患の診断を下し治療計画を作成することは，評価を完了するのに長くて1時間しかかけられない精神保健医療の治療者にとっては容易なことではない．経験の少ない治療者や1人あたりにかける評価時間が15分しかない治療者にとっては，この課題がすぐ重荷になる．厳しく制限された非常に短い時間内に，われわれが臨床家に求めたいことのすべては，子どもの主要な問題とその問題の起源を，決定的ではなくおおよそに特定することである．

支持が十分に得られたDSM-5（米国精神医学会, 2013）の診断には3つの要件がある．1）子どもの臨床所見が診断基準に基づいた特定の症状を満たすこと，2）それらの症状は他の診断やストレス因によって引き起こされないこと，3）それらの症状は子どもの機能を低下させること，である．それぞれの段階に難題が生じるので，その過程をいくつかの段階に分けることをすすめる．不完全な情報による初回の簡易評価では，臨床家は，特定不能の破壊的行動障害または特定不能の抑うつ障害のような，あまり特異的でない診断を検討することをすすめる．この診断はその後の診察で収集された情報を通して，時とともに明確になっていくだろう．この多段階的な方法は，その後の診察で教師と家族の両者から完成された注意欠如・多動症の評価尺度のような，副次的な情報を収集するのに必要な時間を与えてくれる．

初回の非常に短い診察で多くの問題が特定された場合，若い人とその養育者と一緒に主要問題を明確にすることにより，より実用的な時間の使い方が可能になる．例えば，子どもがかんしゃくを起こしたり，他の子どもを叩いたり，眠れなかったり，時々不安を感じたりするときの主要な問題は，危険な外在化した行動であろう．この場合，睡眠障害や一時的な不安の問診については次の診察のときにさらに調べるよう残しておかれるかもしれない．

精神科治療についての教育

診断された精神疾患について，子どもと家族を教育することには本質的な価値がある．心理教育を行う最終的な目的は，問題をよりよく理解しようとする本来の欲求を満たすことに加えて，子どもとその養育者が健康を手に入れる能力を高めることである．子どもを精神福祉の治療者のところに連れていくことへの抵抗，または適切な精神科薬物治療を試すことへの抵抗はよくみられる．そのため，あなたが可能な範囲で最も適した診断を下したとしても，診断を治療に結び付けなければそれはほとんど何の役にも立たない．Henry Cohen 医師（1943）の「すべての診断は行動を起こすために設計された暫定的な公式である」という忠告を常に心にとめておかなければならない．

それゆえ，われわれは精神保健サービスを受けることの価値について家族に教育したほうがよいという提案に従う．これは治療に期待される効果についてわかっていること，治療を受けない場合に起こりうることなどの治療の過程を，患者とその養育者が理解する手助けとなるだろう．例えば，精神保健の専門家に会うのを嫌がっている養育者に対して，未治療のうつ病エピソードが自己解決するのには平均 8 カ月かかること，もしそのエピソードが起これば人生の多くの時間を費やし子どもが正常な発達をする機会を失うことを理解してもらうのに役立つかもしれない（Birmaher ら, 2007）．子どもの機能不全のためにその子どもに共感できなくなっている家族に対して（反抗挑発症などで外在化した問題によって引き起こされうる），非難することなく疾患や治療反応性についての心理教育を行うことは，養育者の共感や支援を再構築することに役立つ．

患者と養育者に自助的方策を教えること

一次医療の治療者は，精神保健を専門とする治療者に，特定された疾患に対してあらゆる介入法を試みさせたいと思うかもしれないが，これが治療の遅れにつながる．この遅れは，スティグマに関連した抵抗から，紹介どおりに従うこと，保険の制約を交渉する困難，近くの治療者が利用できるまで待たねばならないことなどから生じる．一次医療の治療者が適切だと推奨する手順を通じて，治療計画の何かがただちに始められることをわれわれは望んでいる．

精神保健を専門とする治療者がいない場合，どのような治療が適切だと推奨されるだろうか．治療計画開始の第一歩は，今すぐ実行できる自助的方策を子どもと家族に指導することである．例えば，若い人の睡眠不足の習慣は多くの異なる精神および行動の健康問題に伴うものであるが，治療者はこれに取り組むことができるだろう．夜の一定時間後はメールのやりとりを制限するなど，子どもの睡眠衛生を改善させる方法について指導すると，日中の易怒性が軽減して気分の改善もみられるようになるだろう．これらについては第 14 章「心理社会的介入」（p.285）で説明する．

また，**読書療法**として一般的に知られているような，いくつかの特定の状況に即した自助的な読書やビデオ鑑賞も推奨される．意欲のある親が治療者の関与なしに，そのような参考資料だけを頼りに子どもの訓練計画や環境に意味のある変化をもたらすことが知られているが，破壊的行動への行動管理訓練はその典型例である（Lavigne ら, 2008）．意欲のある親が証拠に基づいた破壊的行動管理や認知行動療法の技術習得を試みることができるような，多くの質の高い書籍，ウェブサイト，ビデオが利用可能である．しかし，親が質の高い自助的な道具を使用したとしても，より重度な症状，より全体的で深刻な家族の機能不全，より複雑な診断に対してはその効果を得にくくなる．

カウンセリングと治療の開始

精神疾患の診断基準を満たす若い人のうち，中等度から重度の症状をもつ，または軽度の症状であってもその若い人の時間を費やして治療するに値する持続性の機能障害のある場合に，精神療法が推奨される．いつ精神療法を推奨するかについてのこの広い一般化には，例外がいくつもある．例えば，ADHD の重症例でさえ，ある若い人は薬物療法のみで治療に成功するかもしれないが，この状況は例外である．特定の好ましい精神療法の形は疾患の種類によって異なるので，まずは診断を確定し，次に第 15 章「精神療法的介入」（p.295）で述べるいくつかの選択肢を検討することを推奨する．多くの家族が精神療法を始めることを避けるので，彼らの懸念を理解し，それに対処すべきである．例えば，「あなたは治療者と一緒に取り組むことがあまり好きではないように見えました… このことについてどうお考えですか？」

一対一の精神療法だけが若い患者への外来治療の資源ではない．地域で利用可能な支援グループ，危機介入サービス，育児教室，社会技能グループ，家族療法，特別教育サービス，そして言語療法士などは，他の例のうちのほんのいくつかである．療育者自身の精神的健康問題が若い人の精神疾患に影響する可能性があるので，養育者自身への精神療法の適切な使用を教えることは，子どもや青年を助ける手段になるかもしれない．次のような質問は役に立つかもしれない．「今起こっているあらゆることについて，あなたをすぐに助けてくれる人が側にいますか？」．一次医療の治療者は経過観察の診察を通して，物質乱用行動を減らそうとする努力を支持するための動機づけ面接技法を若い人達に行うか，あるいはリラクゼーション訓練や他の認知行動的技法の指導ができるように学習することを選ぶこともある.

適切な医薬品の処方

処方箋はただちに利用できる数少ない治療手段の1つという理由もあって，一次医療の治療者は今すぐ処方しようという心理的圧力をしばしば感じている．診断が明確であること，軽度よりむしろ著しい症状があること，証拠に支持された薬物療法が選択可能であること，治療者が危険と利益について検討したことの場合には，この処方箋はまったく適切かもしれない．さもなければ，ただちに処方するのを控えることをすすめる.

子どもに向精神薬を処方する場合にほとんど普遍的に推奨されることは，薬物の使用に何らかの心理社会的介入——精神療法またはその子どもがおかれた環境の変化——を伴うべきということである．心にとどめておくべき他の処方原則には，低用量から始めること，時間の経過とともに徐々に増量すること（「少しで始めてゆっくり増やす」），転帰の混乱を避けるために薬物の変更は一度に1種類のみとすることが含まれる.

子どもの精神科治療の一次医療における提案を要約して，以下に列挙する.

- 初回面接においてさえ，適切な希望をいだかせるようにせよ.
- その若い人と養育者とともに治療同盟を構築せよ.
- より多くの臨床情報を収集するのに役に立つため，評価尺度を使用せよ．ただしそれらの限界を認識せよ.
- 正確な診断を保証するのに役立つよう，他の情報提供者から副次的な情報を求めよ.
- より完全な病歴，特に内在化障害についての病歴を得るために青年とは一対一で面接せよ.
- 子どもの公共の場での行動や対人的相互反応に注意せよ．それは，その子どもの精神状態について多くの所見を与えてくれる.
- 初回の簡易評価においては，暫定的なDSM-5診断である「特定不能の」診断にとどめるべきである.
- 診断を見直すためには複数回の面接を行うことを想定せよ.

- 治療における次の最善の手段を追求するために，それを妨げる障壁をスクリーニングしつつ，その家族を指導せよ．
- 軽症例に対しては，自助的解決方法，読書療法，教育機関への介入から開始せよ．
- より増悪する，または改善しない人に対しては，専門家による治療を紹介することを検討せよ．
- 治療計画のほとんどにおいて，精神療法のような心理社会的介入を用いよ．
- その症状が中等度から重度であるならば，証拠に支持された戦略に基づいた薬物療法の開始を検討せよ．
- カウンセリングを行ったり，より困難な患者に対応するために，地方の専門家に援助を依頼すること．
- たとえ患者が専門的治療に紹介されていた場合でも，引き続き経過観察の診察予約を入れること．

疾患の好発年齢

若い人達を評価する際には，臨床診療上の格言を覚えておくことが役に立つ．「蹄が鳴るのを聞いたときは，シマウマではなく，ウマを考えよ」．

さまざまな精神的健康状態が現れる可能性がある典型的な年齢を認識することによって，若い人達の精神疾患により容易に気づくことができる．例えば，一次医療の診療所で，4 歳児に神経性やせ症，双極性障害，または統合失調症と診断することはまずない．

それでも，特定の診断を考慮すべき，またはすべきでない，という明確な年齢は存在しない．われわれは明確な原則を示すことはできない．賢明な助言を 2 つ提供することができる．

1. 「一般的なことは共通している」という格言を覚えておくこと．10 歳児を診たときには，統合失調症よりも分離不安症の可能性が高い．
2. 発達の遅れがその疾患の発症年齢と出現に影響を与えることを考慮すること．例えば，遺糞症は 10 代の若者にはめっ

表 2–1　年齢ごとに考慮すべき DSM-5 疾患

幼児（2〜5 歳）	学童期（6〜12 歳）	青年期（13〜17 歳）
• 注意欠如・多動症（重度であれば 3 歳以上） • 自閉スペクトラム症 • コミュニケーション症 • 遺糞症 • 知的能力障害（知的発達症） • 反抗挑発症 • 選択性緘黙 • 分離不安症 • 限局性恐怖症	• 注意欠如・多動症 • 適応障害 • 素行症 • 遺糞症 • 知的能力障害（知的発達症） • 不眠障害と睡眠時随伴症 • 限局性学習症 • うつ病 • 強迫症 • 反抗挑発症 • 心的外傷後ストレス障害 • トゥレット症（チック症） • 抜毛症 • 社交不安症 • 限局性恐怖症 • 身体症状症	• 注意欠如・多動症 • 適応障害 • 神経性やせ症 • 双極性障害 • 神経性過食症 • 素行症 • 持続性抑うつ障害（気分変調症） • 知的能力障害（知的発達症） • 不眠障害 • 全般不安症 • 限局性学習症 • うつ病 • 閉塞性睡眠時無呼吸低呼吸 • 強迫症 • 反抗挑発症 • パニック症 • 心的外傷後ストレス障害 • トゥレット症（チック症） • 抜毛症 • 統合失調症 • 社交不安症 • 限局性恐怖症 • 身体症状症 • 物質使用障害

出典：米国精神医学会, 2013

たにみられないが，精神年齢が約 4 歳で実年齢が 16 歳の青年にはみられる可能性がある.

診断に関する質問の指針として，われわれは**表 2–1** を作成した．子ども達が年をとるにつれて，遺糞症や反抗挑発症などの状

表 2–2　青年期における DSM-Ⅳ 疾患の累積有病率，全米併存症調査–青年期補足

疾患	総有病率（%）	罹患者のうち重度障害の割合（%）
限局性恐怖症	19.3	3
反抗挑発症	12.6	52
うつ病または気分変調症	11.7	74
社交不安症	9.1	17
薬物乱用または依存	8.9	NR
注意欠如・多動症	8.7	8
分離不安症	7.6	8
素行症	6.8	32
アルコール乱用または依存	6.4	NR
心的外傷後ストレス障害	5.0	30
双極性障害	2.9	89
摂食障害	2.7	NR
広場恐怖症	2.4	100
パニック症	2.3	100
全般不安症	2.2	41

注：NR ＝報告されていない．
出典：Merikangas ら, 2010
訳注：疾患名は，DSM-Ⅳ の疾患に対応する DSM-5 の疾患名で記載した．

態はより少なくなるが，双極性障害や統合失調症などの状態はより起こりやすくなる．全体としては，診断可能な疾患は年齢とともに増加する．定義上，子どものパーソナリティは成人のパーソナリティよりも活発に発達し変化するため，少なくとも青年期後期まではパーソナリティ障害の診断を下さないよう，われわれは忠告する．

子どもに特定の疾患が存在することを考慮するもう 1 つの方法は，それらの絶対的な頻度について知ることである．全米併存症調査のデータ（Merikangas ら, 2010）によれば，不安症は，多くの治療者が気づくよりもはるかに早い年齢で発症している．不安症を発症する患者の半数は 6 歳までにその症状が始まり，行動障害を有する患者の半数は 11 歳までに発症し，気分障害を有する患者の半数は13歳までに発症する（精神疾患の診断を受けた青年について）．**表2–2**は，13～18歳の患者において，精神疾患の診断を生涯に受ける頻度が高いものから順に並べたものであり，相対分布を示している．

年齢に基づいた行動的健康スクリーニング

若い人達において，さまざまな精神および行動の障害が典型的にはいつみられるかを知ることは，診断過程に役に立つ．スクリーニング検査あるいは診断に関する質問は，検査される疾患の有病率が高いほど，陽性的中率が高くなる．そのため，有病率とわれわれ自身の臨床経験に基づいた，年齢層別の鑑別診断の検討についての提案を以下に示す．

0～5歳：この年齢では，発達障害および秩序破壊的行動が主要な問題である．したがって，この年齢で検討すべき一般的なスクリーニング評価尺度には，全般的な発達評価，自閉スペクトラム症のスクリーニング，および対人的–情動的学習尺度があげられる．

6～12歳：注意欠如・多動症，秩序破壊的・衝動制御・素行症，知的能力障害，不安症，および気分障害が，この年齢で診断される主要な疾患である．したがって，この年齢で検討すべき一般的なスクリーニング評価尺度には，注意欠如・多動症症状評価尺度，不安評価尺度，うつ病および自閉スペクトラム症の尺度があげられる．

13～18歳：うつ病，不安症，心的外傷後ストレス障害，摂食障害，注意欠如・多動症，物質使用障害，および素行症が，この年齢で診断される主要な疾患である．したがって，この年齢で検討すべき一般的なスクリーニング評価尺度には，注意欠如・多動症症状評価尺度，不安評価尺度，およびうつ病評価尺度があげられる．

第3章

共通する臨床的懸念

すべての子どもと青年は個性的であるが，若い人達が臨床的関与を求める最も多い理由として一握りの共通の懸念がある．あなたは研修中にこれらの様式を認識することを学ぶ．あなたは何百人もの子どもや青年に出会い，彼らについて臨床上の監督者と話し合って，子どもが懸念をいだく様式が共通していることをすばやく無意識に認識する能力を高める．例えば，ある子どもが表現している様式は，うつ病のエピソードというよりもむしろ新しい学校への単純な適応の典型として，すばやく認識するかもしれない．これらの無意識に認識する様式は臨床効率の改善に役立つので，治療者にとって相当な利益がある．

しかし，経験に頼ってあなたの現在の診療を進めていくことは，少なくとも2つの問題の原因になる．

第一に，熟練した治療者でさえ間違いをおかす．われわれは，青年にはたいてい不幸なことがあると思い込んでいるので，その人の社会的な孤立が虐待または精神病の結果であるかどうかについて考えることを怠る．子どもが他の子どもとうまく遊べないのは神経発達障害であると思い込んでいるので，家族内での対話のやりとりで文化的に期待されることを尋ねることを怠る．経験豊かな治療者でさえ，ある特定の患者について興味をもち，間違いをおかす可能性について常に用心深くいなければならない．

第二に，ほとんどの若い人達は，限られた精神保健の研修のみを受けた一次医療の治療者によって精神疾患を評価され，治療されている．これらの治療者は子どもと青年を診療することにおいてしばしば素晴らしい臨床経験の蓄えをもっているが，彼らの精神保健の研修はたいてい，午後の少しの時間，大昔の臨床ローテーション，または時折行われる講義に限られる．精神保健について専門的な研修を受けていない治療者は，意思決定をする際に賢明な助言を参考にすることが役に立つ．

以下の節のいくつかとその添付の表は，共通の臨床懸念に対する賢明な指針である．それぞれの表は，共通の臨床的懸念を特定し，これらの懸念を解説する診断カテゴリーを提供し，臨床的疑問に答える質問のいくつかを示している．われわれは若い人に尋ねるべき質問のほとんどを考案した．質問が養育者に向けて作られているときは，「養育者へ」という注釈を付けた．

学業不振

職場の環境で成功するためには，成功するための能力，成功への欲求，成功を可能にする環境が必要である．大きな人生上の困惑や能力低下を招く病気は，それがなければ成功したと思われる人を不幸にも脱線させることがある．この単純な記述は，どの成人の職場にも言えることであるが，まったく同じことが学校での子どもにも当てはまる．学校は子どもや青年が働く場所である．

学校でうまくやっていくのに苦労している子どもを診察するとき，その子どもに何が邪魔しているのかを非常に広く考えることは有益である（**表 3–1**）．職場で困難をかかえている大人と同様，若い人は，1）能力，2）欲求や努力，3）環境，4）人生の困惑，5）能力低下をきたす精神疾患や身体疾患，といった問題をかかえているかもしれない．

1. それらを見逃さないためにすぐに検討する**能力**課題．最も基本的な能力は感覚である．聴覚や視覚のスクリーニングは容易に実行でき，必要に応じた補聴器や眼鏡などの介入が大きな変化を生むことがある．書字や明瞭な発音ができないといった運動障害は，身体的，職業的，または発語的な治療を通じて効果的に治療することができる．

   知的能力障害は当然ながら学業に影響を与える．幼い子どもで発達の里程標における遅れがあるかどうかは，その幼い子どもの特徴と正常範囲で期待されるものの一覧を比較することで判断できる．年齢ステージ質問票（Ages & Stages Questionnaires; ASQ）のような発達段階評価尺度はこの課題を支援し，または養育者に子どもの発語，理解力，身体能力の発達に懸念があるかどうかを簡単に尋ねることができる．

表 3–1　学業不振

診断カテゴリー	スクリーニング用質問の例
第一に考慮すべきこと	
虐待	▶何か，または誰かが，あなたに不快や危険を感じさせていませんか？ ▶（養育者へ）お子さんに実際起こってはいけない何かが起こっていませんか？
いじめ	▶他の子ども達からからかわれたり，怖い目に遭わされたりしていませんか？
感覚障害	▶今までに，お子さんの聴力や視力に何か問題があると感じたことはないでしょうか？
よくみられる診断の可能性	
注意欠如・多動症	▶（養育者へ）お子さんが勉強したいと思っているときでも，あまりに不注意だったり，多動だったりして勉強ができないことはありますか？
知的能力障害（知的発達症）	▶（養育者へ）学習にいつも問題がありましたか？ 例えば，発語の遅れなど，乳幼児期の発達に遅れがありましたか？
限局性学習症	▶読書など，特定の科目や活動を特別に難しいと感じますか？
気分障害または不安症	▶（養育者へ）不安感や落ち込みの後に，学業成績が悪くなりましたか？
反抗挑発症または素行症	▶（養育者へ）お子さんは単に学業を拒否しているのですか？
物質使用障害	▶薬物やアルコールを使用したことはありませんか？

子どもが複数の遅延領域をもつ場合は知的能力障害を疑うだろう．IQ 検査得点は有益な情報であるが，知的能力障害を診断するには適応的な生活機能の障害も存在しなければならない．全般的発達遅延や知的能力障害が疑われた場合は，予後を改善させるために早期介入サービスや地域の学区における特別教育プログラムをできるだけ早い段階で導入するべきである．

限局性学習症は学校側の要求が増える段階でないと顕在化しないため，全般的な知的能力障害よりもはるかに遅れて気づかれることが多い．限局性学習症の 3 つの大きなカテゴリーは，読字，書字，算数である．限局性学習症の際立った特徴は，その子どものもっている総合的な知性と努力に基づいて期待されるものよりも，その分野の学業成績がはるかに低いことである．

2. 学校での**欲求や努力**とは，何かを達成するための動機のことである．知性が低くても達成するための強い動機をもつ人のほうが，高い知性をもつが達成するための動機が低い人よりも，学校で大きな成功を収める可能性が高い．動機の問題を迅速に解決する手段は存在しない．幼い子どもにとって，学校での動機は家庭での健全な関係や親子で楽しく過ごす時間を定期的に経験することから生まれる．この経験が大人の期待に応えたいという欲求を育成する．また，子どもの学業成績に対する明確で合理的な家族の期待も必要である．より年長の子どもは自分を満足させたいために，この欲求は学校では勤勉さという理想的な形に発展する．
3. すべての学校や教室がすべての子どもに最適ではないため，**作業環境**は成績に影響する．例えば，注意が散漫になりやすい子どもは，騒々しく混雑した教室ではうまくやれないだろう．また，限局性書字能力障害をもつ子どもは，書字の課題を大量に課す授業には適さないだろう．授業の環境や子どもの家庭の作業環境について尋ねることにより，これらの問題を特定できるかもしれない．
4. **人生上の困惑**が，子どもの学業への気持ちを奪うことにより，うまくいかなくなる．虐待，ネグレクト，いじめは，われわれがただちにその存在に気づくべき最も重大な困惑であり，児童保護サービスや学校関係者を介入させるべきである．親の離別や離婚などの家族内ストレス因や，仲間関係での争いから，子どもの学業成績が低下することがある．「勉強したいが気が散るときに，何が気にかかっていますか？」と尋ねることは有益である．
5. DSM-5（米国精神医学会, 2013）に記載されている**精神障害または疾患における機能低下**は，学校で問題を引き起こすことがある．例えば，うつ病，持続性抑うつ障害（気分変調症），全般性不安症，強迫症，社交不安症（社交恐怖），反抗挑発症，素行症，物質使用障害，および心的外傷後ストレス障害はすべて，子どもの学業成績を低下させる．慢性の医学的疾患，特に毎日痛みを経験するような疾患も，学業に集中する能力を低下させる．

注意欠如・多動症は，発症率が高く（> 5%），家族が治療を要求することが多いという観点から，考慮される主要な精神疾患である．不注意および/または多動に関連した学業上の困難の存在が，小学校低学年まで遡ることができ，上述の原因によるものではないとき，注意欠如・多動症がないかを見ることになる．したがって，突然出現した不注意症状は，注意欠如・多動症による可能性が低い．また，さまざまな状況（例：学校と家庭の両方）において注意欠如・多動症様の症状があるかどうかも，探索すべき重要な特徴である．幸いなことに，注意欠如・多動症のような機能低下をきたす疾患を正確に特定することにより，学業上の問題に取り組み，解決する機会を得ることができる．

発達遅延

乳幼児期から成人期にかけての人の発達は，その多様性と複雑性において驚異的である．技能を獲得する早さや順序は人によって違うため，発達上意味のある問題を見出すことは困難かもしれない（**表 3–2**）．例えば，ある子どもは這い歩きなしで歩行できるようになるかもしれないし，18 カ月時点で発語の遅れがあっても 2 歳時には進んでいるかもしれない．入学以前に有意の発達遅延を特定される子どもは半数未満であり，そのために治療介入が遅れてしまう．それゆえ，臨床家は養育者がこれらの問題を発見するのを助け，子どもの人生の軌道を修正することが可能である．人生の最初の 5 年間における保健医療の重要な機能は，介入によって恩恵を受けるような発達障害を発見することである．子どもの発語，学習，社会性，身体的技能について親が何らかの不安をいだくときは，文字どおりさらなる診察へのドアを開いていくべきである．

表 3-2　発達遅延

診断カテゴリー	スクリーニング用質問の例
第一に考慮すべきこと	
神経変性疾患	▸お子さんは一度獲得した技能や能力を失ったことはないでしょうか？
感覚障害	▸今までに，お子さんの聴力や視力に何か問題があると感じたことはないでしょうか？
よくみられる診断の可能性	
自閉スペクトラム症	▸お子さんは笑顔に反応してほほえみ返しますか？ ▸1 歳以前から名前を呼ばれて反応しましたか？ ▸興味や行動に限られているところはないでしょうか？
コミュニケーション症	▸お子さんは吃音や言葉の理解に問題はないでしょうか？
脆弱 X 症候群	▸お子さんのきょうだいやお子さんの母方の親戚で知能の障害をもつ方はいらっしゃいますか？
知的能力障害（知的発達症）もしくは全般的発達遅延	▸お子さんの会話と身体能力に発達の遅れはありましたか？ ▸他の子どもに比べて新しい物事を学ぶのに苦労しましたか？
出生前のアルコール曝露に関連した神経行動障害	▸妊娠中のアルコール摂取の有無についてお話しいただけますか？ ▸お子さんは気分や衝動を抑えることが難しいですか？

発達は 3 つの大きなカテゴリーに分類される．すなわち，認知，運動，および社会–情動の発達である．**認知の発達**は，大多数の人が知能と考えているものを意味する．認知の領域で測定可能なものは，問題解決，言語，記憶，情報処理，および注意である．**運動の発達**は，粗大運動（例：走る，投げる），および微細運動（例：指でつまむ，描画）の身体運動技能の獲得を意味する．**社会–情動の発達**は，他の人達と交流し，対人的交流における情動を制御する能力の獲得を意味する．

“正常”な発達と考えられる範囲は非常に広いため，われわれは発達の評価または介入の標準からはるかに逸脱している発達マーカーを探す．親が子どもの発達の特定領域についての懸念をすでに訴えている場合には，専門的な発達評価のための紹介の必要性に気づきやすい．言語療法士はコミュニケーション能力の遅れが疑われる子どもを，理学療法士は運動技能の遅れを疑われる子どもを，特別支援教育を行う幼稚園は社会性および全般的な学習技能の遅れを疑われる子どもを支援することができる．有意に発達の遅れのある子どもはすべて，早期介入施設に紹介されるべきである．

社会–情動の発達における危険信号に気づくことが，3歳になる前に自閉スペクトラム症を検出することに役立つ．この危険信号には，笑顔に反応して笑わない，視線を合わせない，他者と注意を共有しない，1歳までに自分の名前を呼ばれても反応しない，社会的関心の乏しさ，および他の子どもへの興味の欠如が含まれる．できるだけ早くコミュニケーション能力を育てる社会性に焦点を絞った介入は，自閉症治療の基礎である．

感覚障害が発達障害を悪化させるまたは発症させる可能性さえあるため，発達障害をもつすべての子どもは聴覚または視覚の障害の検査を受けるべきである．早期に感覚障害を評価するもう1つの理由は，聴覚と視覚の障害は比較的治療が容易であることである．

発達障害が経過するにつれ悪化することはまれであるので，以前に獲得された技能が失われた場合，医学的原因を含めて病因を探す幅を広げる．例えば，甲状腺機能低下症，フェニルケトン尿症，反復するてんかん発作などは，発達を退行させる多数の医学的原因の中のいくつかである．

臨床症状の形が遺伝性疾患に合致する可能性がある場合，遺伝子検査を考慮することを推奨する．例えば，家族に知的能力障害をもつ人がいる場合，脆弱X症候群の検査が特に該当する．特定の遺伝性疾患の疑いがない場合，遺伝子検査を行う余地は少ない．脆弱X症候群の診断のために行う発達障害の臨床検査や染色体マイクロアレイ検査は，家族への検査前カウンセリングを行った後にのみ指示するべきである．遺伝子検査による家族的危険には，解決策よりも不安を高めるような未知の意味ある遺伝子変異を同定すること，例えば，実父の相違や悲観的な予後など現在の生活の質を低くするような，家族が知りたくなかったことが明らかになることが含まれている．

ある子どもを，DSM-5 の第 Ⅲ 部に記載されている出生前のアルコール曝露に関連した神経行動障害と診断することは，子どもの問題のいくらかが本質的には母親の妊娠中の行動から起因したものであると非難することになるため，あなたと養育者との治療同盟の構築を困難にする．特徴的な顔貌（薄い上唇，平坦な人中，眼裂狭小）が認められるかもしれないが，それらの特徴がないことは診断を除外しない．これらの子どもは特徴的な予後を示すので，この可能性を批判することなく問診することは有益である．

第 12 章「発達の里程標」（p.271）で，さらに発達の里程標を見直し，さらなる評価を必要とする徴候である発達の危険信号について検討するが，それらは発達についての専門的評価によって行われることが理想的である．

秩序破壊的または攻撃的行動

われわれは攻撃的または秩序破壊的な若い人を見るとき，その行動は一種のコミュニケーションであると受け取る．自分のおもちゃを奪った子どもに突進するように，言語的コミュニケーションを効果的に用いることができない子どもは代わりに行動で示すかもしれない．空腹，痛み，悲哀，恐怖，欲求不満は，かんしゃく，秩序破壊的行動，または攻撃性に変換されることがある苦痛のほんの 2，3 の例にすぎない．例えば，言葉を話せない子どもにおいて空腹がかんしゃくを引き起こしているとわかった場合，その子どもは空腹を伝えるために食べ物の絵を指差すよう指導されて食べ物を得ることができる（これは**絵カード交換式システム**として知られている）．

行動の機能分析は小児期のほとんどの攻撃性に関する問題に役立つ包括的な方法である．機能分析では，秩序破壊的，攻撃的行動の少なくともいくつかの出来事の特徴，時間的関係，頻度，持続性についてきわめて詳細に確認することができる．行動への素因的，誘発的，持続的影響は「最近それが起こったときのことを教えてください．その直前に何がありましたか？ その日はどのように過ごしていましたか？ その行動が起こっている間，あなたは何をしましたか？ その直後には何が起こりましたか？」のような一連の質問を尋ねることで導くことができる．

2，3の出来事についての生の詳しい話を聞くことによりしばしば発見されることは，攻撃的および秩序破壊的行動がさらに大きな意味をもち始めるということである．例としては，養育者が子どものかんしゃくをすぐに止めさせたいがために無計画に報酬を与えることや，攻撃的になることで子どもが嫌がる状況を避けることができる，などである．

子どもの秩序破壊的行動が起こる特定の状況（**表3–3**）により，異なるDSM-5疾患が示唆されるかもしれない．状況が過去の嫌な出来事を思い出させる場合，PTSDをもつ子どもは秩序破壊的となるかもしれない．学習障害をもつ子どもは，学校で悪戦苦闘していたり宿題に取り組んでいるときに秩序破壊的となるかもしれない．ADHDをもつ子どもは，状況的あるいは報復的ではない秩序破壊的な過活動をほとんど絶えず行う可能性がある．社交不安症または自閉スペクトラム症をもつ子どもは，社会的状況に参加するように強いられたときに秩序破壊的行動を示すことがある．学校でいじめを受けてきた子どもは突然，秩序破壊的で，暴れる行動を起こしたり，学校に行くことに抵抗することがある．要するに，行動の全体的な形や背景を特定することが診断過程の鍵となる．

反抗挑発症を特定するのは比較的容易であり，この診断は6カ月以上続く発達的に不適切な様式（すなわち，「魔の2歳」だけではない）で，権威ある人に対しての全般的に拒否的で反抗的な行動によって特徴づけられる．真の難題はそれに対して何をするべきかを知ることである．

反抗挑発症には複雑で多因子的な病因がある．端的にいうと，反抗挑発症は子どもが本来もつ特性や気質と，その養育者や権威ある人達の対応の仕方との間の不釣り合いを表している．養育者に対する反抗挑発症の否定的な行動様式については，彼らもその子どもと責任を共有していると伝えるとき，彼らを非難していると受け取られることなくそのことを伝えるのはなかなか微妙なバランスを要する．その1つの方法は，子どものパーソナリティや

表 3–3　秩序破壊的または攻撃的行動

診断カテゴリー	スクリーニング用質問の例
第一に考慮すべきこと	
虐待	▶何か，または誰かが，あなたに不快や危険を感じさせていませんか？ ▶（養育者へ）お子さんに実際起こってはいけない何かが起こっていませんか？
いじめ	▶他の子ども達からからかわれたり，怖い目に遭わされたりしていませんか？
安全	▶あなたは誰かを傷つけようと考えたり，計画したりしていませんか？
よくみられる診断の可能性	
注意欠如・多動症	▶（養育者へ）お子さんは集中することにずっと問題がありましたか，または過活動であったり，破壊的な行動をしたりしますか？
コミュニケーション症	▶（養育者へ）お子さんはうまく話ができなくて攻撃的になることはありますか？
素行症	▶（養育者へ）お子さんは 1 年以上続いて，重大な規則違反を犯したり，他人の権利を侵害したりしていますか？
反抗挑発症	▶（養育者へ）お子さんは 6 カ月以上続いて，ひどく反抗的であったり挑発的であったりしませんか？
心的外傷後ストレス障害	▶（養育者へ）お子さんの破壊的な行動は，過去の心的外傷を思い出させるものに出会ったり，その記憶を思い出したりしてから起こっていますか？

生物学的特徴が普通の養育以上のものを必要とするものである，とみなすことであり，したがって，反抗挑発症に対応する高度な技術の育児戦略が必要である．両親が直面するこの困難に共感することは，ここで大いに役立つ．

素行症 は挑発的，攻撃的行動と類似しているが，より深刻でそれらの行動が成人期まで続く高い危険性を伴う形のものである．

子どもが，盗む，けんかを仕掛ける，他人を脅迫するために凶器を使用する，所有物を破壊する，家出する，など他人の権利に対する重大な違反を犯す場合は，素行症が疑われるべきである．

反抗挑発症および素行症にうまく対応するには，子どものまわりにいる権威ある人物に，その子どもと交流するやり方を変えるよう動機づけすることが必要である．伝統的な一対一の精神療法的手段はめったにうまくいかない．行動管理訓練が反抗挑発症および素行症に対して最もよい総合的な治療戦略である．多くの型の行動管理訓練があるが，そのいずれもが，子どもによりよい限界と期待を設定するよう親および養育者を指導すること，および子どもと親が一緒に日ごろからよい時間を過ごせることに焦点を合わせており，その結果，子どもにほめられる経験をする機会を与えている．従来，この方法は**ペアレントトレーニング**と呼ばれているが，両親に責任を不必要に負わせて，その結果，治療同盟および変化への動機づけを弱めるような，この用語の使用は廃止されるべきと考える．症状が重症であればあるほど，多系統療法をいかにして地域社会における親以外の権威ある人物を素行症患者のために引き込むかといったように，行動管理法はより地域社会に包括的であるべきである．

薬物療法は一般的に秩序破壊的または攻撃的行動に対する望ましい治療ではない．しかし，その子どもが注意欠如・多動症やうつ病などのように薬物治療に反応することが知られている特定のDSM-5の診断をもつ場合には，薬物治療が通常，秩序破壊的または攻撃的行動を改善するだろう．反抗挑発症や素行症に対して治療の適応となる薬物はなく，その最善の治療とは，子どもにとって権威ある人物を指導し支えることによるものである．秩序破壊的または攻撃的行動の問題が重度であり，他の適切な介入がすでに試みられて失敗している場合は，不適応的または衝動的な攻撃性を軽減するために非特異的な薬物療法が考慮されるかもしれない．薬物療法を行う場合，有効であれば長期的な医学的危険性をほとんど示さないため，ますはクロニジンやグアンファシンが推奨される．リスペリドンなどの第二世代抗精神病薬は攻撃性を軽減するのに有効かもしれないが，抗精神病薬はより重大な副作用をもっているため，より深刻な状況に備えて使用を控えるべきである（Loy ら，2012）．

引きこもりまたは悲哀気分

若い人が，引きこもり，悲哀を示した場合には（**表 3–4**），必ず抑うつエピソードの存在を評価する．2 週間以上の抑うつ気分またはいらだだしさとともに，複数の自律神経系の症状（気力，集中，興味または身体活動の低下；自傷しようと考えること；食欲や睡眠の変化；罪責感または無価値感）は抑うつエピソードを示唆する．対照的に，持続性抑うつ障害（気分変調症）は，子どもにおいては原則として，軽度の抑うつが少なくとも 1 年持続し，その期間中に 2 カ月以上症状が軽快することはないものである．悲哀気分が過去 3 カ月以内に起こったストレス因に反応して引き起こされ，うつ病や持続性抑うつ障害の診断を満たしていないとき，適応障害，抑うつ気分を伴う，が存在するかもしれない．

引きこもりや悲哀をもつ子どもが，活動性の気分障害症状をもっているかどうかに関係なく，日常的に，自傷の危険性について尋ねることは重要である．青年は，例えば仲たがいのように 1 回だけの失望でも，自殺や自傷をしようと考えるほど破滅的に感じるかもしれない．これは，若い人が期間が限定された適応障害を経験しているだけと考えられる場合でも，治療者として，自殺に関する考えや，自傷への衝動を尋ねなければならないことを意味する．訓練によって，自殺や自傷について尋ねることは，他の質問をするときと同じくらい自然にできることがわかる．自殺に関する考えについて尋ねることが自傷の危険性を高めることはないことを心にとめておくことは役に立つ．むしろ，関心を示すことでその危険性を減少させる．

医学的疾患によるうつ病は若い人には一般的ではないが，すべての治療者はその可能性に注意しなければならない．例えば，気分の変化が起こる前に，疲労感などの身体症状を示していた場合，甲状腺機能低下症の検査をすることは合理的である．若い人には貧血はよくある問題であり，疲労感を示す患者には血球計測を考慮すべきである．子どもが β ブロッカーやイソトレチノインを内服してその後不機嫌を経験している場合には，抑うつの医原性原因も考慮するべきである．

反復性の薬物乱用は，青年にうつ症状を引き起こすことがあ

表 3–4 引きこもりまたは悲哀気分

診断カテゴリー	スクリーニング用質問の例
第一に考慮すべきこと	
虐待	▶何か，または誰かが，あなたに不快や危険を感じさせていませんか？ ▶（養育者へ）お子さんに実際起こってはいけない何かが起こっていませんか？
いじめ	▶他の子ども達からからかわれたり，怖い目に遭わされたりしていませんか？
一般身体疾患（貧血，甲状腺機能低下症）	▶あなたの症状のすべては疲労から始まっていませんか？
自傷行為	▶自分自身を傷つけることを考えたことはありませんか？ ▶自分で自分を傷つけたり，自殺を試みたことはありませんか？ ▶自傷しようと考えていませんか？
よくみられる診断の可能性	
適応障害，抑うつ気分を伴う	▶悲しさや気分の落ち込みは，ここ数カ月以内に起こったストレスの強い出来事の直後に始まりましたか？
双極性障害	▶これまでに，数日続けて，抑うつとは反対の，とても活力があったり，睡眠が少ししか必要ない期間はありませんでしたか？ もしそうであれば，その期間のことについてさらに教えてください
持続性抑うつ障害（気分変調症）	▶1 週間のうちほとんど毎日が悲しかったり，憂うつだったことが 1 年以上続いたことはありませんか？
うつ病	▶2 週間以上の間，本当に落ち込んでいたり，気分が晴れ晴れとしなかったり，または今まで楽しんでいた物事に興味を失ったことはありませんか？
物質使用障害	▶薬物やアルコールを使用したことはありませんか？

る．青年は，普通，薬物の使用が気分をよくするのに役立つと思い込んでいるため，何が最初に起こったかという時系列を確立させることにより，患者に少なくとも一時的にその薬物を止めさせることを納得させ，薬物を止めた後の数週間後の気分がどんな感じかを気づかせることができる．

双極性障害は，子どもにおいては比較的珍しいが，考慮すべきである．双極性抑うつの可能性を見出すため，その子どもに，躁症状（例：思考や会話の促迫，普段はしないような危険をおかすこと，睡眠欲求の減少）を伴った，数日間続く気分の高まりやエネルギー増加の既往があるかどうかを，養育者に尋ねる．注目すべきは，易怒的な気分の存在は子どもの双極性障害では信頼できる指標ではないことである．引きこもり，あるいは悲哀気分を伴った若い人を双極性障害だと疑った場合，抗うつ薬の単剤治療は躁病エピソードを誘発する危険性があるため，避けるべきである．

中等度から重度の抑うつ障害をもった子どもすべてが，認知行動療法や対人関係療法といった，証拠に基づいた精神療法に紹介されるべきである．親の精神療法に対する動機づけはよく問題となることなので，われわれはしばしば，精神療法が自殺の危険性を減らすことができる最も効果的な方策であることを，あらかじめ家族に知らせ，説明する．若い人の養育者達は，銃器や危険薬物への衝動的な接近を制限し，よりいっそうの気づきと監視を維持するという，安全な手段をとることもできる．積極的な自殺計画があったり，または即時の安全を維持できない場合，治療者は危機安定化ユニットやデイ治療プログラム，または精神科入院治療を考慮しなければならない．家族は，望ましい運動や社会活動を計画することで，抑うつに対する“行動活性”治療を促進し，家庭内で子どもを手助けすることもできる．

抑うつに対する選択的セロトニン再取り込み阻害薬（SSRI）の使用についての現在の見解は，その使用開始から数カ月間は，自殺念慮の増悪を経験する若い患者もいるが，ほとんどの場合はそのようなことはなく，SSRI を使用する利点は中等度から重度の抑うつになる潜在的危険性を上回る，というものである．慎重な治療者は，可能性のある危険性について患者に注意を喚起し，使用開始の最初の月には少なくとも 2 回以上，特に易怒性や自殺念慮の増悪について問うため，最初の処方の後も患者および養育者とのつながりを維持し，易怒性や自殺念慮が生じた場合には薬物の使用中止を強く考慮する（Bridge ら, 2007）．

若い人達における薬物療法の効果を示す多数の研究の証拠により，fluoxetine が青年のうつ病に対する第一選択と広く考えられている．証拠に基づく第二選択のSSRIとして，セルトラリンとエスシタロプラムまたはcitalopramがあげられる．通常，青年のうつ病に対する開始用量は，fluoxetine 10 mg，セルトラリン25～50 mg，citalopram 10 mg，およびエスシタロプラム5 mgである．青年期前の子どもには，これらの約半量が使用される．薬物治療に十分な忍容性が認められるものの効果が不十分な場合は，4～6週後に増量されるべきである．SSRIは，精神療法とともに用いられるときに最も効果的である．そしてこのことが，精神療法への家族の関与を促すもう1つの理由である．持続性抑うつ障害（気分変調症）は同様の薬物により治療されるが，反応は著しく遅い（McVoyとFindling, 2013）．

易怒性または気分の易変性

若い人は，いくつかの理由で易怒性や気分の易変性を経験するかもしれない（**表3–5**）．易怒性は精神疾患の症状でありうるため，いくつかの精神疾患――双極性障害，抑うつ障害，不安症，心的外傷後ストレス障害，反抗挑発症――が考慮されるべきである．それはまた，物質乱用の症状，困難な生活状況または虐待への反応，または気分における正常変異であるかもしれない．易怒性が主訴であるときは，その“理由”に関する手がかりを広く調べることを推奨する．

残念ながら，子どもにおける慢性的な易怒性，気分の易変性は，子どもの双極性障害に特徴的であると解釈されていたため，この20年間は大きな誤診の問題があった．慢性的に易怒的であった子どもが後に若年成人になったとき，双極性障害と診断されることがほとんどない（あるとしてもごく少数）という点で，この解釈は多くの場合，間違っていた（Birmaherら, 2014）．その子どもがもともとの機能水準の変化を増大させて，はっきりと区別できるエピソードの間に数日持続する躁症状が存在しない限りは，子どもや青年を双極性障害と診断しないことを推奨する．

1つには，慢性的な易怒性のために生活機能障害をもつ子どもをよりうまく特徴づける診断を備えるべき，という必要性が認識されたこともあり，新しい診断が考案された．重篤気分調節症

表 3–5　易怒性または気分の易変性

診断カテゴリー	スクリーニング用質問の例
第一に考慮すべきこと	
虐待	▶何か，または誰かが，あなたに不快や危険を感じさせていませんか？ ▶（養育者へ）お子さんに実際起こってはいけない何かが起こっていませんか？
物質乱用	▶薬物やアルコールを使用したことはありませんか？
自殺念慮	▶自分自身を傷つけようと考えたことはありませんか？
よくみられる診断の可能性	
双極性障害	▶これまでに，数日続けて，抑うつとは反対の，とても活力があったり，睡眠が少ししか必要ない期間はありませんでしたか？ もしそうであれば，その期間のことについてさらに教えてください
重篤気分調節症	▶（養育者へ）お子さんは頻繁なかんしゃく発作とともに激しくかつ持続的ないらいらを認めたことがありますか？
うつ病	▶2 週間以上の間，本当に落ち込んでいたり，気分が晴れ晴れとしなかったり，または今まで楽しんでいた物事に興味を失ったことはありませんか？
反抗挑発症	▶（養育者へ）お子さんは 6 カ月以上の期間，ひどく反抗的であったり挑発的であったりしませんか？
心的外傷後ストレス障害	▶（養育者へ）過去の心的外傷を思い出させるものに出会ったり，その記憶を思い出したりした後に，いらいらまたは気分の落ち込みがひどくなりますか？

は，他の疾患ではうまく説明されない，毎日の著しい不快気分症状と，週に 3 回以上起こるかんしゃく発作を 1 年以上もつ子どもに対する新しい DSM-5 の診断である．しかし，これは新しい診断であるため，われわれはその予後または最適な治療についてはほとんど知らない（Roy ら, 2014）．実際，重篤気分調節症は気分症状が優勢な反抗挑発症の 1 つの変形と考えられている．

たとえ子どもの易怒性が治療法の知られている特定の DSM-5 診断に最終的につながらなかったとしても，易怒的な気分に対応する一般的な手段が役に立ちうる．われわれはほとんどのタイプの易怒的な気分の治療には，家族への支援を強化することと，行動管理訓練が適切であると推奨する．穏やかで，一貫性があり，かつ保護的な制限と期待を家庭の中に作り出すことが，さまざまな原因から生じる問題行動や易怒性を，通常は改善する．

重大な内的葛藤をかかえた家族は，家族療法により，または自身に対する個別的支援を求める養育者により，恩恵を受けることができる．子どもに憤慨しているという親に対しては「最初にあなた自身が酸素マスクをつけなさい」という空の旅の例えを使うことで動機づけができるかもしれない．養育されてこなかった親が個別の支援または専門家の助けを受けると，子どもとの交流が大いに改善するかもしれない．養育者との肯定的な経験をしていない子どもにとって，賞賛や肯定的な注目を得られる機会を作ることが治療の成功の鍵である．

一対一のカウンセリング治療は易怒性の要素を含んだすべての気分障害と（心的外傷後ストレス障害を含む）不安に関連した疾患の治療に適応がある．薬物療法は特定の診断が下されない易怒的な気分の治療には適応がない．

不安性または回避的行動

子どもが心配または不安で苦労しているとき，まずはじめにその子どもの世界の中の何がその感情の直接的原因であるかについて調べる．いじめ，重大な心的外傷の経験，または虐待的な家庭で生活したことから生じた不安は，自己防衛的な回避行動を当然起こさせるだろう．子どもへの実際の脅威が存在しないことを知り，子どもの不安が意味のある生活機能障害を引き起こしていることを確認して初めて，不安症の診断を考慮すべきである（**表 3 6**）．

子どもは正常な発達過程の間に不安をいだく．つまり，見知らぬ人，分離，外傷，または失敗への恐怖など．それらに直面することで不安感にどのように対処するかを学ぶことは重要な発達課題であり，一度習得すれば，将来の達成を可能にする．親の不安が子どもの不安を増強したり，回避行動を助長したりすれば，この過程を妨げるかもしれない．例えば，親がより有用な方策を教

表 3–6　不安性または回避的行動

診断カテゴリー	スクリーニング用質問の例
第一に考慮すべきこと	
虐待	▶何か，または誰かが，あなたに不快や危険を感じさせていませんか？ ▶（養育者へ）お子さんに実際起こってはいけない何かが起こっていませんか？
いじめ	▶他の子ども達からからかわれたり，怖い目に遭わされたりしていませんか？
心的外傷	▶最近けがをしたり，何か事故にあったりしましたか？
自傷	▶もう駄目だと思ったときに，自分自身を傷つけることを考えますか？
よくみられる診断の可能性	
全般不安症	▶ほとんどいつも緊張感，落ち着きのなさ，または心配な気持ちがありますか？ これらの心配が睡眠や学校での活動に影響が出ていませんか？
強迫症	▶しばしば，厄介な考え，イメージ，衝動などが心の中に起こりませんか？ ▶この厄介な考えを避けるため，何かを確認したり洗ったりしませんか？
パニック症	▶恐怖が急激に高まり，それによって身体が震えると感じたり，心臓の鼓動が早くなったりしませんか？ ▶パニックの経験を避けるために，自分のすることを変えていませんか？
心的外傷後ストレス障害	▶あなたは驚きやすいですか？ ▶または頻繁に悪い夢を見ますか？ ▶過去の心的外傷の出来事を思い出させるものを避けますか？ ▶（養育者へ）過去の心的外傷を思い出させるものに出会ったり，その記憶を思い出したりした後に，いらいらまたは気分の落ち込みがひどくなりますか？
分離不安症	▶不安のために，家から離れること，またはお母さんやお父さんから離れることが難しいですか？
限局性恐怖症	▶今すぐ恐怖を感じさせる特定の事柄または状況はありませんか？

えられていなければ，正常な分離不安を親が不用意に増強してしまうことによって，この問題が障害に変わるかもしれない．

不安を感じる子どもは，しばしば自分がどう感じたかを表現するための言葉を必死に探そうとする．腹痛，嘔気，胸痛，疲労，または頭痛を訴える子どもは，自分が不安を感じていることを，腸運動や動脈の平滑筋の緊張を調整している自律神経のような生物学的機構を通してではあるが，機能的に明らかにしているのかもしれない．実際，一次医療環境での精神保健の治療を求めている子どもや青年の主訴の多くは身体疾患であろう．身体疾患の背景の意味について注意深く聴取するとき，治療者は時系列を考慮すべきである．登校前の重症の胃けいれんや運動行事の競技開始前の頭痛は，不安症を特定するのに役立つであろう．

子どもに好発する不安症には，全般不安症，パニック症，限局性恐怖症，分離不安症がある．これらの疾患は，小学校時代の分離不安症が中学校では限局性恐怖症に，そして青年期には全般不安症に置き換えられて，発達曲線の中で現れるかもしれない．ある子どもには，不安傾向は持続するが，その不安の表現型は時間とともに変化していく．単回のパニック発作は，抑うつ状態のような他の疾患でもみられる可能性のある短期間の不安症状である．しかし，パニック症は，将来のパニックエピソードを経験する恐怖で機能不全になるという点で異なっている．

不安症は一般に家族内発症する．したがって，子どもに不安症の診断が下されるとき，片親または両親自身も不安症に苦労してきた可能性がある．この家族傾向は共通の遺伝形質を通して，家庭内で親が生み出した不安感情を子どもが吸収することを通して，またはその両方で起こる可能性がある．状況によっては，不安をいだく子どもを救う最も効果的な方法は，その親が自分自身の不安をより効果的に対処できるように支援し，それにより子どもにとってより安定的で支持的な家庭環境を作ることである．

子どもにおいて不安の治療に有効だと示された方策には，いろいろな形の精神療法を含んでおり，それらは恐怖する思考や観念への曝露という点で最も共通している（Chorpita と Daleiden, 2009）．恐怖する状況や記憶への繰り返しの曝露が，いかなる否定的な結果ももたらさない場合，反復や再構築を経て，その恐怖を意識的に忘れるよう子どもの心に働きかける．しかし，その恐怖が，今後も虐待の危険にさらされている心的外傷を受けた子どもにとっていまだ“現実的な”ものであるような場合，子どもの安全が確保されるまでは精神療法のみでは有効ではないだろう．認知行動療法は不安の治療に対して最も一般的で有効な治療法であり，それは曝露を用いる方法である．

親もまた子どもの回避行動に反対するか，または制限するべきである．というのは，恐怖する状況の回避は一時の不安の軽減につながるが，時間とともに恐怖感を増強させ，不安の重症度を悪化させるからである．例えば，子どもが繰り返し学校を休むことを許されると，登校することの恐怖は増強する．セルトラリンと fluoxetine を含む SSRI は，多数の研究において小児期のさまざまな形の不安症の治療に有効だと示されており，精神療法と併用したときに最も効果的である（Mohatt ら, 2014）．

強迫症と心的外傷後ストレス障害は不安症状が関連した診断であり，現在 DSM-5 の中で独立した章として記載されている：「強迫症および関連症群」（ためこみ症や抜毛症を含む）と「心的外傷およびストレス因関連障害群」（急性ストレス障害と適応障害を含む）．強迫症は他の不安症に用いられるのと同じ第一選択の治療（認知行動療法と SSRI）に非常によく反応する．心的外傷後ストレス障害は心的外傷に焦点を絞った認知行動療法のような曝露に基づいた治療法によく反応することが知られているが，子どもでは薬物治療への反応性はそれほど確立されていない．

頻回で過剰な身体愁訴

一次医療の治療者には，繰り返す頭痛，胸痛，嘔気，倦怠感は診察室へ来るすべての青年のうち約 10% が示す訴えであり，繰り返す腹痛のみの訴えはすべての小児診療室への受診のうちの約 5% が示す訴えであるということがわかっている（Silber, 2011）．これらの身体的愁訴には多くの原因があるかもしれないが，最も多い病因は精神医学的なものである．これを知ることにより，心身の訴えを耳にするときはいつでも，不安症，抑うつ障害，または適応障害が原因であるかを考慮する．不安や抑うつの治療は効

表 3–7 頻回で過剰な身体愁訴

診断カテゴリー	スクリーニング用質問の例
第一に考慮すべきこと	
虐待または不適切な養育	▶何か，または誰かが，あなたに不快や危険を感じさせていませんか？ ▶（養育者へ）お子さんに，実際起こってはいけないことが起こっていませんか？
適応障害	▶この症状が現れるすぐ前の 3 カ月間に何かストレスの強い出来事がありましたか？
不安症	▶（養育者へ）お子さんは苦痛をもたらす多くの悩みをもっていませんか？
抑うつ障害	▶（養育者へ）お子さんは 2 週間以上も続いて，気分がひどく落ち込んだり憂うつだったりしたことはありませんか？
他の診断の可能性	
変換症	治療者へ：既知の疾患と矛盾する運動または感覚機能の欠陥を特定したときに考慮せよ
自らに負わせる作為症	▶（養育者へ――その子どもから離れて尋ねる）お子さんが意図的に症状を誇張しているかもしれないと疑っていますか？
他者に負わせる作為症	治療者へ：その子どもの症状が既知の疾患と矛盾する様式を親が報告するときに考慮せよ
パニック発作	▶身震いする，または心臓が速くどきどきするような不安が急に高まるのを経験しますか？
身体症状症	▶（養育者へ）お子さんは日常生活を妨げる身体症状を繰り返し訴えませんか？ ▶（養育者へ）お子さんは身体症状に集中しすぎていませんか？

果的であり，複雑ではない．身体症（身体症状症，作為症，変換症）の治療はより困難であるため，不安症や抑うつ障害群を除外した後に考慮する（表 3–7）．

しかし，身体的訴えが生じる可能性のある原因のすべてを除外した後にのみ，身体症を考慮することは望ましくない．現代医学は身体症状を生物学的に説明することを過大に重要視しており，除外診断としての精神医学的病因を含む他の説明を通常は放置している．精神医学的以前に身体医学的な方法で対処することの不幸な影響を以下にあげる．

- 精神疾患が気づかれない可能性がある．
- 患者も親達も，複数の検査と診察の後で，「それはすべてあなたの頭の中で起こっている」という説明を聞いても，反応が乏しいかもしれない．
- 家族は，症状が“真実”であることを証明しようとし，不適切な検査や処置にこだわるかもしれない．
- 精神科治療または適切で機能的な支援をあまり受け入れなくなるかもしれない．

これらの落とし穴に対処するために，家族に初期の身体症状の鑑別診断を提示し，それらについて率直で徹底的な話し合いを行いながら，精神医学的病因を説明することを推奨する．これは，あなたが考えていることがその身体症状に最も可能性のある精神生物学的経路であると伝えることで可能になる．例えば，ストレスが自律神経系にどのような影響を与え，胃の pH を低下させ，（嘔気や腹痛について）腸の運動性を変化させ，または（頭痛のために）血管平滑筋の筋緊張を変化させうることを説明できる．精神疾患の身体症状に関する生物学的説明を提供することによって，患者とその養育者は認知行動療法やリラクゼーション療法などの精神医学的介入をより受け入れやすくなるが，それは精神医学的介入が自律神経系の機能を変化させうることを教えた後だからである．

身体症状症の子どもは通常，ストレスや不安が身体的経験と結び付くという認識がない，または自分の情動の状態を表現するための適切な言葉を使用する能力が不足している可能性がある（**失感情症**と呼ばれる）．標準的な小児の身体症状は，学校に通う，他の人の家を訪問する，人前で何かの行為をすることなど，ストレスの多い体験の前に増す一方で，ストレスの多い状況が回避されれば減少する．経験する特定の症状は時間の経過とともに変化するかもしれないので，幼いころに繰り返す腹痛を経験した子どもが10代になると，繰り返す頭痛や倦怠感へと発展することがある．

通常はみられない目立った運動障害（例えば，片側の肩のみの麻痺）や感覚障害（例えば，正常な反射があって両側の脚にすべての感覚の欠損）といった変換症の場合，生物学的に“偽の”症状をもつことを非難せずに，その訴えから抜け出せるように手助けすることも重要である．例えば，診察によって主要な医学的疾患は特定できなかったが，経験によって同様の症状をもつ他の若い人達もかなり速く解決したことを説明できる．例えば，「私は，あなたの神経はちょうど季節が変わるように，短時間でまったく入れ替わることを信じている」といった，相手の顔を立てるような説明も特に役に立つかもしれない．変換症状へうまく対処することは，科学としての医学と同じように，技術としての医学に依存している．

若い人は，明白な二次的な利益がある場合，または作為症の一部として，意図的に偽りの症状で病気を装うかもしれない．養育者が誤って伝えたり，装ったり，子どもの病気の徴候を引き起こしたりしていることを受け入れるのは困難なので，他者に負わせる作為症の症例を見出せるかどうかは，治療者が自分の考え方をこの可能性を考慮するよう自分の中で変えられるかどうかにかかっている．作為症が疑われる症例では，その患者の治療者すべてが懸念していることを相互に話し合い，地域のこの分野の専門家に相談し，子どもを助けるために，分断された方法ではなく統一された方法にたどり着くことによって最もうまく対処される．

睡眠の問題

睡眠の問題はよくみられ，子どもの5～20%に存在する（Meltzerら, 2010）．小児期の不眠のほとんどは，悪い睡眠習慣と，養育者による就寝時間の習慣の不適切な強化による．現代では日常生活のすべての側面に電子機器が入り込んでおり，不眠症をもつ子どもに寝室でテレビを見ないよう治療者がすすめるだけでは不十分である．携帯電話は，子ども達が寝室にアプリケーション，メール，ゲームを持ち込むことによって，効果的に睡眠を阻害する機器となっている．すべてのコンピュータ接続やビデオゲームの使用を夜間のある時間以降制限することは，子ども（そしてその養育者！）が得られる睡眠の量を劇的に改善させる．

もう 1 つ鍵となる睡眠衛生上の問題は，ベッドにいる時間が睡眠時間と等しいという行動的関連性が失われることである．寝る前の行動習慣は，接続を切る時間だ，という信号を脳へ送るのに役立つ．ベッドで宿題をしたり，食事をしたり，遊んだり，ベッドの中から友達に連絡をとったりすることは，行動的関連性を壊してしまう．不眠症をもつ人にとって，長い時間覚醒したままベッドで横になっていること，時計を見つめていること，睡眠を待つことなどの行為は，もう 1 つの睡眠を妨害する行動となる可能性がある．睡眠が速やかに訪れない場合，ベッドに入ることを睡眠と等しくする行動的関連性は，椅子に座って読書をするなどの非電子的な "静かで退屈な" 活動をするためにベッドから起き出し，眠くなったときにのみベッドに戻ることにより改善される．睡眠衛生習慣の一覧表は第 14 章「心理社会的介入」(p.285)に示されている．

睡眠はまた，雑念，心配，またはさまざまな DSM-5 の疾患（表 3–8）の症状により損なわれる．不適切な養育，心的外傷後ストレス障害，不安，気分障害のような問題に対処することによって，睡眠は著しく改善する可能性がある．場合によっては，適切な睡眠の回復のための医薬品の使用が気分障害をより速やかに解決することに役立つのと同程度に，不眠症が気分障害を悪化させたり遷延化させる．

妥当な就寝時刻は，特に集中して取り組む価値のある点かもしれない．養育者は，子どもには期待される妥当な時間であったとしても，青年には毎晩午後 8 時に就寝することを期待できない．長期間，午前 3 時前に寝入ることがほとんどないような睡眠相のずれの問題をかかえている子どもにとって，すぐさま就寝時刻を変更することがうまくいかないのは，概日リズムや睡眠に関連した行動を再訓練するのに数週間かかるためである．

閉塞性睡眠時無呼吸もまた，精神面に否定的な影響をもたらす可能性がある．したがって，（典型的な肥満の）子どもにポリソムノグラフィにより無呼吸が認められた場合，睡眠時無呼吸の治

表 3–8　睡眠の問題

診断カテゴリー	スクリーニング用質問の例
第一に考慮すべきこと	
虐待	▶何か，または誰かが，あなたに不快や危険を感じさせていませんか？ ▶（養育者へ）お子さんに実際起こってはいけない何かが起こっていませんか？
いじめ	▶他の子ども達からからかわれたり，怖い目に遭わされたりしていませんか？
よくない睡眠習慣	▶寝る前にする日課は何ですか？ 眠れないときはどうしますか？
よくみられる診断の可能性	
全般不安症	▶ほとんどいつも緊張感，落ち着きのなさ，または心配な気持ちがありますか？ そのため眠れないことはありませんか？
不眠障害	▶少なくとも過去 3 カ月間，眠れない日が週 3 日以上ありましたか？
うつ病	▶2 週間以上の間，本当に落ち込んでいたり，気分が晴れ晴れとしなかったり，または今まで楽しんでいた物事に興味を失ったことはありませんか？
心的外傷後ストレス障害	▶過去の心的外傷の出来事を思い出させるものを避けますか？ ▶あなたは驚きやすいですか？ ▶または頻繁に悪い夢を見ますか？

療は他の精神疾患も改善させるかもしれない．扁桃腺が大きい場合，単純な扁桃切除術あるいはアデノイド切除術が有用かもしれない．成長期の子どもの口蓋または咽頭に対するより広範囲な外科的介入は，合併症の割合が高くなるため，より懐疑的にとらえるべきである．継続的陽性気道内圧（CPAP）システムは，睡眠時無呼吸の治療に有効かつ安全であるが，毎晩 CPAP の機械を実際に使用することは通常，非常に困難である——ほとんどの場合，このシステムは購入されても使用されていない．注意すべきは，重度の睡眠時無呼吸の場合，夜間にベンゾジアゼピンのような強力な鎮静薬は推奨されない．

親達も患者達もはしばしば，睡眠に役立つ処方薬を求める．この方策の問題点には，効果の限界，薬なしで眠ることができない心理的関連の形成，生理学的依存性または耐性，および望ましくない副作用への曝露が含まれる．睡眠衛生上の手段が不成功の後で，中等度から重度の不眠に対して，薬物療法を考慮する．第一の原則は，子どもには，依存を引き起こさず，安全で，鎮静効果の副作用が少ないものを選択すべきということである．第二の原則は，不眠に加えて別の精神疾患があるならば，両方の状態に同時に対処できる医薬品を選ぶことが，複数の医薬品を使用することよりも望ましいということである．

抗ヒスタミン薬は，その安全な特性により，第一選択薬として妥当である．最大5mgのメラトニンを毎晩使用することは一般に安全と考えられる．しかし少なくとも，他のホルモン系に及ぼすかもしれない負の影響に対する理論上の懸念が存在する．より強力な鎮静薬の選択肢はα受容体作動薬（クロニジン，グアンファシン）を含む．それらが毎晩投与されれば，注意欠如・多動症のような他の状態に加えて睡眠を改善することができるだろう．選択的セロトニン再取り込み阻害薬と認知行動療法の利用にもかかわらず不眠症を引き起こし続ける不安は，依存を引き起こさない選択肢としてのヒドロキシジンまたはミルタザピンのような鎮静系抗うつ薬の適応外使用が有益となることがある．重症例において，ベンゾジアゼピンまたは適応外のベンゾジアゼピン類似体（ゾルピデム，zaleplon）の低用量使用は，成果を得るために必要かもしれない．精神疾患を治療するために抗精神病薬を要する子どもにとって，就寝時に内服されるクエチアピンまたはリスペリドンのような鎮静系の選択肢は，併存する不眠を改善するかもしれない．睡眠薬として単独での抗精神病薬の使用は，不適切であり危険である（McVoy と Findling, 2013）．

自傷と自殺念慮

自殺念慮と自傷行動は，青年の間でよくみられるもので，われわれのほとんどが考えているよりも一般的である（**表3–9**）．研究調査において，若年の人達の14～24%が，自傷行為を行ったと

表 3–9　自傷と自殺念慮

診断カテゴリー	スクリーニング用質問の例
第一に考慮すべきこと	
危険性[a]	▶自分自身を傷つけたり，自らの命を絶つことについて考えたことはありませんか？ ▶自分自身を傷つけたり，自殺しようとして何かをしたことがありませんか？ ▶今現在，自殺できるような方法について何か計画がありますか？
現在の引き金[a]	▶最近，人間関係の問題あるいは大きく失望したことはありませんか？
現在の支援[a]	▶生活の中であなたを支援する人がいますか？
致死的手段を入手する機会[a]	▶簡単に銃や死ぬことができるのに十分な量の薬物を手に入れることができますか？
よくみられる診断の可能性	
双極性障害	▶これまでに，1 週間かそれ以上続けて，抑うつとは反対の，とても活力があったり，ほとんど眠らなくてもよい期間はありませんでしたか？
持続性抑うつ障害（気分変調症）	▶悲しかったり，憂うつだったことが 1 年以上続いたことはありませんか？
うつ病	▶2 週間以上の間，本当に落ち込んでいたり，気分が晴れ晴れとしなかったり，または今まで楽しんでいた物事に興味を失ったことはありませんか？
物質使用障害[a]	▶薬物やアルコールを使用したことはありませんか？

[a]：これらの質問は患者が 1 人のときに尋ねるべきである．

自己申告した．そして，6～7% が前年に自殺企図を行ったと述べた（Lewis と Heath, 2015）．幸い，自殺完遂の数は，自殺企図の数よりはるかに少ない．養育者と別々に若い人と面接すると，自殺念慮と物質乱用についてより完全で正直な答えが得られやすいので，自傷について尋ねる前にプライバシーを確保すること．

若い人達に自殺したいと感じているかどうか尋ねることは，それに慣れるまでは，ぎこちなくなるものである．ぎこちなく感じても，これらの質問を避けることはできない．自殺が若年者の 3 大死因の 1 つであるため，若い人に自殺の気持ちを尋ねることは，大人に胸痛または息切れを聞き出すのと同じくらい重要である．

自殺について尋ねることがその危険を高めると恐れるならば，安心してほしい．自殺についての考え，計画，および過去の行動を尋ねることは診断のために必須の情報を集めることだけでなく，あなたが心配していることを示す意味もある．自傷あるいは自殺をしようとしている若い人にとって，人生の中で自分を気にかけていると伝えてくれる大人がいることは治療的である．

自殺念慮について尋ねるとき，広い質問から始め，だんだんと特定の質問に絞っていくことを推奨する．「今まであなたは…」という危険性についての質問を，「今，…はどうですか」という質問に先立って行うことが，会話の流れをよくする．自傷または自殺の行動が明らかになれば，以前の自殺行動（将来の行動の最も強い予測因子），現在の自傷の計画，および現在のストレス因についての質問を続けることが，いかなる危険の即時性をも理解するための鍵となる．青年が空になった薬瓶を隠すなど自殺企図の早期発見から逃れようとすることにあなたが気づいた場合，これは非常に懸念される．弾丸を装填された銃器のような致死的な手段を容易に，また衝動的に入手できることは，もう1つの主要な危険要因である．

自分自身を刃物で切るなどの自傷行動の繰り返しは自殺の危険性を下げるための対処機構である，とはしばしば若い人達が述べることである．しかし，繰り返す自傷は将来の自殺行動の危険を高める．

将来の自殺完遂の最も強い予測因子は，自殺企図の既往，活動期にある気分障害，現在の薬物乱用，および自殺行動の家族歴である．特に青年においては，例えば交際していた異性との破局や急な家族との衝突など，急な喪失や失望の後，自殺企図がしばしば引き起こされる．青年の自殺の約90%が銃器使用，または縊首を含む窒息によって起こる．そのため，これらの手段による自殺計画は最も懸念される（Eaton ら, 2008）．過量服薬による自殺企図はずっと多くみられるが，一方致死的となることはずっと少ない．

状況の全体的および具体的な詳細がわかった後には，慎重に一般人と同じ基準で，いつ緊急入院を考慮するかを心にとどめておくべきである．いったん状況の詳細がすべてわかってしまえば，危険を評価するのに，子どもの精神保健の専門家が他の誰かよりずっと優れているということはない．その違いは，子どもの精神保健の専門家は，状況の詳細を引き出すことに優れていることである．鍵は，“自殺したいと言った”ときに質問を終えるのではなく，状況の全体像をより明らかにするためにさらに情報を引き出し続けることである．その状況の詳細を明らかにした後で，その若い人に安全上の重大な危険があると判断されれば，入院を考慮すべきである．精神科入院により，患者を少なくとも短期間身体的に安全な状態に保ちながら，次の治療の手段を開始することができる．

繰り返す自傷行動または重大な自殺念慮をもつ若い人達は，精神療法に紹介されるべきであり，これは明らかに利用可能な治療法の中で最も効果的である．家族が精神保健専門家のカウンセリングを拒否した場合は，可能な限り他の多くの社会的支援や監視制度を利用することを奨励する．

薬物療法は，短期的には自殺や自傷の危険を軽減するうえで意味のある役割を果たさない．しかし，子どもがうつ病または不安症をもつ場合，SSRI の治療により長期的な自殺の危険を軽減することができる．SSRI の使用と自殺傾向の詳細については，第 15 章「精神療法的介入」（p.295）を参照すること．重度のうつ病に対して，SSRI と精神療法を併用すると，最も大きな治療効果がある．すべての自殺危険性のある若い人達に対して，環境を頻繁に監視し安全に保つ（すなわち，危険な薬物および銃器の入手経路を制限する）ことが推奨される．

物質乱用

いかなる診断を行ううえでも鍵となるのはその可能性を考慮することであって，青年の物質乱用の場合それは難題である（**表 3–10**）．診察室ですがすがしい顔つきの若々しい青年を診る場合，その人が物質乱用者であると疑うことは困難である．しかし，入手可能な統計学的データはそうするべきと示している．米国だけでも，全米調査は，過去 1 年間の青年のアルコール使用率は，14～15 歳で約 9%，16～17 歳で約 23% であり，マリファナの場

表 3–10　物質乱用

診断カテゴリー	スクリーニング用質問の例
第一に考慮すべきこと	
安全[a]	▶酔っている人あるいは気分が高揚している人が運転している車に乗ったことがありますか？ ▶酔っているときあるいは気分が高揚しているときに自傷したことがありませんか？ ▶酔っているときあるいは気分が高揚しているときにブラックアウトや後悔するようなことをしてしまったことはありませんか？
よくみられる診断の可能性	
物質使用障害[a]	▶アルコールや薬物の使用を減らすように人に言われたことはありませんか？ ▶1 人でいるときアルコールや薬物を使用しますか？ ▶それが欲しいと強く感じたり，最終的に思っていたよりも多量に使用してしまいますか？
物質離脱	▶アルコールや薬物の効果が切れるとき，不機嫌になったり不安になったりしますか？
物質耐性	▶時間が経つにつれて，薬物やアルコールを同量使用した際の効果が少なくなっていませんか？
物質/医薬品誘発性精神障害	▶使用を開始してから気分や不安の問題がよりひどくなりましたか？
物質の「自己投与」の役割	▶アルコールや薬物について解決したい問題はありますか？

[a]：これらの質問は患者が 1 人のときに尋ねるべきである.

合，過去 1 カ月の使用率は，12〜17 歳で約 7% であると報告している．コカイン，幻覚薬，および吸入剤も青年で乱用されるが，1% 未満の割合である（薬物乱用・精神衛生管理庁, 2014）.

認識は物質使用について忘れずに尋ねることから始まるが，親がいない診察室で行うことが望ましい．初回の対応という手前，親には診察室から離れてもらい，別々に面接する過程で，ここに適用される守秘義務をはっきりと再度強調することが望ましい．ブラックアウトや酒気帯び運転などの安全性に重大な危険性がなければ，通常，誰もが守秘義務の概念を理解するだろう．これと同様な一対一の時間は，自傷や自殺のような，その他慎重に扱うべき話題を話し合う場合にも有用である．

青年に広く推奨されるスクリーニングの道具に CRAFFT（図 3–1）がある．米国小児科学会はこれを青年の健康維持のための診察に用いることを推奨している（Yuma-Guerrero ら, 2012）．2 つ以上の質問が陽性であれば，物質使用障害が存在する可能性が高い（Knight ら, 2002）．

尿中薬物検査は急性中毒の原因を評価するのに役立ち，特定の物質乱用治療プログラム中の治療経過を追跡するのに有用かもしれない．しかし，治療同盟を不必要に弱くする可能性があるため，日常診療の一部として尿中薬物検査を行うことは推奨しない．

過去には，ある患者の物質使用が乱用または依存を呈しているかを確認する必要性により尿検査が強調されていた．この区別はしばしば明確でなく，偏見と法律上の厄介な問題を伴うため，依存と乱用を別々にする診断は DSM-5 では物質使用障害という単一の診断に統合された．物質使用障害の疑いようのない特質としては，個人使用の制御喪失，社会機能障害，危険な状況で使用すること，またはよくない結果をもたらすにもかかわらず使用すること，および耐性または離脱の生理学的変化がある．言い換えれば，物質を使用するすべての青年が疾患をもつわけではない．

物質乱用によって引き起こされる他の精神疾患に似た症状に注意すべきである．鎮静薬（睡眠薬，抗不安薬，およびアルコール）は中毒中には抑うつを引き起こす可能性があるが，離脱中には不安を引き起こす可能性がある．精神刺激薬（アンフェタミン，コカイン）は中毒中には精神病と不安を引き起こす可能性があるが，離脱中には抑うつを引き起こす可能性がある．両分類の薬物は性機能障害と睡眠障害を引き起こす．精神病症状は抗コリン薬，心血管治療薬，ステロイド，精神刺激薬，および抗うつ薬によって引き起こされる可能性がある．マリファナは，青年が抑うつや不安に効果があると主張していても，抑うつ気分や不安を引き起こしている可能性がある．精神病症状に脆弱性のある青年では，マリファナは持続性のある精神病症状の引き金になる可能性がある（van Nierop と Janssens, 2013）．

物質誘発性の精神症状の可能性がある場合には，われわれはそ

はじめに：お尋ねする質問はすべての患者さんにお聞きしているものです．できるだけ正直に答えてください．お答えいただいた内容は守秘義務によって守られます．		
パート A 過去 12 カ月についてお尋ねします．あなたは，	いいえ	はい
1. アルコール を飲みましたか（3 口以上）？（家族でいるときや宗教関連のイベントで 2 口，3 口アルコールを飲んだことは含まれない．）	□	□
2. マリファナやハシシ を吸いましたか？	□	□
3. ハイになる ために 何か他のもの を使用したことはありますか？（「何か他のもの」とは違法薬物，薬局で買える薬物，処方箋が必要な薬物，嗅いだり，「吸ったり」するものを含みます．）	□	□

病院関係者のみ：患者はパート A での質問事項に「はい」と答えていましたか？

いいえ □ ⬇	はい □ ⬇
車（CAR）に関する質問のみを尋ね，終了してください．	CRAFFT の質問 6 項目をすべて尋ねてください．

パート B	いいえ	はい
1. これまで薬物やアルコールを使用，また「ハイ」になっている誰か（自分自身を含め）が運転する 車 に乗ったことはありますか？	□	□
2. これまで リラックス するためや，気分をよくするため，またはまわりに合わせるためという理由で，アルコールや薬物を使用したことはありますか？	□	□
3. 1 人でいるとき，または自分 1 人で アルコールや薬物を使用したことはありますか？	□	□
4. これまでアルコールや薬物を使用している間に自分が何をしたか 忘れてしまった ことはありますか？	□	□
5. 家族 や 友達 から，アルコールや薬物の量を減らすように言われたことはありますか？	□	□
6. アルコールや薬物を使用しているときに，何か トラブル に巻き込まれたことはありますか？	□	□

図 3–1　CRAFFT スクリーニング面接

出典：©John R. Knight, MD, Boston Children's Hospital, 2015. 無断転用禁止．許可なく複製することを禁止する．詳細は ceasar@childrens.harvard.edu を参照．

の青年に何が起こるかを確認するために特定の期間（例：少なくとも 2 週間）その物質を使用しない自己試験を行うように促す．ほとんどの物質誘発性精神疾患は物質使用禁止の数週間後には改善するだろう．「やめようと思えばいつでもやめられる」と言う青年に対し，彼らにとって最も意味があるという理由から，その言葉どおりにするようこの発言をわれわれは支持するだろう．これには 2 つの意味がある．1）本当に症状が物質誘発性なのかを確定する，2）物質を使用せずに 2 週間以上過ごすことができなかった場合，物質使用についての制御を失っていることが強調される．

物質使用障害の治療は，青年に物質使用による転帰について教育し，物質使用の引き金や動機を学ぶことを助け，変わろうとする動機づけを形成し，問題を解決する家族の関与を形成することに基づいている．動機づけ面接，認知行動療法，家族療法，指導下での集団療法，マインドフルネス訓練，引き金の特定（将来の引き金に基づく使用を避けるため），仲間集団の変化，および禁酒の証拠に対しての報酬の準備などはすべて，外来診療における特定の選択肢である．

食行動の異常

拒食や過食のような摂食障害は，非常に重篤な症状をもつ若い人達が，信頼できる人に直接尋ねられたときでさえ症状を隠そうとするのが一般的であり，診断上の課題となっている（**表 3–11**）．特に低体重の神経性やせ症の場合，病的な摂食を維持したいがために，しばしば治療者へ情報を伝えなかったり嘘をつくことさえある．治療者は時に，患者自身よりもむしろ摂食障害がその会話をしているものとして，これらの嘘を参考にする．この情報の不一致のために，付随的情報提供者（すなわち，親や他の養育者）は通常，症状や行動の程度を理解するのに非常に役に立つ．また調査的な方法も役に立つ．自己誘発性嘔吐を否定する若い人達が食事後にたいていすぐにトイレに行くと気づいたら，その時点で摂食や身体心像の障害の可能性を調べるべきである．摂食障害の若い人達はしばしば，柔軟性のない考え方や完全主義を示すことを覚えておくこと．

表 3–11　食行動の異常

診断カテゴリー	スクリーニング用質問の例
第一に考慮すべきこと	
医学的に引き起こされた体重減少	▶繰り返し下痢をしていませんか？（炎症性腸疾患） ▶体重を維持しようとしているにもかかわらず減少していますか？（内分泌疾患/悪性疾患）
自傷[a]	▶自分自身を傷つけることを考えたことはありませんか？ ▶自分で自分を傷つけたり，自殺を試みたことがありませんか？
よくみられる診断の可能性	
神経性やせ症	▶食べるときに自制できなくなると心配になりませんか？ ▶1 人で食べることを好みますか？（成長曲線上，想定外の体重減少または適切な体重増加の欠如）
神経性過食症	▶繰り返し過食をした後に埋め合わせる必要があると感じたことが何度かありませんか？ ▶食後に下剤を使用したり嘔吐したりしませんか？
うつ病	▶2 週間以上の間，本当に落ち込んでいたり，気分が晴れ晴れとしなかったり，または今まで楽しんでいた物事に興味を失ったことはありませんか？
物質使用障害	▶薬物やアルコールを使用したことはありませんか？

a：これらの質問は患者が 1 人のときに尋ねるべきである.

産後の母親の精神保健

母親の周産期の抑うつはよくみられ，先進国（約 10 人に 1 人）よりも発展途上国（約 5 人に 1 人）に多い（Paschetta ら, 2014）. 新生児の母親が抑うつを経験する危険性は，貧困，パートナーの支援不足，望まない妊娠，家庭内暴力などのストレス因によって増加する．女性が妊娠中に抑うつ症状を呈しているとき，産後の抑うつを発症する可能性が高まるため，われわれはその両親に警戒を強めるように助言する.

産後の母親に対する産科ケアと乳児期の子どもの健康維持ケアは，母親の抑うつおよび不安の問題に対する何らかのスクリーニ

表 3–12　産後の母親の精神保健

診断カテゴリー	スクリーニング用質問の例
第一に考慮すべきこと	
自殺念慮	▶自分自身を傷つけようと考えたことはありませんか？
精神病	▶これまでに声を聞いたことはありませんか？ ▶またあなたの心が自分に悪戯をしていると心配をしたことはありませんか？
子どもの安全	▶子どもを故意に傷つけるかもしれないと心配したことはありませんか？
よくみられる診断の可能性	
不安症	▶ほとんどいつも緊張感，落ち着きのなさ，または心配な気持ちがありますか？ ▶不安が睡眠に影響を与えていますか？
うつ病	▶2 週間以上の間，本当に落ち込んでいたり，気分が晴れ晴れとしなかったり，または今まで楽しんでいた物事に興味を失ったことはありませんか？

ングを含んでいることが理想的である（**表 3–12**）．会話の中でその母親に心理的な幸福（その重要性を伝えるのに役立つ）について尋ねることでこれを達成できるだろう．そして，いつもの診療室の治療で簡単な評価尺度での評価（Patient Health Questionnaire 9 項目または Generalized Anxiety Disorder 7 項目など）を行うことで，この方法を補うことができる．親であること自体としばしば関連する倦怠感や睡眠不足は，うつ病エピソードの潜在的徴候として認識される必要がある．

親の良好な精神的健康は子どもにとって重要である．親が苦悩すれば，子どもの身体的な状態（不健康，体重増加不良），認知の状態（里程標獲得の遅れ，注意の障害），社会性の発達（反抗挑発症，素行の問題），行動（よく泣く，易怒性，気質上の難題），情動の発達（抑うつ，不安）に悪影響を与えることがある（Satyanarayana ら, 2011）．まれな例では，親の精神的健康状態が，精神病を発症するなど，非常に重度になり，親が実際に子どもに危害を加えるに至る．

子どもの早期発達段階の間に親の精神的健康の問題を治療する

ことは子どもの精神的健康によい影響を与えることがわかっている．精神疾患をもつ親や養育者が治療を受けていると，子どもがだらしない気質を作る機会が非常に増えて，それが何年にもわたって家庭に負担を強いることになる（Hanington ら, 2010）．

親や養育者の治療は，軽度（洗濯や清掃をきちんとやること）から重度（雇用の喪失，パートナーとの関係不良）まで，生活上のストレス因に取り組むことから始まる．支援を与え苦痛を真剣に受けとめるための親の個人治療システムを立て直すことは，肯定的な変化を生み出すのに有益かもしれない．精神療法はうつ病，全般不安症，または他の意味のある障害が始まっているいかなる状況にも適応される．

産後に向精神薬を使用するか否かの決断は，他の時期において精神的健康の治療のために何を選択するかということと同じである．母乳から精神科薬物が移行する程度は，注意すべきリチウムを除いては，通常は非常に低いため，授乳中の子どもに影響を及ぼすことはない（Davanzo ら, 2011）．中等度から重度の抑うつは，一般的に SSRI と精神療法の組み合わせに最も迅速に反応するため，通常の方法に従うべきである（Lanza di Scalea と Wisner, 2009）．

妊娠中の薬物選択では，特定の薬物が成長中の胎児に与える潜在的な効果に対してより慎重になることに重点をおかなければならない．従来の警告では Ebstein 奇形の危険性のためリチウムを避けるものとされてきたが，最近の研究（Pearlstein, 2013）は，三尖弁の先天性欠損はこれまで考えられていたよりもまれであることを明らかにしている．妊娠中でも，注意とカウンセリングをすればリチウムを処方してもよい．しかし，母親の使用が子どもの神経発達障害に関連する催奇形性物質として知られているバルプロ酸については，われわれは使用しないよう強く警告する．妊娠中の SSRI の使用による新生児の低出生体重や肺高血圧症の危険性が，まれではあるが確かに報告されているため，SSRI は抑うつや不安のより重度の症例のためにとっておくべきである（Pearlstein, 2013）．

親が精神病または自殺念慮を生じた場合はいつでも，入院水準の治療を検討すべきである．

第4章

子どもの15分間診断面接

最も経験豊かで熟練した治療者であっても，精神科診断面接に少なくとも30分はかけるべきである．人の，特に子どもや青年の性格傾向，認知的能力，情動的健康を判定することは難しい．では，なぜ15分間診断面接について検討するのだろうか．

短い精神科診断面接は理想的ではないが，実際には若い人達に対して毎日のように行われている．一次医療や救急部門の治療者は，通常，非常に迅速な面接を実施することが期待されている．一次医療の小児科医は，1日に30人の子どもを評価することが期待され，それぞれの患者と過ごす時間はわずか15分である．救急部門の治療者には，特に救急医療環境が最も忙しくなる夕方に，精神保健上の懸念を迅速に評価するように重圧がかかる．

精神的健康の評価を実施するために使用できる時間は，患者や家族の関心が身体的な健康の懸念に向けられている場合，さらに制限される．漠然とした腹痛が先行する不安，または頭痛として経験される違和感など，精神医学的な問題が特定されるときには，精神科診断評価を行うためだけの時間はわずか数分しかないかもしれない．患者はまた，診察室を出るために治療者がドアに手をかけるときに，重大な精神的健康上の問題を，「ああ，ところで…」と話し始めるかもしれない．

利用可能な時間がいろいろな理由で制限されていることが多いので，治療者は，精神的な苦痛を伴う子どもと青年の治療を進めるためにはわずかな時間でも最善の使い方を考えることが役立つと気づいている．

次の5つの段階は，子どもや青年における集中的な精神科診断評価を効率的に行うための1つの方法である．時間的制約があっても，これらの5つの段階を実行することで治療同盟を構築し，初期治療計画を発展させることができる．

1. 検証された道具で，精神健康上の懸念をあらかじめ選り分けておくこと．
2. 主要な懸念を同定すること．
3. 安全に関する問題を同定し，対処すること．
4. 可能性の高い疾患，または特定不能の疾患まで診断すること．
5. 次の段階をすすめること．

第 1 段階：検証された道具で，精神健康上の懸念をあらかじめ選り分けておくこと

健康な子どもが来院した際に行う精密検査の標準的な一部分としてだけでなく，特に主訴が精神または行動の健康上の問題であったときには，面接前評価の道具を用いることを推奨する．事前評価スクリーニングの道具は，患者と養育者を治療に引き込み，精神的苦痛についての会話を正常化し，主訴を同定する助けとなる．多様な精神健康上の懸念に対する簡易スクリーニングの道具のいくつかは入手可能である．その 1 つの例は，DSM-5 の主要な疾患の主要症状を一覧表にした，DSM-5（米国精神医学会, 2013）レベル 1 横断的症状尺度である．6〜17 歳の子どもと青年の養育者のための版と，11〜17 歳の患者のための版がある．これらの尺度は無料であり，臨床使用目的に複写可能で，後に述べる第 10 章「DSM-5 評価尺度の抜粋」(p.227) で引用されている．著者らは簡易であるが包括的な 2 つの評価尺度，Pediatric Symptom Checklist，または Strengths and Difficulties Questionnaire の使用を考慮するよう推奨するが，それらには一次医療環境で子どもの得点の信頼性が高いという利点もある．

診療場面でどのスクリーニングの道具を選ぼうとも，その評価システムに習熟する必要がある．ほとんどのスクリーニングの道具は高い感度をもつように，つまり特定の診断をもつ可能性がある人すべてを同定するように作られているが，低い特異度，つまり，スクリーニングしている診断を結局はもっていないが付加的な懸念のある人も同定するように考案されている．特定のカテゴリーで陽性の結果になった場合，例えば DSM-5 レベル 1 評価の不注意スコアが高い場合，DSM-5 レベル 2 不注意評価尺度を用

いる，といったように追加の尺度が使用されるかもしれない．追加の尺度を用いることは外来診療の効率を高め，患者が経時的に追跡される場合は，治療反応性，再発，および回復を測定するのに妥当性のある尺度を用いる方向への導入となりうる．少なくとも，スクリーニング尺度の結果は会話を切り出す話題になりうる；「質問票ではいくつか心配があるようですね．それについてもっと詳しく話してくれませんか？」

簡易で包括的なスクリーニング尺度の使用は，目まぐるしい診療施設ではおそらく最良であるが，時間と診療計画が許すならば，代わりにより詳細な症状チェックリストが考慮されるべきである．子どもの行動評価方式（Behavior Assessment Systems for Children）（Reynolds と Kamphaus, 1998）や子どもの行動チェックリスト（Achenbach, 1991, 1992）は養育者が記入し，職員が評点と解釈を行うのにはるかに多くの時間がかかるが，一度完了すれば，それらは若い人の困難についての信頼のおける広範囲にわたる描写となる．

精神健康上の懸念の存在を前もって認識できなかった場合でも，そのような懸念が生じたときには評価過程を休止し，その先を続ける前に症状スクリーニング用の情報を求めるようにしてよい．例えば，「今あなたがいだいている心配があるでしょうから，少し時間をとってこの情報を記入していただいた後で，またこのことについてさらに話し合いませんか？」と言ってもよい．この方法をとることで，その間に次の予定の患者の診察に進むことや，予約の時間どおりに進める間に，助手に評価の道具の採点をしてもらうことさえできる．

特定の精神健康上の懸念を同定した場合は，よりよい診断情報を提供するために，状態あるいは症状焦点型の評価尺度が代わりに使用できる．焦点型の DSM-5 尺度の例として，怒り，不安，抑うつ，不注意，易怒性，躁状態，睡眠障害，身体症状，および物質使用など，症状領域を特徴づけるための，親または子どものためのレベル 2 横断的症状尺度があげられる．これらの尺度は第 10 章で簡潔に論じられているが，オンラインでも利用可能である（www.psychiatry.org/practice/dsm/dsm5/online-assessment-measures#Level2）．他の症状焦点型の尺度は，妥当性が検証され，子どもにおける診断スコアの下限値で標準化されている．これらは第 11 章「評価尺度と代替診断システム」（p.257）で論じられている．これらの道具における陽性結果は，特定の診断の存在をより強く示唆するが，最終的には診断尺度をどう使うかは治療者の慎重な判断に頼っている．

最良の評価尺度と症状チェックリストでさえ，本質的に不完全であるため，その限界を理解することが重要である．質問が誤解されたり，重大な症状を見逃したり，若い人または養育者の症状を過大または過小に報告する傾向に影響されたり，意図的に不正直に答えられているかもしれない．このため，すべての調査と質問紙はより完全で信頼のできる描写を得るために，個別の診断面接によって追跡されなければならない．例えば，評価尺度では抑うつを否定しているが，退行したように見えて，弱々しく，単調に話し，絶望感を表現する青年を診た場合，症状チェックリストの得点にかかわらず抑うつを考慮しなければならない．

第 2 段階：主要な懸念を同定すること

適切な評価尺度がすべて記入され採点されたら，簡易面接の次の段階はその後の調査で患者と養育者の主たる懸念をさらに同定することである．主要な懸念を同定することは，「今日，あなたが最も心配していることは何ですか？」と，具体的に質問するような簡単なものでもよい．

うつ病の場合でしばしばそうであるように，最終的にはその懸念が同一の診断と関連があるとしても，無限に並べられた懸念や訴えを簡易な診察の中で扱うのは非常に難しい．例えば，ある家族は，睡眠の問題，学業成績の不振，自傷行為，易怒性，同胞との葛藤を，別々の懸念として述べるかもしれない．これらの領域のもののうちの 1 つ，例えば自傷行為をその日の主要な懸念であると同定するとともに，きょうだいげんかのような残りの懸念に対してもう 1 回面接での対応が必要かもしれないと理解できれば，15 分間面接はより有益である．

あなたの慎重な判断が鍵である．例えば，患者とその養育者が睡眠障害を最も懸念しているが，スクリーニングの道具や検査の結果が患者に安全の問題があると示している場合は，家族に対して睡眠障害も重要ではあるが，今現在，患者の安全が優先される懸念があると説明しなければならない．

患者とその養育者のおのおのに主要な懸念を特定させることが，治療同盟を構築し，評価と治療に対する投資を増やすのである．患者とその養育者の主要な懸念を（治療者の）あなたが本当に理解していることを彼らが信じると，治療に参加し，あなたが推奨する次の段階に従う可能性が高くなる．

第 3 段階：安全に関する問題を同定し，対処すること

精神的健康の評価はどんなに簡易的なものであっても，安全の評価を含んでいる．もし安全に関する懸念を同定したら，当座の治療計画はいかにその危険を減らしまたは取り除くかについてのものである必要がある．

- 自傷や自殺行動が起こるかもしないと疑ったら，抑うつを評価するときのように，「自分自身を傷つけようと考えたことはありませんか？ 故意に自分を傷つけたことはありませんか？」と質問すること．
- 虐待やネグレクトが報告された症状と関連する可能性がある場合，「何かがあなたに不快や危険を感じさせていませんか？ 誰かがあなたを傷つけようとしたことはありませんか？」と質問すること．
- 子どもが他の人に危険をもたらす可能性がある場合，「他の人を故意に傷つけたことがありませんか？ 今現在，そのような計画はありませんか？」と質問すること．

第 4 段階：可能性の高い疾患，または特定不能の疾患まで診断すること

患者（とその養育者）の主要な懸念を取り囲む環境および詳細について尋ね，評価尺度の結果を検討することにより，治療者は通常 15 分でほぼ確実な診断に達することができる．最も明らか

な診断を除いたすべての診断を確認するためには，さらに評価する時間または次回の面接予約が必要だろう．例えば，ちょうど 15 分で子どもが意味のある発達障害をもつと確認できるかもしれず，それにより特定不能の神経発達障害の診断に至る．その後，次回の面接予約のときに診断をさらに洗練されたものにするためにより詳細な質問をして，診断を学習症や自閉スペクトラム症のようなより特異的なものに変更していく．

第 3 章「共通する臨床的懸念」(p.23) では，よくみられる診断として考慮すべきもの，および小児に共通する懸念に直面したときに使用できる特定のスクリーニング用質問の概要が述べられている．

一般的な臨床状態の鍵となる側面に気づくことで，迅速な評価がより効果的に進む．これは医学の他の分野と同じであり，疾患を簡潔に理解することが臨床上の疑いを先導する指針となる．成人が左上肢への放散痛を伴う胸痛を訴えた場合，心臓発作を疑う．発熱した乳児が耳を引っ張り不機嫌になっている場合，耳の感染症を疑う．同様の方法で，精神的健康の基本形を認識することを学ぶことができる．子どもが数週間にわたって持続的に気分が沈み，いつも楽しんでいる活動や友人に興味がなくなった場合，うつ病を疑う．あなたの臨床上の疑いに答えるのに役立つよう，**表 4–1** には，よくみられる精神医学的状態と簡単な説明の一覧表が示されている．付加的情報は後の章に記載されている．

これらは行動と症状の記述だということを忘れないこと．これらの行動は，単独の場合は，診断ではない．DSM-5 の診断システムでは，一連の行動や症状が精神科診断の対象として評価されるためには，2 つの条件を満たす必要がある．

1. これらが意味のある機能的障害を引き起こしている．
2. これらは別の原因ではうまく説明されない．

2 番目のルールが非常に重要である．子どもは注意欠如・多動症をもっていなくても何らかの理由で不注意になりうるし，青年はうつ病エピソードを経験していなくても多くの理由で悲しくなりうる．これらの行動や症状が機能に意味のある障害を起こして

表 4–1　子どもによくみられる DSM-5 診断の概説

注意欠如・多動症	複数の状況で存在する不注意および/または多動性に関する発達上不適切で持続的な困難
神経性やせ症	否定的な結果にもかかわらず持続する食事の制限と回避があり，しばしば肥満を回避したい欲求を伴っている
自閉スペクトラム症	社会的関係と限局的な興味や行動の障害が優勢な，発達上不適切で持続的な様式
双極性障害	素早い思考，睡眠欲求の減少，持続的に高揚した気力，普段ではない危険をおかすことを伴い，複数日にわたってはっきりと区別できる高揚した気分のエピソード
神経性過食症	後に代償（例：排出行為や下剤使用による）したい強い欲求のある，3 カ月以上の過食エピソードの反復
素行症	1 年以上にわたり，社会的規範や他者の権利を意味のあるほど侵害することの反復
遺糞症	通常は慢性的な便秘によって助長された，心理的適応を伴う不適切な便失禁
全般不安症	少なくとも 6 カ月間にわたり，持続的であるが広範で変化する心配が，緊張感，疲労感，易怒性，集中困難などの症状の原因となっており，それの起こる日が起こらない日よりも多い
うつ病	2 週間以上の気分の落ち込み（または易怒性）に新しく自律神経症状（例：集中力低下，気力の低下，睡眠や食欲の変化）が一対になっている
強迫症	望んでいない思考を時間を浪費するほど内的に繰り返すこと，および/または特定な様式の行動または精神的行為（例：掃除をする，数える）の反復の持続的な集中
反抗挑発症	6 カ月以上持続する，大人の規則および要求に対する発達的に不適切な反抗および挑発
パニック発作	心拍数の増加や生理学的覚醒のような身体症状を伴う突然の心配または恐怖（発作の再発についての恐怖があり機能に影響がある場合，パニック症が考慮される）
（社交または限局性）恐怖症	機能を障害する程度に回避や苦痛を引き起こす対象または状況に対する過剰な恐怖が 6 カ月以上持続する
心的外傷後ストレス障害	心的外傷的出来事が，心的外傷を想起させるものの回避，将来の脅しへの過度の警戒心，望んでいない再体験（悪夢を含む）を引き起こしており 1 カ月以上にわたる

出典：米国精神医学会, 2013

いない，または別の原因で説明できる場合，正式な精神科診断が下されるべきではない．子どもや青年を経過観察することで，これらの症状が時間とともにどのように発展していくのかを知ることができる（そうすべきである）．

DSM-IV（米国精神医学会, 1994）のもとでは，完全に診断基準を満たさないものの，先に述べた 2 つの条件を満たしている障害は，**「特定不能の」**(not otherwise specified; NOS）状態として分類することができた．DSM-IV の特定不能の診断は，より特定の診断に合致しない症候をもつ患者に臨床家が治療を開始することを許していた．このカテゴリーの不均質性が，研究を阻害し，疫学を妨害し，診断の臨床的有用性を低下させた（Fairburn と Bohn, 2005）．このような診断分類は，子どもと青年の診断で頻繁に用いられた．例えば，最近の米国における外来受診患者の全米調査では，精神的健康の問題のため受診した全患者の 35% は，子どもと青年に対する「特定不能の」(NOS）診断を受け，そして研究者の分析によると「特定不能の」(NOS）診断数は 10 年以上にわたって増加していた（Safer ら, 2015）．「特定不能の」(NOS）診断は，時間とともに，信頼性も妥当性もなくなりがちであり，そのため治療計画進行に対する根拠として不十分である．

この傾向を覆すために，DSM-5 は**「他の特定される」**(other specified）と**「特定不能の」**(unspecified）を支持して，「特定不能の」(NOS）を削除した．DSM-5 の各章にみられる「他の特定される」と「特定不能の」の診断基準は，DSM-IV における類似の「特定不能の」(NOS）の章に比べてより詳細に記述されている．一般的に，若い人が臨床的に意味のある苦痛を引き起こすような精神疾患に特徴的な症状を経験しているものの，名称の付いた診断のための基準を完全には満たさない場合，治療者は「特定不能の」診断を使用するよう推奨される．子どもまたは青年の症状が基準を満たさない特定の理由を伝えたい場合，治療者は「他の特定される」診断を使用するようすすめられる．15 分間診断面接では，治療者は完全な診断よりも「特定不能の」診断に至る可能性が高いかもしれないが，これは後にさらに診断を明らかにする必要を思い出させるものでなければならない．子どもや青年には可能な限り最も正確な診断を下すべきである．

第 5 段階：次の段階をすすめること

治療と紹介についての決定は，患者の治療必要性，治療者としての能力や資源を利用できる度合い，および地域社会で利用可能な支援の種類の間で，診断および重症度のような患者側の要因に基づいて行われる．

治療者への紹介

ほぼすべての中等度または重度の精神健康上の問題については，子どもまたは青年を熟練した精神保健専門の治療者に紹介することが絶対に必要である．治療者に診てもらうことがなぜ役に立つかという説明をすることが，患者および養育者があなたの紹介に従う動機づけを高めるかもしれない．養育者が精神保健の専門家の診察予約をとる際に，「眼鏡が必要だと思えば，あなたの目を検査するよう専門家を紹介するように，私達が一緒になって見つけた懸念について，精神保健の専門家に会うことをすすめます」と言うことによって，紹介についての懸念に答え，紹介をうまく進められる．

家族と患者自身によって行われる介入

重症度の低い問題の場合は，患者とその養育者が自宅で行うことができる行動や生活管理の変更について指導を行うことが適切かもしれない．睡眠衛生を改善する方法，問題行動に対処する方法，または生活の調整を通じて若い人を支援する方法についての指針を提供することは，一次医療の治療者のほとんどにとって日常的な出来事であり，第 14 章「心理社会的介入」(p.285) でその指針を提供する．予約診察の後で家族が追加の指針を得るために，解説書，書籍，ビデオ，ウェブサイトなどが役に立つこともある．

教育面の評価

学校で苦労している子どもで学習能力障害と考えられる者に対して，教育面でのテストが推奨される．これを行う手順は，その子どもの学校で学習能力障害の評価を実施する申請書を親が作成する動機づけの如何によって決まるが，この手順は米国を含めていくつかの状況で必要とされている．

早期介入サービスの紹介

発達上の懸念がある乳幼児のために，その子どもを地域の早期介入プログラムに紹介すること．米国では，連邦政府が後援している Zero to Three プログラム（http://zerotothree.org），または学区が後援している 4〜5 歳の子どものためのプログラムがこれに関係する．

安全計画

意味のある自殺行為，殺人行為，またはその他の行動に関連した安全上の危険に関して，緊急の安全計画または入院が地域の精神保健危機システムで検討されるべきである．積極的な自殺念慮または自殺計画がない抑うつのような軽度の危険については，何らかの危険の悪化に気づくには，適切な親の監視と管理で十分であろう．

薬物療法

15 分間の評価だけで，向精神薬の長期投与の開始をすすめるのは通常不適切である．不眠に効果のあるメラトニンのような医学的副作用の危険性が低い市販薬を短期間試すことは，その例外かもしれない．しかし，2 回目の予約またはより長い時間をかけた評価の後に診断がより確実になる場合は，処方は適切かもしれない．双極性障害や統合失調症などの，より重度の健康障害が疑われる場合はいつでも，ただちに患者とその養育者を専門の精神保健専門家に紹介すべきである．

経過観察の予約

精神保健の問題を同定した場合，経過観察のための予約が推奨される．これにはいくつかの目的がある．

- より完全な診断過程のために十分な時間をとること．
- 進行している治療的なつながりを告知して，その問題に関する支援を行うこと．
- 初期介入に対する反応を追跡し，治療計画を修正すること．
- 紹介の計画によって問題点を同定することで，解決の機会を作ること．

第5章

子どもの30分間診断面接

精神的苦痛をもつ若い人に対する面接は毎回独特のものになる．時には，診断のための質問が可能になる前に，叫んでいる子どもをなだめたり，気乗りしない青年に対し雰囲気づくりをする必要がある．そのようなときには，時間を無駄にしているように感じることもある．他の人とも会わなければならないし，対応しなければならない他の仕事もある．しかし，よい面接者はこの時間もその面接自体の一部として受け取ることができるようになる．よい面接者はその子どもや青年を観察し，彼らの話に耳を傾け，その苦痛が内面的なものか外面的なものか，普段とは違うどの出来事が治療者のもとを訪れさせることになったのかについての手がかりを得る．

どの若い人もそれぞれ違っているので，これから診る子どもまたは青年についてよく知ることから初回の対応を始める．子どもの年齢や発達の状態，面接する場所，その患者との親密さ，患者のユーモア感覚，その他の多くの変数によってそれぞれ異なった方策を用いる．患者に自己紹介をする前に，その人がどのくらいの時間，誰と一緒に待っているのかを知っておきたい．待合室で 15 分間静かに座って待っている子どもも，救急部であなたの診察を数時間待っている場合では異なる要求をするだろう．患者に会ったら，その子どもまたは青年がすでに興味をもっている話題から話し始めるようにする．幼児が面接のときにぬいぐるみを持ってきたり，色鮮やかなシャツを着ていたら，それについて尋ねる．青年が本を持ってきたり音楽を聴いていたら，その本や歌について説明してくれるようお願いする．重要な点は，若い人が示したぬいぐるみ，衣服，本，音楽について美的な判断を下すことではなく，その人がどのように考えているかを理解することである．

患者が意識的に（あるいは無意識に）示している何かについて

尋ねることで，治療同盟もまた構築される．あなたが医療面接のためにやってきて，担当医が医師自身の関心事を尋ね始めたが，あなた自身の関心事について話そうとしたが取り合ってはくれなかった，と想像してみること．あなたは，われわれのほとんどがそうであるように，無視されたと感じて，その医師の治療に従うことを嫌がるだろう．今，あなたが別の医師を訪ねて，その医師があなたの名前を知っていて，正確に言い，それからどうしたのかと，あなたの名前で聞いてくれたと想像してみること．あなたはこの 2 番目の医師とその治療に従う可能性が高いだろう．あなたは患者として出会う子どもと青年に対しても同じく礼儀を尽くすことができる（そしてそうするべきである）．

われわれは自己紹介をし，その若い人に名前を尋ね，この初回の対応に対する期待を述べ，誤解を明確にし，この面接にどれくらい時間がかかるかの感触を伝えてから面接を始めることを好む．若い人達自身よりも養育者が評価のほとんどを設定するので，そのことをただちに言葉で伝えることで（「お母さんがあなたを私に会わせたがっていました…」），その若い人にあなたがお母さんの目を通して物事を見ることができるのだと示す．

面接が 30 分に限定されている場合，うまく治療契約を結び，診断的面接を行うことができるとわれわれは考えている．方法を説明する前に，いくつかの警告を示す必要がある．

- ただ 1 つの情報源からすべての情報を取得する精神医学的診察は不完全である．これは特に，子どもや青年に面接する場合に当てはまる．あなたが面接している人に，その人の健康やこれから話し合うことについて，その人の養育者と話し合うことを伝えるべきである．大人の養育者への面接に使用する道具については，第 3 章「共通する臨床的懸念」（p.23）と第 10 章「DSM-5 評価尺度の抜粋」（p.227）を参照せよ．
- 精神医学的診察の成功により，最終的に人の内的世界へ近づくことができる．若い人の思考，衝動，および欲求は多くの面で関与している．以下に，直接質問に答えることができる若い人に最も適した面接を提案する．年齢，障害，または無関心のためにそのようにできない子どもまたは青年に面接する場合，診察の最も重要な部分に集中し，残りの時間を治療同盟の構築に使うことを推奨する．

- 熟練した精神医学的診察は，人のあり方を構成する他者との関係性の説明を常に含む．他人に対する依存が平均的な大人よりも顕著である子どもや青年にとって，これは特に当てはまる．われわれは若い人との面接の度ごとに，「誰と一緒に暮らしていますか？」，「どのように，日々を過ごしていますか？」，「あなたを世話しているのは誰ですか？」，そして，「あなたが信用しているのは誰ですか?」などの質問をいつもしている．このような質問によって，若い人の生活における養育者についての他の重要な質問へと自然に導かれる．

これらの警告を踏まえて，DSM-5（米国精神医学会, 2013）の基準を使用する診断面接のための指針として，以下を提供する．この面接は，小児期と青年期にまれであるDSM-5カテゴリー（すなわち，神経認知障害，ギャンブル障害，パラフィリア障害，パーソナリティ障害，および性機能不全）のための質問例は含まない．（しかしながら，第10章でパーソナリティ傾向を評価するための指針を提供する．）われわれは学生，研修医，研究員，および教職員にこの面接の方法を指導した．あなたが経験豊かな治療者の習慣を身につけるまで，それは構造化面接を行うのに役立つ．これは，個人的な懸念について気兼ねなく尋ねること，すべての患者に対して主要な精神疾患のカテゴリーを検討するのを忘れないこと，そしてよい面接習慣を発展させることに役立つ．

もちろん，構造化面接には不利な面がある．人の会話を特徴づける通常の間をとったり，患者を見もせずに，次々に質問を読み上げる治療者を時々目撃する．『DSM-5診断面接ポケットマニュアル』（Nussbaum, 2013）の中で，このような面接者は，目の前にいる特定の患者よりも，型どおりの面接により忠実であり，「自殺を考えているとお聞きしましたが，ところであなたはworldという単語を逆から綴ることはできますか？」のような質問をする精神科ロボットと，われわれは呼んだ．このような面接者は非常に堅苦しく話し，非常に頑固に質問例に固執するので，彼らを目撃したとき，まず彼らの関節に油を注入する必要があるのではないかと思ってしまう．安心してほしい．われわれも，これまでの経歴の中で精神科ロボットのような面接を行うことがあった．この指針の一部はこの過ちから学ぶことができるように執筆した．

われわれが（今もなお）重荷であると思うことは，面接のための構造としてちょうどよい量を提供することである．興奮しやすい人は落ちつかせる必要があり，悲しむ人には元気を与えなければならず，そして時に同じ人が同じ面接中にその両方を必要とするだろう．幸いにも，あなたは常に最高の指針をもっている．目の前の患者である．患者に習うこと．身振りを観察すること．患者が無関心であるように見えれば，方法を変えるときである．

この診断面接を使用する際は，精神科ロボットになることと，この診断面接が習慣になるまで形式的な質問を練習することとのバランスをとること．この30分間診断面接は，最初は強制されているように思えるかもしれないが，次第に対話形式の面接のための根本的基盤を与えてくれるだろう．

どんなに患者が取り乱したり動揺したりしていても，よい面接者は常に，2〜3分間はその人自身の考えを話してもらう．それから患者の懸念を要約し明確にして，必要に応じて診断面接のための組み立てをし，患者の必要にかなうように面接の構造や言語を調整する．明確かつ簡潔に質問をする．その患者があいまいならば，明確に述べるように求める．患者があいまいなままであれば，その理由を調べる．面接者は話題を変更する許可を求めるのではなく，「○○については理解しましたが，××についてはどうお考えですか？」といったように，話題を変える言い方を用いること．質問の蓄えを豊かにすることが有用で，それが習慣になるまでこの構造化面接を用いるよう助言する理由である．その結果，あなたはこれらの質問を，面接のための対話型式を発展させるために役立てることができる．その中で患者は生活史を語り，あなたは患者との治療同盟を構築し，患者の思考過程への洞察が獲得され，そして正確な診断に必要な臨床データを集めることになる．そのようにすると，不慣れなことがより身近になり，患者の疎外感が軽減するだろう．

子どもの 30 分間診断面接の概要

この項で示す面接の概要には，おのおのの面接部分に割り当てられた時間を示す見出し（時計のマーク），面接者に対する教示，面接者が尋ねる質問内容（太ゴシック体あるいは▶のついた細ゴシック体）が含まれる．

その人に自己紹介し，どう呼ばれたいかを尋ねる．診療期間と達成目標に関する見込みを設定する．**「あなたの安全に危険がある場合を除いて，私達が話したことは秘密になります．そして，あなたを安全に保つ最良の方法について，あなたの親ごさんと一緒に話します」**など，青年との守秘義務の限界について説明する．そして尋ねる．

▶今日あなたはなぜここに来たのですか？

傾聴する

途切れることのない発語はその人の精神状態の多くを表し，あなたの病歴聴取を導き，治療同盟を築く．患者が話しているとき，その発言の内容と形式を聴くようにすること．何を話して，何を話していないのか？ どのように話しているのか？ 患者の発言は見た目と一致しているか？ 話を遮りたい，あるいは質問を始めたいという誘惑に駆られるかもしれないが，経験を重ねていくうちに，はじめのうちは遮ることなく患者に話させるほうが，あなたの質問に対して答えるよりも，その人に関するより多くの情報を得ることができると気づくであろう．次にあなたが発言するときには，**「あなたは＿＿と言いましたが，これについてもっと詳しく聞かせてもらえませんか？」**というように，反応しやすい自由回答型の質問をするべきである．病気の性質によっては，この時間が余ってしまう人もいる．そうすることができないことも，その人達の精神状態と苦痛に関する価値ある情報を提供するものである．その人が自発的に話さない場合には，促しながら現病歴に進まなければならないこともある．

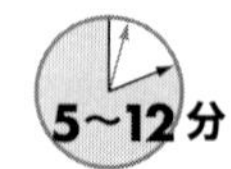

現病歴

第 6 章「DSM-5 子どもの診断面接」(p.87) に記載されているように，DSM-5 の基準に従うべきである．加えて，最近何が変わったのか，つまり診察に来たのが “なぜ今なのか” に焦点を当てるべきである．その際には，引き金となる出来事の理解に努めよ．

- その患者の現在の苦痛はいつから始まったのか．
- 最後に気分がよいと感じたのはいつなのか．
- その患者は，原因となった，持続させる，または軽減させるような出来事を特定することができるか．
- その患者の思考および行動が，どのようにその人の心理社会的機能に影響を及ぼしたのか．
- その患者は自分の現在の機能レベルをどのように理解しているのか．また数日前，数週間前，または数カ月前と比較してどのように違うのか．

精神疾患の既往歴

▸ 初めて症状に気づいたのはいつですか？
▸ 初めて治療を求めたのはいつですか？
▸ これまで完全に回復したことがありますか？
▸ 入院したことがありますか？ 何回入院しましたか？
▸ その入院の理由は何ですか？ 入院期間はどのくらいでしたか？
▸ 精神科の外来治療を受けていますか？
▸ 精神疾患に対して薬物治療を受けていますか？
▸ どの薬が最も効果がありましたか？
▸ 薬物治療で何か副作用を経験したことがありますか？
▸ 以前の薬物治療を中止した理由は何ですか？
▸ それぞれの医薬品をどのくらいの期間，どのくらいの頻度で服用していましたか？
▸ 現在あなたが服用している薬の名前，強さ，1 日あたりの服用量を知っていますか？

安全

学生や研修医はこれらの質問を躊躇する場合があり，人々を動転させてしまうのではないか，あるいはその人達自身や他人を傷つける方法について知識を与えてしまうのではないかと心配するかもしれない．しかしこういったおそれは大部分が根拠のないものであり，練習を重ねると，これらの質問が容易になることがわかる．将来の行動の最大の予測因子の 1 つが過去の行動であることを念頭におくのが重要であるため，自傷および他害の以前のエピソードについて尋ねることが総合的な危険評価にとって必要である．

- 自分自身を傷つけることを頻繁に考えますか？
- 切るまたは打つなどで，自分自身を傷つけたことはありませんか？
- 今までに自殺を試みたことはありませんか？
- 何回試みましたか？ 何をしましたか？
- これらの企図の後に，どのような医学的・精神科的治療を受けましたか？
- 非常に興奮するあまり，他人，動物，または物を傷つけると脅したことがしばしばありますか？
- 今までに人または動物に対して攻撃的になったり，物を破壊したり，他人をだましたり，物を盗んだことがありますか？

系統的レビュー

精神科系統的レビューとは，現病歴においてまだ引き出されていないかもしれない，よくある精神症状の見直しである．その人がこれらの質問を肯定する返答をした場合は，第 6 章に整理されるように，DSM-5 の基準を用いてさらに詳しく診察すべきである．

〈気分〉

- 今までに，悲しみ，陰うつ，落ち込み，抑うつ，またはいらだたしさを感じていたことがありませんか？

- もしそうであれば，このように感じることで，物事を行うこと，集中すること，あるいは眠ることが困難になりませんか？
- その期間のほとんどでいらいらしていませんか？
- 何日間も続けてとても幸せに感じた，より自信があった，普段よりもはるかに活力が亢進していたことはありませんか？
- もしそうであれば，何が起こったのか説明することはできますか？

（第 6 章の「抑うつ障害群」p.112，「双極性障害および関連障害群」p.106 を参照）

〈精神病〉

- まぼろし，または他人には見えないものを見たことはありませんか？
- 他人には聞こえない雑音，物音，または声を聞いたことはありませんか？
- 誰かにつけられている，または何らかの方法で傷つけられると感じたことはありませんか？
- 今までに，自分は特別な能力をもっている，またはラジオやテレビからあなただけに向けたと思われる特別な知らせを受け取ったことはありませんか？

（第 6 章の「統合失調症スペクトラム障害および他の精神病性障害群」p.102 を参照）

〈不安〉

- あなたは同年代の子ども達よりも多く心配していると思いませんか？
- 心配しすぎている，内気すぎると言われませんか？
- 1 人でいるとき，または家族から離れているときに恐怖を感じませんか？
- 学校に行くことが怖いですか？
- 心配を抑え込んだり止めたりするのは難しいですか？
- 強い不安や悲哀を感じる特定の対象，場所，または社会的状況がありませんか？
- まったく理由がないのに，突然怖がったり，緊張したり，心配したりしたことはありませんか？
- もしそうであれば，それについて話していただけますか？

（第 6 章の「不安症群/不安障害群」p.118 を参照）

〈強迫観念と強迫行為〉

- 心にこびりつき，何度試みても取り除くことができないような厄介な思考や光景が浮かぶことはありませんか？
- 「大丈夫」と感じるために何度も確認，清掃，整理しなければならないことはありませんか？

（第 6 章の「強迫症および関連症群/強迫性障害および関連障害群」p.124 を参照）

〈心的外傷〉
- 今までに体験した最悪の出来事は何ですか？
- 望んでいないやり方で誰かに触れられたことはありませんか？
- 人生が危険にさらされていると感じたこと，または重傷を負うことになると感じたことはありませんか？
- 眠ることや「大丈夫」と感じることが困難になるような不幸な記憶がありませんか？

（第 6 章の「心的外傷およびストレス因関連障害群」p.128 を参照）

〈解離〉
- 空想にふけったり，ぼうっとしていることが多いと言われませんか？
- 時間の経過を見失い，その時間中何をしたのかはっきりしないことはありませんか？
- 自分の体の外に立っている，または自分自身を観察しているように感じたことはありませんか？

（第 6 章の「解離症群/解離性障害群」p.135 を参照）

〈食行動および摂食〉
- 自分の健康や体重に影響を及ぼすほど著しく，特定の食べ物を避けたことはありますか？
- 食事量について制御を失うことを心配していませんか？

（第 6 章の「食行動障害および摂食障害群」p.142 を参照）

〈排泄〉
- 自分の衣服やベッドに尿や便をしてしまうといった問題はありませんか？

（第 6 章の「排泄症群」p.146 を参照）

〈身体への懸念〉
- あなたは，他の子ども達が心配する以上に，自分の健康について心配しますか？
- 気分がよくなくて，しばしば学校を休みますか？
- 他の若い人よりも，うずきや痛みでよく具合が悪くなりますか？

（第 6 章の「身体症状症および関連症群」p.138 を参照）

〈睡眠〉

▸ 寝つくのに苦労しませんか？ また，夜何度も目が覚めませんか？

▸ 日中にしばしば眠くなりませんか？

▸ 睡眠中に，呼吸を止めたり苦しそうに喘いだりすると，誰かに言われたことはありませんか？

（第 6 章の「睡眠–覚醒障害群」p.148 を参照）

〈物質および他の嗜癖〉

▸ 過去 1 年以内に，アルコールを飲んだり，マリファナを吸ったり，気分がハイになる何かを使ったことはありませんか？

▸ 気分がハイになっている人，アルコールを飲んだ人と，車に乗ったことはありませんか？

▸ 1 人のときにアルコールや薬物を使用したことはありませんか？

▸ リラックスするためにアルコールや薬物を使用することはありませんか？

（Knight ら, 2002，第 6 章の「物質関連障害および嗜癖性障害群」p.167 を参照）

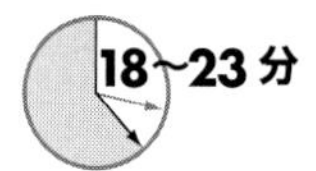

医学的疾患の既往歴

▸ 慢性の医学的問題をもっていますか？

▸ その疾患はあなたの情動面に影響を及ぼしていますか？

▸ 手術を受けたことがありますか？

▸ てんかん発作を起こしたり，意識を失うほど強く頭を打ったことがありますか？

▸ 医学的疾患に対して何か医薬品を服用していますか？

▸ 栄養補助食品，ビタミン，あるいは市販薬または漢方薬を定期的に服用していますか？

〈アレルギー〉

▸ 何か医薬品に対してアレルギーがありますか？

▸ あなたのアレルギーについて説明できますか？

〈家族歴〉

▸ あなたの血縁者で，注意欠如・多動症，不安症，抑うつ，双極性障害，精神病，飲酒または薬物乱用による問題，自殺企図，神経衰弱あるいは精神科入院のような精神的または行動的健康の問題をもったことのある人はいませんか？

〈発達歴〉

- あなたの母親が妊娠または出産中に何か困難があったと聞いていませんか？
- あなたは小さいころはどんな子どもでしたか？
- 発達，発語，または特別支援学級に行ったことはありませんか？

（早期発達の里程標のための第 12 章「発達の里程標」p.271 を参照）.

成長曲線上の現在の身長と体重を確認すること.

〈社会歴〉

- 幼いころに何か行動や学習の問題をかかえていませんでしたか？
- 就学時に，級友との対人関係や勉強でみんなについていくのに支障がありませんでしたか？
- 学校でどの程度うまくやれましたか？
- 幼いころ自宅には誰と住んでいましたか？
- 現在は誰が住んでいますか？
- 信仰はあなたのしつけの一部でしたか？ 現在もですか？
- 家の外で仕事をしたことはありませんか？
- 停学にされたことはありませんか？
- 退学にされたことはありませんか？
- 逮捕されたことはありませんか？
- 拘置されたことはありませんか？
- 何をするのが好きですか？
- ネット上でどのように時間を費やしますか？
- 自分のどんなところが好きですか？
- 友人達はあなたのどんなところが好きですか？
- 秘密を打ち明けることができる友人はいますか？
- 性欲はありますか？
- 自分の指定された性別に不快を感じますか？

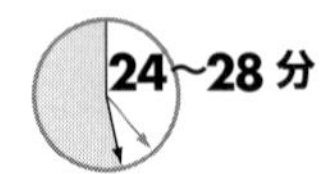

精神状態診察

面接のこの時点までに，あなたはすでに関連資料のほとんどを観察，あるいは入手しているはずである．以下の内容が含まれる精神状態診察の詳細版については，第 9 章「精神状態検査：精神医学用語集」(p.223) を参照せよ．

- 外見
- 行動
- 発語
- 情動
- 思考過程
- 思考内容
- 認知および知的資源
- 判断および洞察
  - ▸あなたにはどんな問題がありますか？
  - ▸何か病気はありますか？
  - ▸あなたの将来計画は何ですか？

簡易精神状態検査

簡易精神状態検査（MMSE）は通常，成人や高齢者の精神医学的治療における基礎的認知能力の評価に用いられる標準化された質問であり，数値スコアが得られる．MMSE は年配の大人よりも若い人達に対して行ったときの妥当性が低いことがわかっている．MMSE が使用される場合，若い発達年齢において解釈することはより困難である．しかし，主要な精神疾患（例：統合失調症）や脳症が疑われた場合，MMSE は診断的価値を増すかもしれない．MMSE を使用する場合，「あなたは集中力や記憶に何か問題をかかえていますか？ 私に協力してくだされば，われわれはあなたがその種の困難をどの程度かかえているかを把握することができます」のような前置きが用いられる．MMSE は以下の項目から構成される：名前，日付と時間，場所，即時再生，注意（100 から 7 ずつ引いて数える，world を逆から綴る），遅延再生，一般知識（大統領，知事，五大都市），抽象概念，ことわざ，物品呼称，復唱，3 段階の命令，音読，複写，書字（Folstein ら, 1975）.

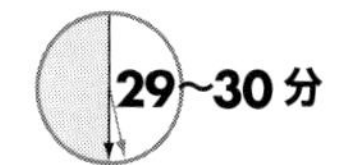

どんな追加の質問でも尋ねる．患者が時間を割いてくれたことに感謝し，適切な場合は診断と治療の検討を始める．

以下を尋ねることを検討する．

- 私が尋ねた質問は，あなたの主な心配事を扱っていましたか？
- 何か聞き忘れた重要なことや，あなたの今経験されていることをよく理解するために私が本当に知っていなければならないことがありますか？

第 II 部

児童や青年への DSM-5の使用

第6章

DSM-5子どもの診断面接

第5章「子どもの30分間診断面接」(p.71)において，子どもや青年に一般的に経験される精神疾患のDSM-5（米国精神医学会，2013）の各分類に関するスクリーニングのための質問を含む診断面接について概説した．これらの質問の1つに対して回答する若い人と話す場合，スクリーニングのための質問が，どのように精神科診断面接の道筋になっているかについて説明する．よい面接者は，若い人と一緒になってこれらの道筋を巧みに進み，可能な場合には，その道をたどって特定の的確な診断に至る．

本章はDSM-5疾患分類の並び順に従い，神経発達症群から始まる．DSM-5診断の各分類については，それが双極性障害であっても排泄症群であっても，第5章に示した模範的面接から，1つまたは複数のスクリーニングのための質問でその節は始まる．スクリーニングのための質問の後には，追加質問が用意されている．追加質問に機能障害または時間経過の評価が含まれる場合は，これらの評価は後に続く診断基準に必要な部分となる．われわれは，診断基準における症状についての質問を付け加える前に，追加質問をすることでその面接をより効率的で正確なものにするが，一方，その病的体験により機能障害に陥った人に対する精神疾患の確定診断はしないままにしておく．

スクリーニングと追加質問の後に診断基準がくる．診断基準が面接者によって聞き出される場合，われわれは関連症状を"**ゴシック体**"で示して注意を促している．また，肯定的な回答がその症状の基準を満たすように，これらの質問を構造化した．その診断基準が，まとまりのない発語，精神運動制止，あるいは自律神経の過活動のような，聞き出されるというよりむしろ観察されるものである場合は，それらは面接者に対する指示としてあげられており，"明朝体"で表記されている．特定の診断に至るために必要な最少症状数には，"下線"が引かれている．われわれは関連症状を聞き出すために利用できるあらゆる質問を載せているわけではないが，含まれる質問は，もっぱら DSM-5 に準ずるよう構成されたものである．診断過程をできる限り明確にするため，われわれは「**除外事項**」という見出しの下に，DSM-5 診断のための否定的な基準を含めた．例えば，若い人が，適応障害の経過中にのみ起こる，反復性の攻撃性の爆発を経験した場合，DSM-5 ではその人の症状は間欠爆発症の診断を満たさないと述べている．これらの除外基準は，通常ある特定の質問をすることを求めていないが，その代わり聞き出した病歴による．最も一般的な病型，特定用語，そして重症度評価は，「**修飾事項**」の見出しの下に記載されている．しかし修飾事項の完全な記載は DSM-5 でのみ確認できる．

簡潔にするため，本書には，最も一般的な DSM-5 疾患の診断に関する質問を含めた．その着想は，関連診断をあれこれ考える前に各節の模範的な疾患の診断基準を学ぶことに焦点を合わせること——つまり，脇道を学ぶ前に DSM-5 の本道を理解することである．

本書の中で脇道は，DSM-5 では使用されていない用語である「**選択事項**」と呼ばれている．これらの選択事項には，DSM-5 の同じ章の関連する診断だけを含めている．例えば，統合失調症様障害は統合失調症の代替診断として記載されており，それはこの 2 つが DSM-5 において同じ分類に入れられているからである．これとは対照的に，統合失調症の鑑別診断として記載されている双極 I 型障害とその他の診断は，統合失調症の選択事項ではないが，これらは DSM-5 の別の部に記載されているためである．「選択事項」にあげられている各診断については，その必須診断基準が含まれており，面接者が，診断基準と詳細な関連資料を読むことができるよう，対応する DSM-5 のページが参照されている．

われわれは特に他の医学的疾患に関連する種々の精神疾患や物質誘発性の精神疾患（概してその疾患の症状は，他の医学的疾患や物質使用の直接的な作用として現れる）については，何度も繰り返される DSM-5 の基準は除外している．

この概要が示しているように，本書は DSM-5 の代わりになるものではなく，特定の言い回しを用いることができる DSM-5 の実践的な診断の道具であり，運用編である――いわばそれは各脇道の詳細な描写というよりはむしろ，GPS（衛星利用測位システム）装置が示す市街路の概略編に匹敵するものである．これらの詳細が見たい場合に，追加情報を示すことができるよう，各診断の後に数字と文字の一組を記載している．例えば，「自閉スペクトラム症」の後に，［F84.0, マp.49, 手p.26］という表記が見つかるだろう．

最初の表記「F84.0」は ICD-10（世界保健機関, 1992）のコードで，次の表記「マp.49」と「手p.26」はそれぞれ『DSM-5 精神疾患の診断・統計マニュアル』，『DSM-5 精神疾患の分類と診断の手引』における参照ページである．これらのコードおよび参照ページは，コードを付けることと，治療者が追加情報をすばやく見つけられるよう付加している．

残念ながら，このような表記法［F90.x, マp.58, 手p.30］にはよりわかりにくいものがある．

前述のように，最初の表記は，注意欠如・多動症に対応する ICD-10 コードで，次の表記は，疾患に関する DSM-5『マニュアル』と『手引き』のページ番号である．しかし，「x」を使用しているものは，特定の ICD-10 コードを見つけるために追加情報を必要とすることを示している．この場合，追加情報は，ある若い人の欠如が「不注意優勢に存在する」か，「多動・衝動が優勢に存在する」か，または「混合して存在する」かである．これらは，主要な診断基準の後の「特定用語」の節で見つけることができる．診断の反復的な列挙を減らし，効率的で正確な診断に集中できるよう，このように診断を整理した．ICD-10 コードは複雑である．（結局のところ，ICD は「シャチに襲われた」という，非常に珍しい出来事のコードも含む診断リストである．）すべてのコードを載せることで，本書の長さは 2 倍になり，臨床的有用性を低下させてしまうだろう．われわれの目標は読者が正確な診断を行えるよう役立つことであるにもかかわらず，すべてのコードを記載しようとすれば，本書の焦点を正確なコード付けをすることへと外してしまいかねない．

この方策が示唆するように，われわれは簡潔さと詳細さのバランスをとろうとした．各診断について，本書の表記は DSM-5 のページ番号とともに ICD-10 コードの一般的な形式を提示しているので，それにより必要な追加情報をすばやく見つけることができる．本書には DSM-5 の豊富な詳細描写はないが，あなたが時宜にかなった形で最終診断にたどり着くように導いている．

神経発達症群/神経発達障害群

Neurodevelopmental Disorders

マp.31, 手p.17

この節では，自己表現の能力のある年長の子どもを面接するための質問を掲載している．年少の子どもの場合は，代わりにこれらの質問を言い換えて養育者に質問すること．

スクリーニングのための質問

▸もっと幼いころに，何か学習の問題をかかえていたり，あなたの行動によってトラブルに巻き込まれたことがよくありましたか？
▸学校に入学したとき，級友とうまくやっていくことや勉強で級友についていくのに支障がありましたか？

「はい」の場合，以下を尋ねよ

▸集中することに問題があったり，衝動的だったり活動的すぎて悩んでいませんか？
▸他の人達とのコミュニケーションに問題がありませんか？
▸あなたが頻繁にしたり，抑えるのが難しい何か特別なことがありませんか？
▸級友よりも，勉強で苦労していますか？

- 知的機能または特定の学習能力の欠陥が優勢である場合は，知的能力障害（知的発達症）の基準に進むこと．
- 対人相互反応の欠陥または運動行動の障害が優勢である場合は，自閉スペクトラム症の基準に進むこと．
- 不注意，多動，または衝動性が優勢である場合は，注意欠如・多動症の基準に進むこと．

❶ 知的能力障害（知的発達症/知的発達障害）

Intellectual Disability (Intellectual Developmental Disorder)

[F7x, マp.33, 手p.17]

a. **包含事項**：発達期より生じ，以下の症状の両方で示されるような適応機能を障害する知的欠陥を必要とする．

i. 論理的思考，問題解決，計画，抽象的思考，判断，学校での学習，および経験からの学習といった知的機能の欠陥．これは，臨床評価と個人施行の標準化された知能検査の両方で確認されなければならない．

ii. 発達的および年齢や文化社会的基準で標準化された適応機能の障害で，日常生活活動における複数の領域における社会参加と行動を制限する．その制限の結果，学校，職場，自立した生活において継続した支援を必要とする．

b. **修飾事項**

i. 重症度（マ p.34, 表 1, 手 p.19, 表 1）
   - 軽度［F70, マ p.34, 手 p.19］
   - 中等度［F71, マ p.34, 手 p.20］
   - 重度［F72, マ p.35, 手 p.21］
   - 最重度［F73, マ p.35, 手 p.22］

c. **選択事項**

i. 5 歳未満の子どもで，いくつかの知的機能領域において期待される発達の里程標を満たさず，かつ知的機能の系統的評価が施行できない場合は，全般的発達遅延［F88, マ p.39, 手 p.18］を考慮すること．この診断は一定期間の後に再評価が必要となる．

ii. 5 歳以上で知的能力障害を呈しているが，関連する感覚または身体障害のために十分に評価できない場合は，特定不能の知的能力障害（特定不能の知的発達症/知的発達障害）［F79, マ p.40, 手 p.18］を考慮すること．この診断は最終的な再評価を必要とし，例外的な状況において使用すべきである．

iii. 言語の習得（話す，書く，手話，またはその他の様式）において持続した困難を認め，それが発達早期に始まり，結果として実質的な機能の制限を引き起こしている場合は，言語症/言語障害［F80.2, マ p.40, 手 p.23］の診断を考慮すること．言語症は，一次障害として発症する場合もあれば，他の障害と併存する場合もある．この診断は，言語の困難が聴覚または感覚障害，知的能力障害，全般的発達遅延でうまく説明される場合や，他の医学的疾患または神経学的疾患によって引き起こされる場合には使用すべきではない．

iv. 会話のわかりやすさを妨げるか，言語的コミュニケーションによる意思伝達を阻む会話音声の産出に持続的な困難を有する場合，語音症/語音障害［F80.0, マp.43, 手p.23］を考慮すること．その症状は，発達早期から存在し，その症状の結果，効果的なコミュニケーション，社会参加，学業成績，および職業的能力の何か1つまたはいくつかが重なって制限をきたすことにならなければならない．語音症は，原発性の障害としても，他の障害の併存症としても生じ，先天性または後天性の病態でもある．この診断は，語音困難が先天性または後天性の医学的疾患または神経学的疾患による場合には使用されるべきではない．

v. その人の年齢や言語技能に不相応な，会話の流暢性と時間的構成における顕著で頻発する障害がある場合，小児期発症流暢症（吃音）/小児期発症流暢障害（吃音）［F80.81, マp.44, 手p.24］を考慮すること．症状は発達早期に始まらなければならない．この障害は，話すこと，または効果的にコミュニケーションする能力についての不安を引き起こさなければならない．この障害は他の障害に併存する．この診断は，その障害が会話に影響する言語運動または感覚の障害に起因する場合や，他の医学的疾患または神経学的疾患による場合，または他の精神疾患でうまく説明される場合には使用されるべきではない．

vi. 言語的および非言語的なコミュニケーションの社会的使用における持続的な困難があり，効果的なコミュニケーション，社会参加，社会的関係，学業成績，および職業的能力に機能的制限をもたらす場合，社会的（語用論的）コミュニケーション症/社会的（語用論的）コミュニケーション障害［F80.82, マp.46, 手p.24］を考慮すること．症状は発達早期に始まる．この障害は他の障害に併存する．この診断は，その症状が知的能力障害，全般的発達遅延，または他の精神疾患でうまく説明される場合や，他の医学的疾患または神経学的疾患に起因する場合には使用されるべきではない．

vii. 臨床的に意味のある苦痛または障害を引き起こすコミュニケーション症の症状があるが，コミュニケーション症または他の神経発達症の診断基準を完全に満たさない場合，特定不能のコミュニケーション症/特定不能のコミュニケーション障害［F80.9, 🅓p.48, 🅜p.25］を考慮すること．

viii. 就学年齢の間に始まり，学習と学習的技能の活用における持続的困難があって，結果として学業成績や職業機能に意味のある障害を引き起こしている場合には，限局性学習症/限局性学習障害［F81.x, 🅓p.65, 🅜p.34］を考慮すること．基準を満たすためには，現在の技能が，その人の年齢，性別，文化集団，教育水準の平均的な範囲を十分に下回っていなければならない．その症状が他の知的障害，医学的疾患，精神疾患，神経学的疾患，または知覚障害によってうまく説明されるものであってはならない．

❷ 自閉スペクトラム症/自閉症スペクトラム障害

Autism Spectrum Disorder

［F84.0, 🅓p.49, 🅜p.26］

この項には，自己表現ができる年長の子どもの面接の場合に尋ねる質問が含まれている．年少の子どもや，認知機能に制限がある子どもの場合は，代わりにこれらの質問を言い換えて養育者に質問すること．

a. **包含事項**：複数の状況にわたる社会的コミュニケーションと対人的相互反応における持続的な欠陥を必要とするが，それは発達早期から存在しており，社会的要求が限られた能力の限界を超えるまでは明らかにならないかもしれず，また臨床的に意味のある機能障害を引き起こしている．この障害は，次に示される社会的コミュニケーションや対人的相互反応における持続的な欠陥のすべてによって特徴づけられる．

 i. 対人的・情緒的相互関係の欠陥
  ▸ どのように他の人に自己紹介をしますか？
  ▸ 他の人に挨拶をすることが難しいですか？
  ▸ あなたの興味，思考，感情を他の人達と共有することは難しいですか？
  ▸ 他の人達が何に関心をもっているのか，どう思っているのかについて話を聞くことは嫌いですか？

 ii. 対人的相互反応に使用される非言語的コミュニケーショ

ン行動の欠陥
これらは普通，治療者によって観察されるもので，うまく統合されていない言語的・非言語的コミュニケーションから，視線を合わせることや身振りの異常，あるいは非言語的コミュニケーションの理解や使用の欠陥，さらに表情や身振りの完全な欠落に及ぶまで広がっている．

iii. 対人関係を構築し維持することの欠落
- あなたは他の人には興味がないですか？
- 他の人達と想像的な遊びをすることができませんか？
- 新しい友人を作ることは難しいですか？
- まわりの環境が変化したときに，それに応じてあなた自身の行動を合わせることは難しいですか？

b. **包含事項**：さらに，その診断には，以下の行動，興味，または活動の限定された反復的な様式の徴候のうち，少なくとも2つが必要である．

i. 常同的または反復的な会話，運動動作，または物の使用．例えば，単調な常同運動，反響言語，物の反復的使用，または独特な言い回し

ii. 同一性への固執および習慣への過度なこだわり，または変化の回避
- 何か特別な習慣や行動の仕方がありませんか？
- その習慣に従ったり，その行動をすることができなかったりしたとき，あなたはどうなりますか？
- あなたは変化しようともがきますか？

iii. 異常な強さまたは焦点を絞った，限定された興味
- ごく少数の物事に，強く熱中するかまたは自分が非常に興味をもっていると気づくことがありますか？

iv. 感覚刺激に対する過敏さまたは鈍感さ
- あなたは痛みを与える何かに強烈な反応を感じますか？
- 熱いものはどうですか，冷たいものはどうですか？
- あなたが強く反応する特定の音，触感，臭いなどがありますか？
- 光や回転するものに心を奪われている自分に気づくことがありますか？

c. 修飾事項
  i. 特定用語
    - 知能の障害を伴う（または伴わない）
    - 言語の障害を伴う（または伴わない）
    - 関連する既知の医学的または遺伝的疾患，または環境要因
    - 関連する他の神経発達症，精神疾患，または行動障害
    - 緊張病を伴う
  ii. 重症度は社会的コミュニケーションの障害や，限定された反復的な行動様式に関して，別々にコードされる．
    - レベル 1：支援を要する．
    - レベル 2：十分な支援を要する．
    - レベル 3：非常に十分な支援を要する．

d. 選択事項
  i. ある人が期待される水準よりかなり低い運動能力を示し，それが日常生活活動や学業成績に意味のある障害を引き起こしている場合には，発達性協調運動症/発達性協調運動障害［F82, マp.73, 手p.37］を考慮すること．例として，不器用さがあり，運動技能での遅くて不正確な動作もあるもの．その障害は，他の医学的疾患または神経学的疾患によるものではなく，または他の精神疾患ではうまく説明されない．
  ii. 手を揺らすまたは振る，身体を揺らす，頭を打ちつける，または自身を噛むといった，反復的で何かに動かされているようであるが無目的に見える運動行動を示す場合には，常同運動症/常同運動障害［F98.4, マp.76, 手p.38］を考慮すること．その運動障害は臨床的に意味のある苦痛または機能障害を引き起こしている．その運動行動は，物質の直接的な生理学的作用または一般的な医学的疾患によるものではなく，他の精神疾患の症状ではうまく説明されない．
  iii. チックとは突発的，急速，反復性，非律動的な運動または音声である．18 歳以前に始まる運動および音声チックの両方を経験している場合には，トゥレット症/トゥレット障害［F95.2, マp.79, 手p.39］を考慮すること．そのチック

は，頻度が増減することはあるが，発症後少なくとも 1 年間は持続しなければならない．そのチックは，他の医学的疾患または物質の直接的な生理学的作用によるものではない．

iv. その罹患期間中に運動または音声チックの両方ではなく，どちらか 1 つを経験しており，かつトゥレット症の基準を満たしたことがない場合には，持続性（慢性）運動または音声チック症/持続性（慢性）運動または音声チック障害［F95.1, ☑p.80, 手p.39］を考慮すること．その発症は 18 歳以前であり，かつ，そのチックは，頻度が増減することはあるが，その発症から 1 年以上持続していなければならない．

v. 18 歳以前に始まる運動および/または音声チックを，少なくとも 1 年間は経験しており，かつ，そのチックが物質または他の医学的疾患の直接的な生理学的結果によるものではなく，かつ，トゥレット症または持続性（慢性）運動または音声チック症の基準を満たしたことがない場合には，暫定的チック症/暫定的チック障害［F95.0, ☑p.80, 手p.39］を考慮すること．

vi. その人の運動または音声チックが，発症年齢や臨床所見に関して非定型的であるため特定のチック症の基準を満たさないチック症状を経験した場合は，他の特定されるチック症/他の特定されるチック障害［F95.8, ☑p.84, 手p.40］あるいは特定不能のチック症/特定不能のチック障害［F95.9, ☑p.84, 手p.40］を考慮すること．

③ 注意欠如・多動症/注意欠如・多動性障害

Attention-Deficit/Hyperactivity Disorder

［F90.x, ☑p.58, 手p.30］

a. **包含事項**：12 歳未満で発症し，さまざまな状況で，社会的，学業的，または職業的機能の障害を引き起こす行動様式が必要である．その症状は少なくとも 6 カ月間持続し，発達水準に対応しない程度でなければならない．その障害には，以下のうち少なくとも 6 つの不注意症状が現れる．

i. 細部を見落とす
  - ▶少なくとも 6 カ月間，しばしば細部を見落としたり見逃したり，または仕事（学業）で不注意な失敗をしたと，他人から注意されたことがありますか？

ii. 課題への不注意
  - ▶長い文章を読んだり講義や会話を聞いたりするような課題や活動で，集中力を保っていることが難しいことがよくありますか？

iii. 聞いていないような態度
  - ▶他の人達に話しかけられたとき，心ここにあらずのように見えることがよくある，あるいは聞いていないように見えると言われますか？

iv. 課題を達成できない
  - ▶集中力がなかったり，気が散りやすいため，学校での勉強や，活動中課題を終えるのに苦労することがよくありますか？

v. 課題を計画的にできない
  - ▶課題や活動を順序立てることが困難だと思うことがよくありますか？
  - ▶時間の割り振りに苦労したり，締切りに間に合わなくなったりしますか？

vi. 精神活動を持続する必要のある課題の回避
  - ▶長時間の集中力を持続する必要のある課題をよく避けたりしますか？

vii. しばしば課題に必要なものを失くす
  - ▶教材，本，道具，財布，鍵，書き上げたもの，眼鏡，携帯電話など，課題や活動になくてはならないものをよく失くしたりしますか？

viii. 容易に気が散る
  - ▶しなければならない活動や課題と関係のない物事や考えにすぐ気を取られることがよくあると思いますか？

ix. しばしば忘れやすい
  - ▶日々の活動でしばしば忘れやすいと，自分自身そう思ったり，他人に言われたりしますか？

b. **包含事項**：そうでなければ，次に述べる多動性および衝動性の症状のうち，少なくとも6つが同時期に存在することが必要である．

i. 落ち着きのなさ
- この6カ月間に，手や足をそわそわと動かしている自分に気がついたことがよくありますか？
- もじもじしないで，座っているのが難しいと思いますか？

ii. 席を離れる
- 座っていなくてはならない場面で，席を離れることがよくありますか？

iii. 走る，または高いところへ登る
- 走り回ったり高いところへ登ったりするのがよくない場面でそうしている自分に気づくことがよくありますか？

iv. 静かにしていられない
- 静かに課題に向かったり遊んだりできない自分に気づくことがよくありますか？

v. 過活動
- いつも「あちこち動き回っている」，あるいは「まるでエンジンで動かされているように」活動していると，しばしば自分自身でそう感じたり，他の人に言われますか？
- 長時間，静かに座っていることが難しいですか？

vi. しゃべりすぎる
- 話しすぎたりすることがよくありますか？

vii. 早く答えを言ってしまう
- 会話中に自分の順番を待つことに辛抱できないことがよくありますか？
- 他の人の話の途中でしばしば口出ししたり，質問が終わる前に答えてしまいますか？

viii. 順番を待つことが困難
- 順番を待ったり列に並んだりすることが難しいことがよくありますか？

ix. 妨害や割り込み
- 他の人の活動や会話やゲームに割り込むことがよくありますか？
- 他の人のものを許可なく使用することがよくありますか？

c. **除外事項**：基準が 2 つまたはそれ以上の状況で満たされない，または症状が機能を妨げるという証拠がない，症状が精神病性障害との関連においてのみ生じている，または症状が他の精神疾患によってうまく説明される場合は，この診断を用いないこと．

d. **修飾事項**

  i. 特定用語

  - 混合して存在［F90.2, マp.59, 手p.32］：不注意と多動性–衝動性の両方の基準を，過去 6 カ月間に満たした場合
  - 不注意優勢に存在［F90.0, マp.59, 手p.32］：不注意の基準は満たしたが，多動性–衝動性の基準は過去 6 カ月間に満たさなかった場合
  - 多動・衝動優勢に存在［F90.1, マp.59, 手p.32］：最近 6 カ月間，多動性–衝動性の基準を満たすが不注意の基準を満たさない場合
  - 部分寛解：もはやすべての基準を満たさないが，いまだ症状がある場合

  ii. 重症度

  - 軽度：診断を下すのに必要な項目以上の症状はあったとしても少なく，症状がもたらす社会的または職業的（学業的）機能への障害はわずかでしかない．
  - 中等度：症状または機能障害は，「軽度」と「重度」の間にある．
  - 重度：診断を下すのに必要な項目数以上に多くの症状がある，またはいくつかの症状が特に重度である，または症状が社会的または職業的（学業的）機能に著しい障害をもたらしている．

e. **選択事項**：若い人の経験する症状が閾値以下である，または基準のすべてを確認する機会を十分得ていない場合は，他の特定される注意欠如・多動症/他の特定される注意欠如・多動性障害［F90.8, マp.64, 手p.33］または特定不能の注意欠如・多動症/特定不能の注意欠如・多動性障害［F90.9, マp.65, 手p.33］を考慮すること．その症状は障害に関連していなければならず，統合失調症や他の精神病性障害の経過中にのみ起こるのでは

なく，他の精神疾患ではうまく説明されない．

統合失調症スペクトラム障害および他の精神病性障害群

Schizophrenia Spectrum and Other Psychotic Disorders

マ p.87, 手 p.43

スクリーニングのための質問

▸ まぼろし，あるいは他の人には見えないものを見たことがありますか？
▸ 他人には聞こえない雑音，物音，または声を聞いたことがありますか？
▸ 誰かがあなたをつけてくる，あるいは何らかの方法で自分を傷つけようとしているように感じたことはありますか？
▸ 今までに，自分は特別な力をもっている，あるいはラジオやテレビからあなただけに向けたと思われる特別な知らせを受け取ったことはありますか？

「はい」の場合，以下を尋ねよ

▸ その体験はあなたがしていることを変えたり，何かをするように言いますか？
▸ その体験は，友人や家族との間，学校，あるいは他の場面で，重大な問題を引き起こしましたか？

- 「はい」の場合，統合失調症の基準に進むこと．

① 統合失調症

Schizophrenia

[F20.9, マ p.99, 手 p.48]

a. **包含事項**：前駆症状または残遺症状を含む持続的な障害の徴候が少なくとも 6 カ月間必要である．少なくとも 1 カ月間，次に述べる症状のうち少なくとも 2 つが存在し，そのうち少なくとも 1 つは妄想，幻覚，またはまとまりのない発語でなければならない．

　i. 妄想

　　▸ 誰かがあなたに害を与えたり，傷つけようとしていますか？
　　▸ 今までに，読書をしているとき，テレビを見ているとき，あるいはコンピュータで作業をしているとき，あなただけに向けられたメッセージを見つけたことがありますか？

▸あなたは特別な力や能力をもっていますか？

ii. 幻覚

▸今までに，目が覚めている間に，他の人には聞こえない，あなた自身の考えとは異なる声を聞いたことがありますか？

▸今までに，目が覚めている間に，他の人には見えないものを見たことがありますか？

iii. 頻繁な脱線や滅裂といった，まとまりのない発語

iv. ひどくまとまりのない，または緊張病性の行動

v. 情動表出の減少や意欲欠如といった陰性症状

b. 除外事項

i. もしその障害が物質（例：乱用薬物，医薬品）または他の医学的疾患の生理学的作用に起因する場合，この診断を用いないこと．

ii. 若い人が自閉スペクトラム症と診断されている場合は，統合失調症と診断してよいのは，顕著な妄想や幻覚が少なくとも1カ月間存在する場合のみである．

c. 修飾事項

i. 特定用語

- 初回エピソード，現在急性エピソード
- 初回エピソード，現在部分寛解
- 初回エピソード，現在完全寛解
- 複数回エピソード，現在急性エピソード
- 複数回エピソード，現在部分寛解
- 複数回エピソード，現在完全寛解
- 持続性
- 特定不能

ii. 追加の特定用語

- 緊張病を伴う［F06.1, ☑p.118, 手p.56］：次に述べる症状のうち，少なくとも3つが存在する場合に使用すること：カタレプシー，蝋屈症，昏迷，興奮，無言症，拒絶症，姿勢保持，わざとらしさ，常同症，しかめ面，反響言語，反響動作

iii. 重症度

- 重症度は，精神病の主要症状の定量評価によって採点

され，それぞれの症状を，現在の重症度について，5段階の尺度（p.736「臨床家評価による精神病症状の重症度ディメンション」を参照）で採点してもよい．

d. 選択事項

i. 妄想が奇異なものであってもなくても，妄想のみを体験し，統合失調症の基準を完全に満たしたことがなく，その機能が妄想の影響以上には著しく障害されていない場合，妄想性障害［F22, p.90, p.43］を考慮すること．その基準は複数の特定用語を含む．この診断は，妄想がある物質の生理学的作用や他の医学的疾患による場合には使用されるべきでない．妄想が他の医学的疾患によってうまく説明される場合には，この診断を下さない．

ii. 統合失調症の症状の持続が1日以上1カ月未満であった場合，短期精神病性障害［F23, p.94, p.45］を考慮すること．その人は通常，急性発症し，陰性症状がより少なく，機能障害がより少なく，必ず最終的にはその人の以前の機能水準に戻る．

iii. 統合失調症の症状の持続が1カ月以上6カ月未満であった場合，統合失調症様障害［F20.81, p.96, p.46］を考慮すること．この基準は，緊張病，予後の良い特徴を伴う，伴わないといった特定用語を含む．

iv. 統合失調症の基準を満たし，かつ統合失調症の基準を満たす期間の少なくとも半分に，主要な気分の異常――抑うつエピソードまたは躁病エピソード――を経験している場合，統合失調感情障害［F25.x, p.105, p.50］を考慮すること．その人の生涯の間に，少なくとも2週間，主要な気分エピソードを伴わないで妄想または幻覚を経験していなければならない．

v. 物質または医薬品が，直接的に精神病エピソードを引き起こしている場合は，物質・医薬品誘発性精神病性障害［F1x.x, p.109, p.52］を考慮すること．

vi. 他の医学的疾患が直接的に精神病エピソードを引き起こしている場合は，他の医学的疾患による精神病性障害［F06.x, p.114, p.55］を考慮すること．

vii. その人が，臨床的に意味のある苦痛または機能障害をもたらすが，他の精神病性障害の基準を完全には満たさない精神病症状を経験している場合，特定不能の統合失調症スペクトラム障害および他の精神病性障害〔F29, ◪p.121, ◪p.60〕を考慮すること．その人の症状が基準を満たさない特定の理由を伝えるために，他の特定される統合失調症スペクトラム障害および他の精神病性障害〔F28, ◪p.120, ◪p.59〕を考慮すること．例として，妄想性障害の人のパートナーにみられる持続性の幻聴で，他のいかなる精神病症状や妄想症状もないものがあげられる．

双極性障害および関連障害群

Bipolar and Related Disorders

マ p.123, 手 p.61

スクリーニングのための質問

▸ これまでに，気分がとても幸せで，自分にとても自信があり，そして普段よりずっと活力のある日が何日も続くことがありましたか？

「はい」の場合，以下を尋ねよ

▸ その期間中は，1 日中，あるいはほとんど 1 日中，このように感じましたか？
▸ そのような感情のきっかけとなった出来事はありましたか？
▸ その時期が少なくとも 1 週間続くか，あるいはその結果入院することになりましたか？
▸ その期間に，友人や家族との間，学校，あるいは他の場面で，重大な問題を引き起こしましたか？

- 症状が 1 週間続くか，入院となった場合は，双極 I 型障害の基準に進むこと．
- そうでない場合は，双極 II 型障害の基準に進むこと．

❶ 双極 I 型障害

Bipolar I Disorder

[F31.x, マ p.123, 手 p.61]

双極 I 型障害と診断するためには，少なくとも 1 つの躁病エピソードについての基準を満たすことが必要である．躁病エピソードには，軽躁病エピソードあるいは抑うつエピソードが先行したり，後に続いたりしていることがある．

a. **包含事項**：躁病エピソード——気分が異常かつ持続的に高揚し，易怒的となり，加えて，亢進した目標志向性の活動または活力があって，このような普段とは異なる期間が，少なくとも 1 週間，1 日のほぼ大半に存在すると定義される——は次に述べる症状のうち，少なくとも 3 つを必要とする．

　i. 自尊心の肥大または誇大

　　▸ その期間，これまでどうやってもできなかった何かとてつもないことを成し遂げることができたかのように，格別な自信を感じましたか？

ii. 睡眠欲求の減少

▸その期間，休息できたと感じるのに必要な睡眠量に変化を感じましたか？

▸3時間より少ない睡眠で休息できたと感じましたか？

iii. 普段よりも多弁

▸その期間，普段よりしゃべりすぎる，あるいはあなたの話を遮ることが難しいと誰かに言われたことがありましたか？

iv. 観念奔逸

▸その期間，いくつもの考えが競い合っていましたか？

▸考えが多すぎてついていけないことがありましたか？

v. 注意散漫

▸その期間，普段よりも集中することが困難でしたか？

▸気が散りやすいことに気づきましたか？

vi. 目標志向性の活動の増加

▸その期間，どのようにして時間を過ごしましたか？

▸普段よりもずっと活動的だと気づきましたか？

vii. 困った結果になる可能性が高い活動に熱中すること

▸その期間，普段しないような活動に手を出しましたか？

▸普段はしないようなやり方で，散財したり，物質を用いたり，性的活動に夢中になったりしましたか？

▸その行動のどれかが，誰かと問題を起こすようなことがありましたか？

b. 除外事項

i. 躁病または抑うつエピソードの発症は，統合失調感情障害や統合失調症，統合失調症様障害，妄想性障害，または他の特定される，または特定不能の統合失調症スペクトラム障害および他の精神病性障害ではうまく説明されない．

ii. そのエピソードは，物質または他の医学的疾患の生理学的作用によるものではない．しかし，抗うつ薬による治療中に出現してその治療の生理学的作用を超えて持続する躁病エピソードは，双極I型障害の基準を満たす．

c. 修飾事項

i. 現在の（または直近の）エピソード
- 躁病［F31.x, p.124, p.61］
- 軽躁病［F31.x, p.124, p.62］
- 抑うつ［F31.x, p.125, p.63］
- 特定不能（症状の基準は満たすが期間が満たない場合に使用すること）

ii. 特定用語
- 不安性の苦痛を伴う
- 混合性の特徴を伴う：抑うつエピソードの症状の少なくとも3つが同時に存在する場合は使用すること.
- 急速交代型
- メランコリアの特徴を伴う
- 非定型の特徴を伴う
- 気分に一致する精神病性の特徴を伴う
- 気分に一致しない精神病性の特徴を伴う
- 緊張病を伴う
- 周産期発症
- 季節型

iii. 経過と重症度
- 現在または直近のエピソードが躁病，軽躁病，抑うつ，特定不能
  - ・軽度，中等度，重度
  - ・精神病性の特徴を伴う
  - ・部分寛解，完全寛解
  - ・特定不能

d. 選択事項

i. うつ病治療のための処方薬を含め，ある物質が直接そのエピソードを引き起こしている場合は，物質・医薬品誘発性双極性障害および関連障害［F1x.xx, p.142, p.72］を考慮すること.

ii. もし他の医学的疾患がそのエピソードを引き起こした場合，他の医学的疾患による双極性障害および関連障害［F06.3x, p.145, p.76］を考慮すること.

② 双極Ⅱ型障害
Bipolar II Disorder

[F31.81, マp.132, 手p.67]

双極Ⅱ型障害と診断するためには，少なくとも1つの軽躁病エピソードについての基準を満たすことが必要である．軽躁病エピソードには，抑うつエピソードが先行したり，後に続いたりしていることがある．

a. **包含事項**：軽躁病エピソード——気分が異常かつ持続的に高揚または易怒的となり，加えて，亢進した目標志向性の活動または活力のある，普段とは異なる期間が，少なくとも4日間，1日の大半において持続すると定義される——は次に述べる症状のうち，少なくとも3つを必要とする．
   i. 自尊心の肥大または誇大
      ▸その期間，これまでどうやってもできなかった何かとてつもないことを成し遂げることができたかのように，格別な自信を感じましたか？
   ii. 睡眠欲求の減少
      ▸その期間，休息できたと感じるのに必要な睡眠量に変化を感じましたか？
      ▸3時間より少ない睡眠で休息できたと感じましたか？
   iii. 普段よりも多弁
      ▸その期間，普段よりしゃべりすぎる，あるいはあなたの話を遮ることが難しいと誰かに言われたことがありましたか？
   iv. 観念奔逸
      ▸その期間，いくつもの考えが競い合っていましたか？
      ▸考えが多すぎてついていけないことがありましたか？
   v. 注意散漫
      ▸その期間，普段よりも集中することが困難でしたか？
      ▸気が散りやすいことに気づきましたか？
   vi. 目標志向性の活動の増加
      ▸その期間，どのようにして時間を過ごしましたか？
      ▸普段よりもずっと活動的だと気づきましたか？
   vii. 困った結果になる可能性が高い活動に熱中すること
      ▸その期間，普段しないような活動に手を出しましたか？

▸普段はしないようなやり方で，散財したり，物質を用いたり，性的活動に夢中になったりしましたか？
▸その活動のどれかが，誰かと問題を起こすようなことがありましたか？

b. 除外事項
i. これまで躁病エピソードがあった場合，またはエピソードが物質や医薬品の生理学的作用による場合，この診断を用いないこと．
ii. 軽躁病エピソードが，統合失調感情障害，統合失調症，統合失調症様障害，妄想性障害，または他の特定される，あるいは特定不能の統合失調症スペクトラム障害および他の精神病性障害でうまく説明される場合は，この診断を用いないこと．
iii. 軽躁病エピソードが，社会的または職業的（学業的）機能に著しい障害を引き起こしたり，入院を必要とするほど重度である場合，この診断を用いないこと．

c. 修飾事項
i. 現在または直近のエピソードを特定せよ
- 軽躁病
- 抑うつ

ii. 特定用語
- 不安性の苦痛を伴う
- 混合性の特徴を伴う：抑うつエピソードの症状が少なくとも 3 つ同時に存在している場合に使用すること．
- 急速交代型
- 気分に一致する精神病性の特徴を伴う
- 気分に一致しない精神病性の特徴を伴う
- 緊張病を伴う
- 周産期発症
- 季節型

iii. 経過
- 部分寛解
- 完全寛解

iv. 重症度
- 軽度
- 中等度
- 重度

d. 選択事項

i. 複数の軽躁および抑うつ症状が1年以上あるが，一度も軽躁病または抑うつエピソードの水準に達していない場合，気分循環性障害［F34.0, p.140, p.72］を考慮すること．同一の1年間において，少なくとも半分以上の期間は軽躁と抑うつの時期が存在しており，その人は一度に2カ月を超える期間にわたってそれらの症状がなかったことはない．これら症状が物質または他の医学的疾患による生理学的作用の結果であるときには，この診断を用いないこと．

ii. もしある人が双極性障害に特徴的な症状を経験しており，それが，臨床的に意味のある苦痛または機能障害を引き起こしてはいるが，双極性障害の基準を完全に満たさない場合，特定不能の双極性障害および関連障害［F31.9, p.148, p.78］を考慮すること．その人の症状が，短期間の軽躁病，短期間の気分循環症，および先行する抑うつエピソードのない軽躁病エピソードの基準を満たしていないという特定の理由を伝えるために，他の特定される双極性障害および関連障害［F31.89, p.147, p.77］を考慮すること．

抑うつ障害群

Depressive Disorders

マ p.155, 手 p.89

スクリーニングのための質問

▸今までに悲しみ，陰うつ，落ち込み，抑うつ，またはいらだたしさを感じていたことがありますか？

▸もしそうであれば，このように感じることで，物事を行うこと，集中すること，あるいは眠ることが困難になりましたか？

▸その期間のほとんどでいらいらしていますか？

「はい」の場合，以下を尋ねよ

▸その期間は，少なくとも 2 週間以上続きましたか？

▸その期間に，友人や家族との間，学校，あるいは他の場面で，重大な問題を引き起こしましたか？

- 「はい」の場合，うつ病の基準に進むこと．
- 6 歳以上の子どもが「いいえ」と答えた場合，下記のうつ病のための選択事項の後に続く易怒性スクリーニングのための質問を尋ねること．

❶ うつ病（DSM-5）/大うつ病性障害

Major Depressive Disorder

[F3x.xx, マ p.160, 手 p.90]

a. **包含事項**：以下の症状のうち少なくとも 5 つが，同じ 2 週間のエピソードの間に存在しており，これらの症状のうち少なくとも 1 つは，抑うつ気分，または興味または喜びの喪失（快感消失）であることが必要である．

　i. ほとんど 1 日中続く抑うつ気分（すでに評価された）

　ii. 活動への興味または喜びの著しい減退（すでに評価された）

　iii. 有意の体重減少または体重増加

　　▸その期間中に，食欲の変化に気づきましたか？

　　▸体重の変化に気づきましたか？

　iv. 不眠または過眠

　　▸その期間中，どれくらいの時間，どれくらいよく眠っていましたか？

v. 精神運動性の焦燥または制止
 ▸その期間中に，普段より動きが早い，あるいは遅いと，誰かに指摘されましたか？
vi. 疲労感または気力の減退
 ▸その期間中に，あなたの気力はどうでしたか？
 ▸普段より疲れている，あるいは精力的でないと，誰かに指摘されましたか？
vii. 無価値感または過度の罪責感
 ▸その期間中に，現在または過去の出来事や人間関係について，非常に強い後悔や罪責感を感じましたか？
viii. 集中力の減退
 ▸その期間中に，普段のように決断したり，集中することが難しいと感じましたか？
ix. 死または自殺についての反復思考
 ▸その期間中に，普段以上に死について考えましたか？
 ▸自分自身を傷つけたり，自らの命を絶つことについて考えましたか？

b. 除外事項

i. 以前に躁病エピソードや軽躁病エピソードがあった場合，あるいはその抑うつエピソードが物質の生理学的作用や他の医学的疾患によるものである場合，この診断は用いないこと．

ii. 抑うつエピソードが，統合失調感情障害，統合失調症，統合失調症様障害，妄想性障害，またはその他の特定および特定不能の統合失調症スペクトラム障害および他の精神病性障害によってうまく説明される場合は，この診断を用いないこと．

c. 修飾事項

i. 特定用語
- 不安性の苦痛を伴う
- 混合性の特徴を伴う：抑うつエピソードの少なくとも3つの症状が同時に存在する場合に適用すること．
- メランコリアの特徴を伴う
- 非定型の特徴を伴う

- 気分に一致する精神病性の特徴を伴う
- 気分に一致しない精神病性の特徴を伴う
- 緊張病を伴う
- 周産期発症
- 季節型

ii. 経過と重症度

- 単一エピソード
- 反復エピソード
- 軽度〔F3x.0, ☑p.161, 手p.92〕
- 中等度〔F3x.1, ☑p.161, 手p.92〕
- 重度〔F3x.2, ☑p.161, 手p.92〕
- 精神病性の特徴を伴う〔F3x.3, ☑p.161, 手p.92〕
- 部分寛解〔F3x.4, ☑p.161, 手p.92〕
- 完全寛解〔F3x.xx, ☑p.161, 手p.92〕
- 特定不能〔F3x.9, ☑p.161, 手p.92〕

d. 選択事項

i. 少なくとも 2 つ以上の抑うつエピソードの症状に加えて，少なくとも 1 年以上にわたる抑うつや快感消失を経験しており，その結果臨床的に意味のある苦痛または機能の障害を引き起こしている場合，持続性抑うつ障害（気分変調症）〔F34.1, ☑p.168, 手p.94〕を考慮すること．2 カ月続けて抑うつ症状を経験していない場合，この診断（持続性抑うつ障害）を用いないこと．その人が，双極性障害，または気分循環性障害の診断の基準を満たす症状をもっていたことがある場合，この診断を用いないこと．その障害が，精神病性障害でうまく説明される，または物質あるいは他の医学的疾患の生理学的作用による場合，この診断を用いないこと．

ii. ある若い女性にみられる著明な気分変動が，月経開始前の週に始まり，月経が開始後の週のうちに軽減し，月経後の週に消失する場合は，月経前不快気分障害〔F32.81, ☑p.171, 手p.96〕を考慮すること．その診断基準には，次のうち少なくとも 1 つが含まれる：著しい感情の不安定性，著しい易怒性または対人関係の葛藤，著しい抑うつ気分，著しい不安．さらに，次に述べる症状のうち少なくとも1つが存在しなければならない（上記の症状と合わせると，計5つの症状となる）：通常の活動における興味の減退；自覚的な集中困難；倦怠感，易疲労性または著しい活力の減退；食欲の変化；過眠または不眠；圧倒される感覚；乳房の圧痛または腫脹，関節や筋肉の痛み，膨らんでいる感覚，体重増加といった身体症状．

iii. うつ病治療のための処方薬など，ある物質が直接そのエピソードを引き起こしている場合は，物質・医薬品誘発性抑うつ障害［F1x.x4, マ p.174, 手 p.97］を考慮すること．

iv. 他の医学的疾患がそのエピソードを引き起こしている場合は，他の医学的疾患による抑うつ障害［F06.3x, マ p.179, 手 p.100］を考慮すること．

v. ある人が，抑うつエピソードを経験しており，それが臨床的に意味のある苦痛または機能障害を引き起こしているが，抑うつ障害の基準を完全には満たさない場合，特定不能の抑うつ障害［F32.9, マ p.182, 手 p.102］を考慮すること．若い人の症状が基準を満たさない特定の理由を伝えるために，他の特定される抑うつ障害［F32.89, マ p.182, 手 p.101］を考慮すること．例としては，反復性短期抑うつや症状不足の抑うつエピソードがあげられる．

6歳以上の子どもの易怒性についてのスクリーニングのための質問

- かんしゃくを起こしたり，すぐにカッときたり，叫び声をあげたり，物にあたったりしたことはありますか？

「はい」の場合，以下を尋ねよ

- かんしゃくを起こして，本当に頭がおかしくなりそうになるのは毎日ですか，1日おきですか？
- 怒りの気分や叫んだりするために，自宅や学校で問題になっていますか？

- 「はい」の場合，重篤気分調節症の基準に進むこと．
- 「いいえ」の場合，養育者から付随的情報を求めるか，別の診断カテゴリーに進むこと．

❷ 重篤気分調節症
Disruptive Mood Dysregulation Disorder

[F34.81, ☑p.156, 手p.89]

a. **包含事項**：ごく普通のストレス因に反応して激しいかんしゃく発作が繰り返して起こることが，少なくとも 1 年間，平均して週に 3 回以上存在する必要がある．その発作は，学校と家庭など少なくとも 2 つの異なる場面で起こり，少なくとも 1 つの場面で顕著であり，10 歳以前に始まるが 6 歳以前からは始まらない．以下の 3 つの症状で特徴づけられる．

i. かんしゃくまたは行動上の発作
- 動転してしまったりかんしゃくを起こしたとき，何が起こりますか？ 叫びますか？
- 相手に平手打ちしたりなぐったり，噛みついたり，叩いたりしますか？
- 物を壊したりしますか？

ii. 不釣り合いの反応
- 動転してしまったりかんしゃくを起こしたとき，何がそうさせたかわかりますか？
- どんなことが，叫んだり叩いたりしたいと思うほどひどくあなたを悩ませるのですか？

iii. かんしゃく発作の間欠期にも易怒性または怒りの気分が続く
- 叫んだり怒ったりしていないとき，心の中ではどう感じていますか？
- あなたはいつも機嫌が悪く，怒りっぽく，いらいらしていますか？ それとも悲しい感じですか？

b. **除外事項**

i. これらの反応は，子どもの発達の水準に一致しないものでなければならない．

ii. その行動がもっぱらうつ病のエピソードの経過中にのみ起こり，他の精神疾患〔例：自閉スペクトラム症，心的外傷後ストレス障害，分離不安症，持続性抑うつ障害（気分変調症）〕でうまく説明される場合は，この診断を用いないこと．

iii. その症状がある物質の生理学的作用，あるいは他の医学的疾患または神経学的疾患による場合は，この診断を用いないこと．

iv. 子どもが現在，反抗挑発症，間欠爆発症，または双極性障害と診断されている場合は，この診断を用いないこと．

c. **選択事項**：この1年間において，少なくとも1日以上続く期間に子どもが異常に高揚した気分を示し，躁病エピソードの3つの基準を満たすことがあった場合は，双極性障害（マ p.123，手 p.61 を参照）の可能性を考慮すること．

不安症群/不安障害群

Anxiety Disorders

マ p.187, 手 p.111

スクリーニングのための質問

- あなたは同じ年の子ども達よりもっと多く心配していると思いますか？
- 心配しすぎだとか，内気すぎると言われますか？
- 1 人でいるときや家族から離れているときは怖いと思いますか？
- 学校に行くことが怖いですか？
- 心配を抑えたり心配しないでいるのは難しいですか？
- 強い不安や恐怖を感じる特別なもの，場所，場面はありますか？
- まったく理由がないのに，突然怖がったり，緊張したり，心配したりしたことはありますか？
- もしそうなら，それについて話していただけますか？

「はい」の場合，以下を尋ねよ

- その体験は，友人や家族との間，学校，あるいは他の場面で，重大な問題を引き起こしましたか？

- 限局性の恐怖が聞き出せた場合，限局性恐怖症の基準に進むこと．
- 「いいえ」の場合，まずパニック症の基準へ進むこと．次に全般不安症の基準へ進むこと．

❶ 限局性恐怖症

Specific Phobia

[F40.2xx, マ p.195, 手 p.112]

a. **包含事項**：少なくとも 6 カ月間，その人は以下に述べる 3 つの症状によって特徴づけられる著しい恐怖，または不安を経験することが必要である．
   i. 限局性の恐怖
      - 飛行，高所，動物，または何か他のもので，それに曝露されたときすぐに強く恐怖や不安を感じさせるような特別な対象や状況を恐れていますか？ それは何ですか？
   ii. 曝露されたことによって引き起こされる恐怖や不安

▸これに出くわしたとき，あなたはすぐに恐怖や不安といった感覚を体験したり，泣いたり，かんしゃくを起こしたり，親に抱きついたりしませんか？

iii. 回避

▸これを避けるような方法をとっていませんか？ それは何ですか？

▸これに出くわしたとき，強い恐怖や不安を体験したり，泣いたり，かんしゃくを起こしたり，親に抱きついたりしませんか？

b. **除外事項**：その恐怖，不安，そして回避は，強迫観念，心的外傷的出来事を想起させるもの，家庭や愛着のある人物からの分離，または社会的状況に関連する対象や状況に限定されない．

c. **修飾事項**

i. 特定用語

- 動物
- 自然環境
- 血液・注射・負傷
- 状況
- その他

d. **選択事項**

i. 若い人が家庭や愛着をいだいている人物から引き離されたときに，発達に釣り合わない過剰な苦痛を訴えた場合，または愛着をいだいている人物が危害を受けるか死亡するとき，その結果家庭や愛着をいだいている人物から引き離されることへの抵抗や拒否につながる持続的な心配を表出する場合は，分離不安症/分離不安障害［F93.0, ☑p.189, 手p.111］を考慮すること．この障害の発症は18歳以前である．この診断基準を満たすために必要な症状の最短持続期間は，子どもと青年では4週間である．

ii. 若い人が特定の社会的状況において，少なくとも1カ月間，一貫して会話ができなくなり，学業や職業上の成績に支障をきたしている場合，選択性緘黙［F94.0, ☑p.193, 手p.112］を考慮すること．この障害が，話し言葉の知識または安心感が不足していることによる場合は，この診断を用いないこと．この障害がコミュニケーション症，自閉スペクトラム症，または精神病性障害によってうまく説明される場合も，この診断を用いないこと．

iii. 若い人が公共交通機関，公共の場，店や映画館にいる，列に並ぶか混雑の中にいる，または家の外で 1 人でいるといった状況に対して少なくとも 6 カ月間続く著しく不相応な恐怖や不安を訴え，これらの恐怖がその人にこうした状況を積極的に回避させている場合は，広場恐怖症［F40.00, マp.216, 手p.117］を考慮すること．

iv. 若い人が社会的状況によって引き起こされる実際の脅威と比べて不釣り合いなまでに，まわりの人がその人を観察する，あるいは注目することを恐れ，その社会的状況に対する少なくとも 6 カ月間続く著しい恐怖や不安，または回避があり，これらの社会的状況が恐怖や不安を引き起こし，これらの状況を回避したり耐え忍ぶ場合は，社交不安症/社交不安障害（社交恐怖）［F40.10, マp.200, 手p.114］を考慮すること．子どもの場合，不安は大人と一緒のときだけではなく友人と一緒のときにも生じなければならない．子ども達は泣く，かんしゃく，凍りつく，まといつく，縮み上がる，社交的状況で話せないという形で，恐怖や不安が表現されることがある．

❷ パニック症/パニック障害
Panic Disorder

［F41.0, マp.206, 手p.115］

a. **包含事項**：以下の症状のうち少なくとも 4 つで特徴づけられ，繰り返されるパニック発作が必要である．

i. 動悸，心悸亢進，または心拍数の増加

▸このような強い恐怖や不快感が急激に高まるのを感じたとき，心臓が速く打ったりドキドキしたりしますか？

ii. 発汗

▸これが起こっている間，いつもより汗をかいていると自覚しますか？

iii. 身震いまたは震え

▶これが起こっている間，身震いをしたり震えたりしますか？

iv. 息切れ感または息苦しさ

▶これが起こっている間，息が詰まるまたは息ができないように感じますか？

v. 窒息感

▶これが起こっている間，何かが喉に詰まっているかのように，窒息しそうに感じますか？

vi. 胸痛または胸部の不快感

▶これが起こっている間，胸に激しい痛みや不快感がありますか？

vii. 嘔気または腹部の不快感

▶これが起こっている間，胃がむかむかしたり，吐きたくなりますか？

viii. めまい感，ふらつく感じ，頭が軽くなる感じ，または気が遠くなる感じ

▶これが起こっている間，めまいがする，頭がふらふらする，または気が遠くなるかもしれないと感じますか？

ix. 寒気または熱感

▶これが起こっている間，強い寒気を感じて震える，またはひどく熱いと感じることがありますか？

x. 異常感覚

▶これが起こっている間，感覚麻痺，またはうずきを感じますか？

xi. 現実感消失または離人感

▶これが起こっている間，慣れ親しんだ人や場所が現実感のない感じ，あるいは自分が自分の体から離れて体の外にある，または自分自身を見ていると感じますか？

xii. 抑制力を失うことに対する恐怖

▶これが起こっている間，抑制力を失う，または「どうかなってしまう」かもしれないとさえ感じますか？

xiii. 死ぬことに対する恐怖

▶これが起こっている間，死んでしまうかもしれないと怖くなりますか？

b. **包含事項**：少なくとも1回のパニック発作の後に，以下の症状

のうち少なくとも1つが少なくとも1カ月以上続いている．

i. 結果についての持続的な心配
- ▸またパニック発作が起こることをずっと気にかけたり心配したりしていますか？
- ▸この発作が，心臓発作を起こしたり，抑制力を失ったり，「どうかなってしまったり」するとずっと気にかけたり心配したりしていますか？

ii. 発作を避けるための不適応的変化
- ▸発作を避けるために，あなたには不慣れな場面や体の運動を避けるなど，行動に今までと違った変化がありますか？

c. **除外事項**：この障害が他の精神疾患によってうまく説明される場合，または物質・医薬品または他の医学的疾患の生理学的作用による場合は，この診断を用いないこと．

d. **選択事項**

i. 若い人が上記のようなパニック発作のあることを認めるが，その結果についての持続的な心配も，パニック発作を避けるための意味ある行動上の不適応的変化もない場合は，パニック発作特定用語（マp.212，手p.116）の使用を考慮すること．パニック発作特定用語は，抑うつ障害，心的外傷関連障害，物質使用障害と同様に，他の不安症にも用いることができる．

③ 全般不安症/全般性不安障害
Generalized Anxiety Disorder

[F41.1，マp.220，手p.118]

a. **包含事項**：以下の症状のうち少なくとも3つを伴っており，多数の出来事や活動（学校の成績など）について抑制が難しい過剰な不安と心配が，起こる日のほうが起こらない日より多い状態が，少なくとも6カ月間にわたることを必要とする〔訳注：子ども（12歳未満）の場合は1項目が必要（マp.220 手p.118）〕．

i. 落ち着きのなさ
- ▸あなたを不安や心配にする出来事や活動について考えるとき，落ち着かない，神経が高ぶる，または「緊張する」ように感じますか？

ii. 疲労しやすいこと

▶疲れたとか疲れやすいことがよくありますか？

iii. 集中困難

▶不安や心配になるとき，集中することが難しい，あるいは心が空っぽになると感じることがよくありますか？

iv. 易怒性

▶不安や心配になるとき，怒りやすかったりまたはいらいらしやすいと感じることがよくありますか？

v. 筋肉の緊張

▶不安や心配になるとき，筋肉のこわばりや緊張を経験することがよくありますか？

vi. 睡眠障害

▶入眠または睡眠維持に困難を感じていませんか，あるいは落ち着かず熟眠感のない睡眠を経験していませんか？

b. **除外事項**：その不安と心配が他の精神疾患によってうまく説明される場合，または物質・医薬品または他の医学的疾患の生理学的作用による場合は，この診断を用いないこと．

c. **選択事項**

i. 精神疾患を治療するために処方された医薬品を含め，ある物質がそのエピソードを直接引き起こしている場合は，物質・医薬品誘発性不安症/物質・医薬品誘発性不安障害［F1x.x8x, マp.224, 手p.119］を考慮すること．

ii. 他の医学的疾患がその不安と心配を直接引き起こしている場合は，他の医学的疾患による不安症［F06.4, マp.228, 手p.123］を考慮すること．

iii. 若い人が臨床的に意味のある苦痛または機能の障害を引き起こす不安症に特徴的な症状があるが，他の不安症の基準を完全には満たさない場合，特定不能の不安症［F41.9, マp.231, 手p.124］を考慮すること．若い人の症状が特定の不安症の基準を満たさないという特定の理由を伝えたい場合，他の特定される不安症［F41.8, マp.230, 手p.123］を考慮すること．例としては，起こる日のほうが起こらない日より多くない全般性不安，および**アタケ・デ・ネルビオス**（*ataque de nervios*；神経の発作）があげられる．

強迫症および関連症群/強迫性障害および関連障害群

Obsessive-Compulsive and Related Disorders

マ p.233, 手 p.125

スクリーニングのための質問

▸ 望んでいない考え，衝動，または光景が心にこびりついたり繰り返したりして逃れられなかったことがありますか？

▸「大丈夫」と感じるために何度も確認，清掃，整理などをしなければならないことがありますか？

「はい」の場合，以下を尋ねよ

▸ その体験または行動は，友人や家族との間，学校，あるいは他の場面で重大な問題を引き起こしましたか？

- 「はい」の場合，強迫症の基準に進むこと．
- 「いいえ」の場合，強迫症の節の次に続く，身体集中反復行動症のスクリーニングのための質問に進むこと．

❶ 強迫症/強迫性障害

Obsessive-Compulsive Disorder

[F42.2, マ p.235, 手 p.125]

a. **包括事項**：以下の症状として現れる，強迫観念，強迫行動，またはその両方の存在を必要とする．

　i. 強迫観念

　　▸ 望んでいないイメージ，考え，または衝動を経験するとき，それによってあなたは不安になったり，苦痛を感じたりしますか？

　　▸ このような考えを無視したり抑制したりするためには，非常な努力をしなければならないですか？

　ii. 強迫行動

　　▸ 手を洗う，戸締りを確認するといったある種の行為を繰り返し行うことによって，または数える，祈る，または声を出さずに単語を繰り返すといった心の中の行為によって，心の中に侵入してくる観念をなくそうとする人がいます．何かそのようなことをしますか？

　　▸ そうすることがあなたの苦痛を減らす，あるいは恐れていることが起こらないようにすると思いますか？

b. **包含事項**：強迫観念または強迫行為は時間を浪費させる（例：1日1時間以上かける），あるいは臨床的に意味のある苦痛または機能の障害を引き起こしている．

c. **除外事項**

i. 強迫観念または強迫行為が他の精神疾患によってうまく説明される場合は，この診断を用いないこと．

ii. 強迫症状が，物質の生理学的作用による場合は，この診断を用いないこと．

iii. 若い人が自分の侵入的なイメージ，思考，または衝動が楽しいものであると報告する場合には，強迫症の基準を満たさない．

d. **修飾事項**

i. 特定用語

- 病識
  - ・病識が十分または概ね十分：その人が自分の信念ははっきりと，またはおそらく正しくないと認識している場合に使用すること．
  - ・病識が不十分：その人が自分の信念はおそらく正しいと考えている場合に使用すること．
  - ・病識が欠如した・妄想的な信念を伴う：その人が自分の信念は正しいと完全に確信している場合に使用すること．

ii. チック関連：若い人が，現在または生涯慢性のチック症の基準を満たす場合に使用すること．

e. **選択事項**

i. その人が自分の身体心像を中心とする侵入的なイメージ，思考，または衝動を報告する場合には，醜形恐怖症/身体醜形障害［F45.22, マ p.240, 手 p.126］を考慮すること．その基準には，摂食障害の人の体重や体脂肪に関する心配を超えて知覚される身体上の外見の欠陥へのとらわれ，外見に関する心配に対する繰り返し行動または精神的行為，および，そのとらわれによる臨床的に意味のある苦痛または機能の障害が含まれる．

ii. その人がその価値とは関係なく所有物を手放すことが持続的に困難であると報告する場合には，ためこみ症［F42.3, マ p.245, 手 p.127］を考慮すること．その基準には，品物を保存したいという強い衝動，品物を捨てることに関連する苦痛，および多数の所有物の蓄積によって本来意図された機能のために使用できないほどに家や職場が取り散らかっていることが含まれる．

iii. うつ病治療のための処方薬を含む，ある物質が直接的にその状態を引き起こしている場合は，物質・医薬品誘発性強迫症および関連症/物質・医薬品誘発性強迫性障害および関連障害［F1x.x88, マ p.255, 手 p.129］を考慮すること．

iv. 他の医学的疾患によって直接的にそのエピソードが引き起こされている場合は，他の医学的疾患による強迫症および関連症/他の医学的疾患による強迫性障害および関連障害［F06.8, マ p.258, 手 p.132］を考慮すること．

v. 若い人がより現実生活の心配を中心とする侵入的なイメージ，思考，または衝動を報告する場合は，不安症を考慮すること．

vi. 臨床的に意味のある苦痛または機能の障害を引き起こす強迫症および関連症に特徴的な症状があるが，他の強迫症および関連症の基準を完全には満たさない場合は，特定不能の強迫症および関連症/特定不能の強迫性障害および関連障害［F42.9, マ p.261, 手 p.135］を考慮すること．
その人の症状が特定の強迫症および関連症の基準を満たさない特定の理由を伝えたい場合は，他の特定される強迫症および関連症/他の特定される強迫性障害および関連障害［F42.8, マ p.260, 手 p.133］を考慮すること．例としては，身体集中反復行動症，強迫的な嫉妬，コロ（生殖器退縮恐怖）があげられる．

❷ 身体集中反復行動症/身体集中反復行動障害

Body-Focused Repetitive Behaviors

マ p.249, 手 p.128

a. **包含事項**：DSM-5 には，まったく同一の構造化された基準をもつ，抜毛症［F63.3, ☑p.249, 手p.128］および皮膚むしり症［F42.4, ☑p.252, 手p.129］という2つの疾患が含まれる．どちらの診断にも，次に述べる3つすべての症状，加えて，症状による苦痛や機能障害の存在が必要である．

i. 行為
  - 抜け毛や皮膚の損傷を引き起こすほど頻繁に，自分の髪の毛を引っ張る，または皮膚をむしったりしますか？

ii. 変化させようという繰り返しの試み
  - 何度も繰り返してこの行動を減らす，またはやめようとしましたか？

iii. 機能障害
  - この行動があるために，恥ずかしい，または制御できないと感じていますか？
  - これらの行動のために，学校や社会的状況を回避したりしますか？

b. 除外事項

i. その行動が，他の医学的疾患または精神疾患と関連する場合，または物質使用の結果である場合は，その行動は診断上それらの状態によって説明されるべきであり，抜毛症と皮膚むしり症のどちらとも診断すべきではない．

心的外傷およびストレス因関連障害群

Trauma- and Stressor-Related Disorders

マ p.263, 手 p.137

スクリーニングのための質問

- 今までに体験した最悪の出来事は何ですか？
- あなたがしてほしくないやり方で誰かに気分を害されたことがありますか？
- 実際に重傷を負った，または生命の危険に直面した出来事，あるいは危うく大怪我をする，または死ぬかもしれないと思った出来事を直接体験，または目撃したことがありますか？

「はい」の場合，以下を尋ねよ

- その出来事について考えたり，再体験したりしませんか？
- その体験が，友人や家族との間，学校，あるいは他の場面で，重大な問題を引き起こしていると思いますか？

- 「はい」の場合，心的外傷後ストレス障害の基準に進むこと．
- 子どもが「いいえ」と答えても，その子の家族や養育者が初期のアタッチメントの障害を報告する場合は，反応性アタッチメント障害の基準に進むこと．

① 心的外傷後ストレス障害

Posttraumatic Stress Disorder

[F43.10, マ p.269, 手 p.139]

a. **包含事項**：実際にまたは危うく死ぬ，重傷を負う，あるいは性的暴力を受ける出来事への曝露が必要である．その曝露は直接体験，目撃のいずれでもよい．6 歳以下の子どもでは，その心的外傷的曝露は親または養育者により経験された心的外傷を耳にすることである可能性がある．6 歳を超える子どもでも，その心的外傷的曝露は親または養育者により経験された心的外傷を耳にすることである可能性があるが，経験された心的外傷は暴力的または偶発的でなければならない．加えて，その人は心的外傷体験から少なくとも 1 カ月以上，以下の侵入症状の 1 つまたはそれ以上を経験しなければならない．

i. 記憶
- ▶その体験の後に，考えたくもないのにその記憶が心の中に忍び込んでくることがありましたか？

幼児の場合，遊びの中で繰り返し再演されることでもよい．
- ▶遊んでいるとき，おもちゃや人形を使って何度もその体験のように表現しましたか？

ii. 夢
- ▶その体験に関連する苦痛な夢を何度も見ましたか？

幼児の場合，内容のはっきりしない恐ろしい夢のことでもよい．
- ▶思い出したり表現したりできないような，とても恐ろしい夢を何度も繰り返して見ますか？

iii. フラッシュバック
- ▶その体験の後に，フラッシュバックの中にいるように，そのことがまた起こっていると感じたことがありましたか？

幼児の場合，これが遊びの中で観察されることがある．

iv. 苦痛への曝露
- ▶その体験を思い出させる人，場所，物の近くにいるとき，強烈で長く続く苦痛を感じますか？

v. 生理的反応
- ▶その体験を思い出させる人，場所，物の近くにいるとき，苦痛な生理的反応が起こりますか？

b. **包含事項**：加えて，6 歳を超える若い人は心的外傷体験の後，少なくとも 1 カ月，以下の回避症状の少なくとも 1 つを体験していなければならない．6 歳以下の子どもの場合は，少なくとも 1 つの陰性の気分症状（後述の項目 c を参照）が存在しているならば，それ以前に陰性の気分症状を経験している必要はない．

i. 内的想起因子
- ▶その体験の記憶を呼び起こす考え，感情，身体感覚を懸命に避けようとしますか？

ii. 外的想起因子
- ▶この体験の記憶を呼び起こす人，場所，および物を懸命に避けようとしますか？

c. **包含事項**：加えて，6 歳を超える若い人は以下の陰性の症状のうち 2 つを経験していなければならない．6 歳以下の子どもの場合，少なくとも 1 つの回避症状（前述の項目 b を参照）が存在しているならば，陰性の気分症状を経験している必要はない．

　i. 想起不能

　　▶その体験の重要な部分を思い出すことに困難はありませんか？

　ii. 否定的な自己像

　　▶自分，他人，または世界について，否定的に考えてしまうことがよくありますか？

　iii. 非難

　　▶自分や他の人に責任はないとわかっているときでも，あなたの体験を自分や他の人のせいにして責めることがよくありますか？

　iv. 陰性の感情状態

　　▶ほとんどいつも，落ち込んだり，怒ったり，恥ずかしかったり，あるいは恐怖を感じたりしていますか？

　v. 参加の減少

　　▶以前は参加していた活動にすっかり興味がなくなっていますか？

　vi. 離脱

　　▶この体験のため，日常生活で人々から離脱している，あるいは疎遠になったと感じていますか？

　vii. 陽性の情動を体験できない

　　▶幸せである，愛されている，あるいは満足していると感じられないと思いますか？

　　▶何も感じない，あるいは人を愛せないように感じますか？

d. **包含事項**：加えて，若い人は少なくとも以下の 2 つの覚醒行動を体験しなければならない．

　i. いらだたしさや攻撃性

　　▶不機嫌な行動をとったり攻撃的になったりすることがよくありますか？

　ii. 無謀

▶無謀あるいは自己破壊的な行為をすることがよくありますか？

iii. 過度の警戒心

▶いつもいらいらしたり緊張したりしていますか？

iv. 過剰な驚愕

▶驚きやすいですか？

v. 集中困難

▶仕事や問題への集中が困難なことがよくありますか？

vi. 睡眠障害

▶入眠や睡眠維持が困難なことがよくありますか？ あるいは，休んだ感じがしないまま目覚めることがよくありますか？

e. **除外事項**

i. 心的外傷的出来事の目撃が，電子媒体，テレビ，映像，または写真においてのみである場合は，この診断を用いないこと．

ii. そのエピソードが物質の使用や他の医学的疾患によって直接引き起こされている場合には，この診断を用いないこと．

f. **修飾事項**

i. 下位分類

- 解離症状を伴う：離人感
- 解離症状を伴う：現実感消失

ii. 特定用語

- 遅延顕症型：心的外傷体験から少なくとも6カ月間，診断基準を完全には満たしていない場合に用いること．

g. **選択事項**

i. そのエピソードの持続が1カ月未満で，その体験が過去1カ月以内に生じ，その若い人が前述の心的外傷後症状を少なくとも9つ体験している場合は，急性ストレス障害［F43.0, p.278, p.145］を考慮すること．

ii. そのエピソードがその体験から3カ月以内に始まったが，若い人が心的外傷後ストレス障害の症状や行動の基準を満たさない場合は，適応障害［F43.2x, p.284, p.147］を考慮すること．その基準は，急性のストレス因（心的外傷的であることも，そうでないこともある）に不釣り合いなほど著しい苦痛があり，意味のある機能の障害を含む．

iii. 若い人に臨床的に意味のある苦痛または機能の障害を引き起こす心的外傷およびストレス因関連障害に特徴的な症状があるが，独立して命名された障害のどれか1つの基準を完全には満たさない場合は，特定不能の心的外傷およびストレス因関連障害〔F43.9, ☑p.288, 手p.149〕を考慮すること．若い人の症状が特定の障害の基準を満たさないことについて特定の理由を伝えたい場合は，他の特定される心的外傷およびストレス因関連障害〔F43.8, ☑p.287, 手p.148〕を考慮すること．例としては，ストレス因から3カ月以上で起こる遅延発症の適応障害に類似したものなどである．

② 反応性アタッチメント障害/反応性愛着障害
Reactive Attachment Disorder

[F94.1, ☑p.263, 手p.137]

この項には，自己表現ができる年長の子どもとの面接の場合に尋ねる質問が含まれている．年少の子どもや，認知機能が限られた子どもの場合は，代わりにその子どもの養育者に面接するために，これらの質問を言い換えること．

a. **包含事項**：その子どもが5歳以前に病因となる養育を経験し，次の行動の両方が結果として生じる必要がある．
   i. 安楽を求めることがまれ，または最小限
      ▸ 怒り，動揺，または悲しみを本当に感じているときでも，他の人から安楽や慰めを受けることを避けますか？
   ii. 安楽への反応がまれ，または最小限
      ▸ 怒り，動揺，または悲しみを本当に感じていて，誰かがあなたによいことを言ったり，何かよいことをしてくれたりしても，気分が少し良くなるだけですか？

b. **包含事項**：次の状態の少なくとも2つを持続的に体験することが必要である．
   i. 他者に対する対人的または情緒的反応性の相対的欠如
      ▸ 他の人と触れ合うときはいつも，気持ちや感情をほとんど感じないですか？

ii. 制限された陽性感情
 ▸いつも，興奮したり，気持ちがよかったり，陽気になったりすることが難しいですか？
iii. 養育者と恐怖感のない交流をしている間でも現れる，説明のできないいらだたしさ，悲しみ，または恐怖のエピソード
 ▸あなたを脅すそぶりのない大人の養育者に対して，いらだち，悲しみ，または怖さを感じることがしばしばありますか？

c. **包含事項**：次の状態の少なくとも1つを持続的に体験することが必要であり，それは社会歴の評価によって確認されるべきである．
 i. 安楽，刺激，および愛情に対する基本的な情動欲求が満たされることが持続的に欠如するという形の社会的ネグレクトまたは剥奪
 ii. 安定したアタッチメント形成の機会を制限する，主たる養育者の頻回な変更
 iii. 選択的アタッチメント形成の機会を極端に制限する，普通でない状況における養育

d. **除外事項**
 i. 発達年齢が少なくとも9カ月に達しない場合は，この診断を用いないこと．
 ii. 自閉スペクトラム症の基準を満たす場合は，この診断を用いないこと．

e. **修飾事項**
 i. 特定用語
  • 持続性：その障害が12カ月以上存在している場合に用いること．
 ii. 重症度：子どもがその障害のすべての症状を呈しており，それぞれの症状が比較的高い水準で現れている場合は，重度と特定される．

f. **選択事項**：極端に不適切な養育を経験してきた年少の子どもが，著しく障害された外在化行動を示す場合は，脱抑制型対人交流障害［F94.2, マp.266, 手p.138］を考慮すること．その基準は，以下の症状のうち少なくとも2つを含む：見慣れない大

人に対するためらいの減少，過度に馴れ馴れしい言語的または身体的行動，遠くに離れていった後に大人の養育者を振り返って確認することの減少，少ししか躊躇することがなく見慣れない大人に進んでついて行こうとする．

解離症群/解離性障害群

Dissociative Disorders

マp.289, 手p.151

スクリーニングのための質問

▶誰でもたまには物事を思い出せないことがありますが，今までに，覚えていない時間があったり，自分自身についての重要な細部を忘れていたり，自分の記憶にない行事に参加していた証拠を見つけたことがありますか？

▶今までに，見慣れた人や場所が現実でないように感じた，あるいは自分の体から離脱して自分の体の外に立っている，または自分自身を見ているように感じたことがありますか？

「はい」の場合，以下を尋ねよ

▶その体験は，友人や家族との間，学校，または他の場面で，重大な問題を引き起こしましたか？

- 健忘が優勢な場合，解離性健忘の基準へ進むこと．
- 離人感や現実感消失が優勢な場合，離人感・現実感消失症の基準へ進むこと．

❶ 解離性健忘

Dissociative Amnesia

[F44.0, マp.296, 手p.151]

a. **包含事項**：通常の物忘れの度を超えて，重要な自伝的情報を思い出すことができないことが必要で，ほとんどの場合，以下の症状の少なくとも1つによって明らかとなる．

 i. 限局的または選択性健忘

  ▶本当に重要な出来事，特に非常にストレスが強かったこと，あるいは心の傷になった出来事を思い出すことができないですか？

 ii. 全般性健忘

  ▶人生の重要な節目，あるいは本当の自分についての細かいことを思い出すことができないと思いますか？

b. **除外事項**

 i. その障害が解離性同一症，心的外傷後ストレス障害，急性ストレス障害，または身体症状症によってうまく説明される場合は，この診断を用いないこと．

ii. その障害が物質の生理学的作用や神経学的疾患または他の医学的疾患の生理学的作用によるものである場合，この診断を用いないこと．

c. **修飾事項**

i. 特定用語

- 解離性とん走を伴う［F44.1, マp.296, 手p.152］：目的をもった旅行や道に迷った放浪をしていて，それについて健忘がある場合に用いること．

d. **選択事項**：若い人が同一性の破綻を報告し，それが 2 つまたはそれ以上の他とはっきり区別されるパーソナリティ状態あるいは憑依体験に特徴づけられ，それらが臨床的に意味のある苦痛や機能の障害を引き起こしている場合は，解離性同一症/解離性同一性障害［F44.81, マp.290, 手p.151］を考慮すること．その基準には，通常の物忘れでは説明がつかない想起の空白の繰り返し，および文化的または宗教的な慣習として広く受け入れられた正常な部分ではない解離体験で，物質や他の医学的疾患の生理学的作用によらないものが含まれる．

❷ 離人感・現実感消失症/離人感・現実感消失障害

Depersonalization/Derealization Disorder

［F48.1, マp.300, 手p.152］

a. **包含事項**：次に述べる徴候のうち，少なくとも 1 つが必要である．

i. 離人感

▸ 自らの心，思考，感覚，知覚，身体，または自分のすべてについて，外部の傍観者であるような，非現実または離脱をしばしば体験しますか？

ii. 現実感消失

▸ 人または場所がしばしば非現実的で，夢のような，霧がかかった，生命をもたない，または視覚的にゆがんでいるような，周囲に対する非現実または離脱をしばしば体験しますか？

b. **包含事項**：正常に保たれた現実検討が必要である．

▸これらを体験している間，その体験を実際の出来事（自分の外側で起こっていること）と区別することができますか？

c. **除外事項**

i. その障害が物質の生理学的作用や神経学的疾患または他の医学的疾患による場合は，この診断を用いないこと．

ii. 離人感や現実感消失が，他の精神疾患の症状として，あるいはその経過中にのみ起こる場合は，この診断を用いないこと．

d. **選択事項**：若い人が，最も顕著な症状が健忘である障害を体験しているが，特定の障害の基準を満たさない場合は，特定不能の解離症/特定不能の解離性障害〔F44.9, マ p.304, 手 p.154〕を考慮すること．若い人の症状が基準を満たさない特定の理由を伝えたい場合は，他の特定される解離症/他の特定される解離性障害〔F44.89, マ p.304, 手 p.153〕を考慮すること．例としては，同一性と記憶における閾値下の解離症，混合性解離症の慢性かつ反復的症候群，長期かつ集中的な威圧的説得による同一性の混乱，ストレスの強い出来事に対する急性解離反応，せん妄または精神病性障害の基準を満たさない人の解離症状を混合した急性精神病状態，および解離性トランスがあげられる．

身体症状症および関連症群

Somatic Symptom and Related Disorders

マ p.305, 手 p.155

スクリーニングのための質問

▸ あなたはたいていの若い人よりも，自分の身体的健康について心配しますか？

▸ あなたはたいていの若い人よりも，具合が悪くなることが多いですか？

「はい」の場合，以下を尋ねよ

▸ その経験は，自宅や学校でのあなたの日常生活に意味のある影響を及ぼしていますか？

「はい」の場合，以下を尋ねよ

▸ あなたが経験している症状についての心配と，自分の健康や自分が病気にかかっている可能性についての心配のどちらが，あなたにとってよくないことですか？

- 症状についての心配が優勢の場合，身体症状症の基準に進むこと．
- 不健康または病気についての心配が優勢の場合，病気不安症の基準に進むこと．

❶ 身体症状症

Somatic Symptom Disorder

[F45.1, マ p.307, 手 p.155]

a. **包含事項**：苦痛を伴う身体症状が少なくとも1つ必要である．

　▸ 不安や苦痛を感じさせる原因になる症状がありますか？

　▸ その症状は，あなたの日常生活に意味のある混乱を引き起こしていますか？

b. **包含事項**：次に述べる典型的には少なくとも6カ月間持続する思考，気持ち，または行動のうち，少なくとも1つが必要である．

　i. 不釣り合いな思考

　　▸ あなたの健康への懸念はどのくらい深刻で，どのくらいの頻度でそれを考えますか？

ii. 持続する強い不安

▸自分の健康への懸念について強い不安や心配をずっと感じていますか？

iii. 過度の費やし

▸自分が望む以上に過度の時間と労力を，自分の健康への懸念に費やしていると思いますか？

c. 修飾事項

i. 特定用語

- 疼痛が主症状のもの
- 持続性

ii. 重症度

- 軽度：前述の b で特定される症状のうち 1 つ
- 中等度：前述の b で特定される症状のうち 2 つ以上
- 重度：前述の b で特定される 2 つ以上の症状に加えて複数の身体愁訴（または 1 つの非常に重度な身体症状）

d. 選択事項

i. 若い人がある特定の症状が引き起こす苦痛よりも，身体機能の喪失に集中している場合は，変換症/転換性障害（機能性神経症状症）［F44.x, [マ] p.314, [手] p.156］を考慮すること．この障害の基準には，随意運動あるいは感覚機能に影響する症状または欠損，これらの症状または欠損が認められる医学的疾患あるいは神経疾患とは適合しないことを裏づける臨床的所見，および社会的または職業的機能における意味のある障害を含む．

ii. 若い人に既存の医学的疾患があっても，行動的または心理的要因が，回復を遅らせたり，治療の積極的態度を不足させる，健康上の危険を著しく増大させる，または基礎にある病態生理に影響を与えたりすることでその人の医学的疾患の経過に悪影響を与える場合は，他の医学的疾患に影響する心理的要因［F54, [マ] p.317, [手] p.157］を考慮すること．

iii. 若い人が身体的もしくは心理的な徴候もしくは症状を偽ったり，外傷または疾病を誘発して，自分自身が病気，障害，または外傷を負っていると偽って他の人に示す場合は，自らに負わせる作為症/虚偽性障害［F68.10, [マ] p.320, [手] p.158］

を考慮すること．若い人が，仮病のように明白な外部報酬を求めてこれらの行動を示す場合は，この診断を用いないこと．若い人の症状が，精神病性障害のような他の精神疾患によってうまく説明される場合は，この診断を用いないこと．

iv. 身体的または心理的な徴候または症状を偽ったり，外傷または疾病を誘発して，他の誰かが病気，障害，または外傷を負っていると偽って周囲に示す場合は，他者に負わせる作為症［F68.10, マ p.320, 手 p.158］を考慮すること．その診断は被害者側ではなく，加害者側が受けるものである．加害者側が，仮病のように明白な外部報酬を求めてこれらの行動を示す場合は，この診断を用いないこと．加害者側の行動が，精神病性障害のような他の精神疾患によってうまく説明される場合は，この診断を用いないこと．

② 病気不安症
Illness Anxiety Disorder

［F45.21, マ p.311, 手 p.156］

a. **包含事項**：以下に述べる症状のすべてが少なくとも 6 カ月間存在し，身体症状を欠くことが必要である．

i. とらわれ

▸ 深刻な病気にかかっている，あるいはかかってしまう，と考えないではいられませんか？

ii. 不安

▸ 深刻な病気にかかっている，あるいはかかってしまう，という不安や心配を強く感じますか？

iii. 関連行動

▸ その心配はあなたの行動に影響を与えましたか？

▸ 病気の徴候がないか何度も体を調べる，いつも病気に関するものを読んでいる，あるいは病気にかからないように人や場所や物を避けている人々がいます．あなたは自分がこのようなこと，あるいはこれと似たようなことをしていると思いますか？

b. **除外事項**：その人の症状が，他の精神疾患によってうまく説明される場合は，この診断を用いないこと．

c. **修飾事項**

i. 下位分類
- 医療を求める病型
- 医療を避ける病型

ii. 経過
- 一過性

d. **選択事項**：ある身体症状症に特徴的な症状を若い人に認め，それが臨床的に意味のある苦痛または機能の障害を引き起こしているものの，特定の身体症状症および関連症の基準を完全には満たさない場合は，特定不能の身体症状症および関連症〔F45.9, マ p.322, 手 p.160〕を考慮すること．若い人が基準を完全には満たさない特定の理由を伝えたい場合は，他の特定される身体症状症および関連症〔F45.8, マ p.322, 手 p.159〕を考慮すること．他の特定される分類における例としては，短期身体症状症，短期病気不安症，過剰な健康関連行動を伴わない病気不安症，そして想像妊娠が含まれる．

食行動障害および摂食障害群

Feeding and Eating Disorders

マ p.323, 手 p.161

スクリーニングのための質問

▸自分の外見についてどう思いますか？

▸今までに，自分の健康や体重に悪影響を及ぼすほど著しく，特定の食べ物を制限あるいは避けたことがありますか？

「はい」の場合，以下を尋ねよ

▸自分自身について考えてみたとき，体型や体重は自分にとって最も重要なものの 1 つですか？

- 「はい」の場合，神経性やせ症の基準に進むこと．
- 「いいえ」の場合，回避・制限性食物摂取症の基準に進むこと．

① 神経性やせ症/神経性無食欲症

Anorexia Nervosa

[F50.0x, マ p.332, 手 p.163]

a. **包含事項**：以下の特徴の 3 つすべてが必要である．

  i. 年齢，成長曲線，身体的健康状態，および性別に対して有意に低い体重をきたすカロリー制限

    ▸低い体重を達成するために，食事を制限したことがありますか？

    ▸これまでで最も少ない体重は？ 今の体重は？

  ii. 体重増加に対する恐怖または体重増加を妨げる行為

    ▸体重増加や肥満になることに強い恐怖がありますか？

    ▸すでに低い体重であるにもかかわらず，続けて体重増加を妨げる行動をしたようなときはありましたか？

  iii. 体重や体型の体験の仕方における障害

    ▸自分の体重や体型をどのように体験していますか？

    ▸目立って低い体重でいることが，自身の身体の健康にどのように影響すると思いますか？

b. **修飾事項**

  i. 下位分類

  - 摂食制限型［F50.01, マ p.332, 手 p.163］：若い人が過去 3 カ

月間，過食または排出行動の反復的なエピソードがないと言ったときに用いること．
- 過食・排出型［F50.02, p.332, p.163］：若い人が過去3カ月間，過食または排出行動の反復的なエピソードがあると言ったときに用いること．

ii. 特定用語
- 部分寛解
- 完全寛解

iii. 重症度
- 軽度：成人の体格指数（BMI）≧17 kg/m^2 に相当する性別と年齢を適合させたパーセンタイル値
- 中等度：成人の BMI 16～16.99 kg/m^2 に相当する性別と年齢を適合させたパーセンタイル値
- 重度：成人の BMI 15～15.99 kg/m^2 に相当する性別と年齢を適合させたパーセンタイル値
- 最重度：成人の BMI <15 kg/m^2 に相当する年齢と性別に適合させたパーセンタイル値

c. **選択事項**

i. 若い人が反復する過食，体重の増加を防ぐため反復する不適切な代償行為（例：緩下剤または他の医薬品の誤った使用，自己誘発性嘔吐，または過剰な運動）があると報告し，自己のイメージがその人の体型または体重に過度に影響される場合は，神経性過食症/神経性大食症［F50.2, p.338, p.164］を考慮すること．診断には，過食と代償行為がともに，平均して，3カ月間に少なくとも週1回起こっていることが必要である．過食や代償行為が神経性やせ症のエピソード期間中にのみ起こる場合は，診断を下すべきではない．

❷ 回避・制限性食物摂取症/回避・制限性食物摂取障害

Avoidant/Restrictive Food Intake Disorder

［F50.89, p.328, p.162］

a. **包含事項**：適切な栄養面および/または体力的要求が持続的に満たされないことで現れる摂食や食行動の意味のある障害が

あって，以下の少なくとも 1 つの結果と関連することを必要とする．

i. 成長の遅延または有意の体重減少
  - ▶予期される成長率まで成長しなかったり，体重の有意な減少を経験するほど，特定の食品を避けたり，食べるものを制限したりしますか？

ii. 有意の栄養不足
  - ▶目立つほどの栄養不足を経験するなど，健康状態への悪影響が生じるまで食物を避けたり制限したりしていますか？

iii. 経腸栄養や経口栄養補助食品への依存
  - ▶栄養を維持するために経腸栄養や経口栄養補助食品を必要とするほど，食物を避けたり制限したことがありますか？

iv. 心理社会的機能の著しい障害
  - ▶他人と食事をともにしたり，会食を伴う社会活動に参加したりできますか？
  - ▶食物を避けたり制限したりすることが，あなたの普段の社会活動に参加する能力を損ねたり，人間関係を築いたり維持することを困難にしましたか？

b. 除外事項

i. 摂食障害が，食物が手に入らないこと，関連する文化的に容認された慣習，または自分の体型に対する感じ方の障害に関連する食習慣でうまく説明される場合は，この診断を用いないこと．

ii. 摂食障害が他の医学的疾患によるものである，あるいは他の精神疾患でうまく説明される場合には，この診断を用いないこと．

c. 選択事項

i. 若い人が少なくとも 1 カ月間にわたり，非食用物質を持続して食べる場合は，異食症［F98.3, マp.323, 手p.161］を考慮すること．非栄養的非食用物質を食べることは，その人の発達水準からみて不適切でなければならず，文化的に容認される慣習や社会的にみて標準的な慣習の一部であってはならない．

ii. 若い人が，少なくとも 1 カ月間にわたり，食物の吐き戻しを繰り返す場合は，反芻症/反芻性障害［F98.21, マ p.326, 手 p.161］を考慮すること．その吐き戻しが，関連する消化器系または他の医学的疾患によるものであったり，神経性やせ症，神経性過食症，過食性障害，または回避・制限性食物摂取症の経過中にのみ起こる場合は，この診断を用いないこと．

iii. 若い人が非定型の，混合した，または閾値以下の摂食と食行動の障害をもつ場合，あるいはより特定の診断を下すための十分な情報がない場合は，特定不能の食行動障害または摂食障害［F50.9, マ p.347, 手 p.167］を考慮すること．またDSM-5は，排出性障害といった，公式にはDSM-5に含まれない特定の症候群に対してこのカテゴリーの使用を認めている．若い人の症状が基準を完全には満たさない特定の理由を伝えたい場合は，他の特定される食行動障害または摂食障害［F50.89, マ p.346, 手 p.166］を考慮すること．その例として，非定型神経性やせ症，過食性障害，排出性障害などがあげられる．

排泄症群

Elimination Disorders

マ p.349, 手 p.169

スクリーニングのための質問

▸自分の衣服，ベッド，床，その他不適切な場所に，何度も尿や便をもらしたことがありますか？

- 排尿がある場合は，遺尿症の基準へ進むこと．
- 排便がある場合は，遺糞症の基準へ進むこと．

❶ 遺尿症

Enuresis

[F98.0, マ p.349, 手 p.169]

a. 包含事項

　i. 意図的または不随意的な排尿

　　▸平均して，週に 2 回以上このような排尿が起こっていますか？

　ii. 持続

　　▸この排尿は 3 カ月連続で起こっていますか？

b. 除外事項

　i. その子どもが 5 歳未満の場合，または，それと同等の発達年齢である場合は，この診断を用いないこと．

　ii. その行動が，便秘以外の機序を介して，物質または他の医学的疾患の生理学的作用による場合は，この診断を用いないこと．

c. 修飾事項

　i. 夜間のみ

　ii. 昼間のみ

　iii. 夜間および昼間

d. 選択事項

　i. 若い人に排泄症に特徴的な症状があって，臨床的に意味のある苦痛または機能の障害を引き起こしているが，排泄症の基準を完全には満たさない場合は，特定不能の排泄症，排尿の症状を伴う〔R32, マ p.354, 手 p.170〕を考慮すること．

基準を完全には満たさないことについて特定の理由を伝えたい場合は，他の特定される排泄症，排尿の症状を伴う〔N39.498, マp.353, 手p.170〕を考慮すること．

❷ 遺糞症
Encopresis

[F98.1, マp.351, 手p.169]

a. 包含事項

i. 意図的または不随意的な排便

▸平均して，月に1回以上このような排便がありますか？

ii. 持続

▸この排便は3カ月連続で起こっていますか？

b. 除外事項

i. その子どもが4歳未満の場合，または，それと同等の発達年齢である場合は，この診断を用いないこと．

ii. その行動が，便秘以外の機序を介して，物質または他の医学的疾患の生理学的作用による場合は，この診断を用いないこと．

c. 修飾事項

i. 便秘と溢流性失禁を伴う．

ii. 便秘と溢流性失禁を伴わない．

d. 選択事項

i. 若い人に排泄症に特徴的な症状があって，臨床的に意味のある苦痛または機能の障害を引き起こしているが，排泄症の基準を完全には満たさない場合は，特定不能の排泄症，排便の症状を伴う〔R15.9, マp.354, 手p.170〕を考慮すること．基準を完全には満たさないことについて特定の理由を伝えたい場合は，他の特定される排泄症，排便の症状を伴う〔R15.9, マp.353, 手p.170〕を考慮すること．

睡眠–覚醒障害群

Sleep-Wake Disorders

マ p.355, 手 p.173

スクリーニングのための質問

▸ あなたの睡眠は，しばしば不十分であるか質の悪いものですか？
▸ あるいは，しばしば過度な眠気を自覚しますか？
▸ あなた，または他の誰かに，あなたが寝ている間に何か異常行動をとることに気づかれていますか？
▸ あなた，または他の誰かに，あなたが睡眠中に呼吸を止めたり，苦しそうに喘いだりすることに気づかれていますか？

- 睡眠の量または質に関する不満が優勢に認められる場合，不眠障害の基準に進むこと．
- 過度な睡眠が優勢である場合，過眠障害の基準に進むこと．
- 抑えがたい睡眠欲求や突然の入眠発作が優勢である場合，ナルコレプシーの基準に進むこと．
- 睡眠中の異常行動（睡眠時随伴症）が優勢である場合，レストレスレッグス症候群の基準に進むこと．
- 睡眠時の呼吸の問題が優勢である場合，閉塞性睡眠時無呼吸低呼吸の基準に進むこと．

① 不眠障害

Insomnia Disorder

[F51.01, マ p.356, 手 p.173]

a. **包含事項**：次の症状の少なくとも 1 つで示される睡眠の量または質に関する不満が，少なくとも 1 週間のうち 3 夜以上，3 カ月以上にわたり持続することが必要である．

i. 入眠困難

▸ あなたは両親か誰かの助けがないと，眠りにつくのが難しいことがよくありますか？

ii. 中途覚醒

▸ 眠っていたかったのに起きてしまった場合，また眠りにつくために両親か誰かの助けが必要ですか？

iii. 早朝覚醒

▸考えていたより早く目が覚めて，また眠りにつけないことがよくありますか？

b. 除外事項

i. 若い人で睡眠の機会が適切でない場合は，この診断を用いないこと．

ii. 若い人の不眠が，他の睡眠–覚醒障害，他の精神疾患，または他の医学的疾患によってうまく説明される場合は，この診断を用いないこと．

iii. 物質の生理学的作用が若い人の不眠を引き起こしている場合は，この診断を用いないこと．

c. 修飾事項

i. 特定用語

- 非睡眠障害性の併存する精神疾患を伴う，物質使用障害を含む
- 他の医学的併存疾患を伴う
- 他の睡眠障害を伴う

ii. 経過

- 一時性：症状は，1～3カ月の間持続する．
- 持続性：症状は，少なくとも3カ月以上持続する．
- 再発性：1年以内に2回以上のエピソードがある．

d. 選択事項

i. 若い人が過剰な眠気，不眠，またはその両方を生じる持続性または反復性の睡眠分断の様式を体験し，主としてこの分断が，概日リズム機序の変化による場合，または内因性概日リズムとその人の身体的環境あるいは社会的・職業的（学業的）スケジュールから要求される睡眠–覚醒スケジュールとの不整合による場合は，概日リズム睡眠–覚醒障害［G47.2x, マ p.383, 手 p.180］を考慮すること．その睡眠の障害は，臨床的に意味のある苦痛または機能の障害を引き起こさなければならない．下位分類は睡眠相後退型，睡眠相前進型および不規則睡眠–覚醒型を含む．

ii. 物質の使用，中毒，または離脱が不眠の原因と関連しており，意味のある苦痛または障害を引き起こしている場合は，物質・医薬品誘発性睡眠障害，不眠型［F1x.x92, マ

p.407, 手p.184］を考慮すること．不眠が，せん妄，物質誘発性でない睡眠障害，または通常は中毒または離脱症候群と関連する睡眠症状によってうまく説明される場合は，この診断を用いるべきでない．

iii. 若い人が，臨床的に意味のある苦痛または機能の障害を引き起こす睡眠障害に特徴的な症状を経験しているが，疾患の基準を満たさない場合は，特定不能の不眠障害［G47.00, マp.413, 手p.188］を考慮すること．睡眠障害の基準を完全には満たさない特定の理由を伝えたい場合は，他の特定される不眠障害［G47.09, マp.413, 手p.188］を考慮すること．その例として，短期間の不眠障害や非回復性睡眠のみに限定される不眠があげられる．

❷ 過眠障害
Hypersomnolence Disorder

［F51.11, マp.362, 手p.174］

a. **包含事項**：主要な睡眠時間帯が少なくとも 7 時間持続するにもかかわらず，過度な眠気（過眠）が 1 週間に少なくとも 3 回，3 カ月間以上にわたって認められ，意味のある苦痛または機能の障害を引き起こしている必要がある．過眠は以下の症状の少なくとも 1 つとして現れる．

i. 繰り返す睡眠期間

▸ 同じ日のうちに何回も睡眠時間をとることが多いですか？

ii. 長いが回復感のない睡眠エピソード

▸ 9 時間以上の睡眠をとっても，爽快感がない，または回復感がなく目覚めますか？

iii. 睡眠慣性

▸ 完全に覚醒しているのが困難なことが多いですか？

▸ 目が覚めた後にふらふらしていて，いつも簡単にできる仕事や活動に従事するのが難しいと感じることが多いですか？

b. **除外事項**：過眠が他の睡眠障害の経過中にのみ起こり，他の睡眠障害でうまく説明される，または物質の生理学的作用による場合は，この診断を用いないこと．

c. **修飾事項**
 i. 特定用語
  • 精神疾患を伴う，物質使用障害を含む
  • 医学的疾患を伴う
  • 他の睡眠障害を伴う
 ii. 経過
  • 急性：1 カ月未満の持続
  • 亜急性：1～3 カ月の持続
  • 持続性：3 カ月以上の持続
 iii. 重症度
  • 軽度：日中の覚醒維持困難が週に 1～2 日
  • 中等度：日中の覚醒維持困難が週に 3～4 日
  • 重度：日中の覚醒維持困難が週に 5～7 日

d. **選択事項**：物質の使用，中毒，または離脱が日中の眠気の原因と関連している場合は，物質・医薬品誘発性睡眠障害，日中の眠気型［F1x.x92, マ p.407, 手 p.184］を考慮すること．その障害がせん妄，物質誘発性でない睡眠障害，または通常は中毒または離脱症候群と関連する睡眠症状によってうまく説明される場合，この診断を用いるべきではない．

③ ナルコレプシー
Narcolepsy

［G47.4xx, マ p.366, 手 p.175］

a. **包含事項**：以下の少なくとも 1 つに加えて，抑えがたい睡眠欲求または睡眠発作の時間が，過去 3 カ月にわたって少なくとも週に 3 回必要である．
 i. 情動脱力発作
  ▶ 少なくとも月に数回，突然に，しかめ面をする，大きく口を開ける，舌を突き出す，または全身の緊張を失うことがありますか？
 ii. ヒポクレチンの欠乏：脳脊髄液のヒポクレチン–1（CSF-1）免疫活性値によって測定される．
 iii. 夜間のポリソムノグラフィにおいて，急速眼球運動睡眠（レム睡眠）潜時が 15 分以下，または睡眠潜時反復検査

(MSLT) において，平均睡眠潜時が8分以下および入眠時レム睡眠期が2回以上認められる.

b. 修飾事項

i. 特定用語

- 情動脱力発作を伴わないがヒポクレチン欠乏を伴うナルコレプシー：CSF-1値は低く，ポリソムノグラフィ・MSLTは陽性だが情動脱力発作は伴わない.
- 情動脱力発作を伴うがヒポクレチン欠乏を伴わないナルコレプシー：情動脱力発作を認め，ポリソムノグラフィ・MSLTは陽性だがCSF-1値は正常
- 聾とナルコレプシーを伴う常染色体優性小脳失調：エクソン21のDNA (シトシン–5)–メチル基転移酵素–1の突然変異によって引き起こされ，晩発性 (30～40代) のナルコレプシー (CSF-1値は低いか中等度)，聾，小脳失調，最終的には認知症により，特徴づけられる.
- 肥満と2型糖尿病を伴う常染色体優性ナルコレプシー：ミエリンのオリゴデンドロサイトにある糖蛋白遺伝子の突然変異と関連するナルコレプシー，肥満，2型糖尿病およびCSF-1低値
- 他の医学的疾患に続発するナルコレプシー：ヒポクレチンニューロンの感染性 (例：Whipple病，サルコイドーシス)，外傷性，または腫瘍性の破壊を引き起こす医学的疾患に続発して起こるナルコレプシー

ii. 重症度

- 軽度：情動脱力発作は低頻度で (週に1回よりも少ない)，うたた寝の必要性は日に1，2回で，夜間睡眠の障害は少ない.
- 中等度：情動脱力発作は毎日あるいは数日に1回で，夜間睡眠が障害され，日に複数回のうたた寝が必要になる.
- 重度：薬剤抵抗性の情動脱力発作が日に複数回起き，ほとんどいつも眠気があり，夜間睡眠は障害されている (すなわち，体動，不眠，鮮明な夢を見る).

❹ 閉塞性睡眠時無呼吸低呼吸
Obstructive Sleep Apnea Hypopnea

[G47.33, ☑p.372, 手p.177]

a. **包含事項**：睡眠中に上気道の閉塞を繰り返すエピソードが必要である．ポリソムノグラフィによる睡眠1時間あたり5回以上の閉塞性無呼吸または低呼吸の証拠，および以下の症状のいずれかが存在しなければならない．

  i. 夜間の呼吸障害

    ▶あなたは，睡眠中のいびき，鼻鳴らし，喘ぎ，または呼吸停止によって，両親や兄弟，他の誰かの邪魔になっていることがしばしばありませんか？

  ii. 他の医学的疾患に起因しない，または精神科疾患の併存で説明されない日中の眠気，疲労感，または回復感のない睡眠

    ▶睡眠をとることができたときでも，翌日目を覚ましてまだ消耗した，眠たい，または疲労感を感じますか？

b. **包含事項**：代わりに随伴症状とは関係なく，ポリソムノグラフィにおいて睡眠1時間あたり15回以上の閉塞性無呼吸または低呼吸の証拠があれば，この診断は可能である．

c. **修飾事項**

  i. 重症度

    • 軽度：無呼吸・低呼吸指数が15より低い．
    • 中等度：無呼吸・低呼吸指数が15～30．
    • 重度：無呼吸・低呼吸指数が30より高い．

d. **選択事項**

  i. 若い人に，ポリソムノグラフィ検査で睡眠1時間あたり5回以上の中枢性無呼吸があり，かつこの障害が現在認められている他の睡眠障害でうまく説明されない場合は，中枢性睡眠時無呼吸［G47.31, ☑p.377, 手p.178］を考慮すること．

  ii. 若い人に，ポリソムノグラフィ検査で動脈血酸素飽和度の低下，および/または二酸化炭素値の上昇と関連する浅い呼吸のエピソードがあり，かつこの障害が現在認められている他の睡眠障害でうまく説明されない場合は，睡眠関連低換気［G47.3x, ☑p.380, 手p.179］を考慮すること．この障

害のほとんどは医学的または神経学的疾患，肥満，医薬品の使用，または物質使用障害と関連している．

5 レストレスレッグス症候群（むずむず脚症候群）
Restless Legs Syndrome

[G25.81, マ p.403, 手 p.184]

a. **包含事項**：次の症状のすべてによって示される，少なくとも週に 3 回以上生じ，3 カ月以上続く，通常，落ち着かない不快な感覚を伴い，または，それに反応している，脚を動かしたいという欲求を必要とする．

i. 脚を動かしたいという欲求

▸眠っているときに，脚に落ち着かない不快な感覚を経験することが多いですか？

▸活動的でないときでも脚を動かしたい衝動を経験することが多いですか？

ii. 動かすことで軽減

▸症状は脚を動かすことで部分的にあるいは完全になくなりますか？

iii. 夜間の増悪

▸脚を動かしたい衝動を最も強く経験するのは，1 日のうちの何時ごろですか？

▸日中どんなことをした後でも，夕方か夜間にそれが悪化しますか？

b. **除外事項**

i. 若い人のレストレスレッグスが，他の精神疾患や医学的疾患，または行動障害でうまく説明される場合は，この診断を用いないこと．

ii. 若い人のレストレスレッグスが，物質の生理学的作用による場合は，この診断を用いないこと．

c. **選択事項**

i. 若い人が通常，主要睡眠時間帯の最初の 1/3 の間に，突然で恐ろしい覚醒（睡眠時驚愕症）を経験する，またはベッドから起き上がり歩き回る（睡眠時遊行症）という睡眠からの不完全な覚醒のエピソードを反復して経験する場合は，ノンレム睡眠からの覚醒障害〔F51.x, p.392, p.181〕を考慮すること．エピソードを経験しているとき，その人は夢の映像をまったくまたはほとんど経験していない．そのエピソードについての健忘があり，他人の働きかけにあまり反応しない．

ii. 若い人が非常に不快で詳細に想起できる夢を反復して経験し，これらの不快な夢から覚醒すると急速に見当識と意識を保つ場合は，悪夢障害〔F51.5, p.397, p.182〕を考慮すること．夢による障害，または悪夢からの覚醒により生じる睡眠障害が，臨床的に意味のある苦痛または機能の障害を引き起こしている．不快な夢が他の精神疾患の経過中のみに起こる場合，または物質の生理学的作用や他の医学的疾患による場合は，この診断を用いないこと．

iii. 若い人が，発声および/または，その人自身または一緒に床につく人に傷害をもたらすのに十分である複雑な運動行動を伴う睡眠からの覚醒エピソードを反復して経験する場合は，レム睡眠行動障害〔G47.52, p.400, p.183〕を考慮すること．これらの行動はレム睡眠中に生じ，通常は入眠から 90 分以上経過して起こる．覚醒するとき，その人は完全に覚醒しており，敏感であり見当識がある．その診断には，レム睡眠障害に関するポリソムノグラフィ上の証拠，あるいはその行動が傷害をもたらす，傷害をもたらすおそれがある，または破壊的であるという証拠のいずれかが必要である．

iv. 物質や医薬品の使用，中毒，または離脱が，睡眠時随伴症に病因的に関連している場合は，物質・医薬品誘発性睡眠障害，睡眠時随伴症型〔F1x.x92, p.407, p.184〕を考慮すること．その障害がせん妄，非物質誘発性睡眠障害，または中毒や離脱症候群に通常関連する睡眠症状によってよりうまく説明される場合，この診断は下すべきではない．

v. 若い人が臨床的に意味のある苦痛または障害を引き起こす，レストレスレッグスまたは他の睡眠障害に特徴的な症状を経験するが，診断基準を満たさない場合，特定不能の不眠障害〔G47.00, p.413, p.188〕を考慮すること．基準を完全に満たさないことについて特定の理由を伝えたい場合は，他の特定される不眠障害［G47.09, マ p.413, 手 p.188］を考慮すること．

性別違和

Gender Dysphoria

マ p.443, 手 p.203

スクリーニングのための質問

▸本当は自分の性別が心地よくないですか？

「はい」の場合，以下を尋ねよ

▸その心地よくない感じは少なくとも 6 カ月間続いていて，自分に与えられた性別が自分の性同一性に一致していないというまでになっていますか？

▸この不快感は，友人や家族との間，学校，あるいは他の場面で，重大な問題を引き起こしていますか？

- 子どもが「はい」と答えた場合，子どもの性別違和に進むこと．
- 青年が「はい」と答えた場合，青年の性別違和に進むこと．

❶ 子どもの性別違和

Gender Dysphoria in Children

[F64.2, マ p.444, 手 p.203]

a. **包含事項**：次の徴候の少なくとも 6 つ（その中の 1 つは反対のジェンダーになりたいという強い欲求でなければならない）が，少なくとも 6 カ月続く必要がある．

  i. 反対のジェンダーになりたいという欲求

   ▸自分に与えられた性別とは異なる性別になりたいという強い欲求を経験したことがありますか？

   ▸自分に与えられた性別とは異なる性別の一員として扱われるべきだと主張しますか？

  ii. 反対のジェンダーの服装

   ▸自分に与えられた性別とは異なる性別のものと普通はみなされる服装に強い好みがありますか？

  iii. 反対のジェンダーの空想

   ▸空想遊びをするときには，反対の性別の役割に強い好みがありますか？

  iv. 反対のジェンダーの遊び

   ▸遊ぶときには，たいていの人が反対の性別のものと考えるおもちゃや活動のほうに強くひかれますか？

v. 反対のジェンダーの遊び友達
▸ 反対の性別の遊び友達のほうに強くひかれますか？

vi. おもちゃ，ゲーム，または活動の拒絶
▸ 自分の性別のものと普通は考えられるおもちゃ，ゲーム，活動を強く拒絶しますか？

vii. 自分の性器の構造を嫌悪する
▸ 自分の性器の構造に対する強い嫌悪感がありますか？

viii. 反対のジェンダーの性徴を望む
▸ 自分の体験している性別に合う第一次または第二次性徴に対する強い欲求を体験したことがありますか？

b. **特定用語**

- 性分化疾患を伴う

❷ 青年の性別違和
Gender Dysphoria in Adolescents

[F64.0, マ p.444, 手 p.204]

a. **包含事項**：次の徴候のうち少なくとも 2 つが，少なくとも 6 カ月続くことが必要である．

i. 不一致
▸ 第一次または第二次性徴が，自分の性同一性と合っていないという深刻な感覚をもっていますか？

ii. 変更への欲求
▸ 自分の性同一性と合っていないため，第一次または第二次性徴を変更したいという深刻な欲求をもっていますか？

iii. 反対のジェンダーの性徴を強く望む
▸ 自分の体験する性別に合う第一次または第二次性徴を強く望んでいますか？

iv. 反対のジェンダーになりたいという欲求
▸ 自分に与えられた性別とは異なる性別になりたいと強く望んでいますか？

v. 反対のジェンダーとして扱われたいという欲求
▸ 自分に与えられた性別とは異なる性別として扱われたいと強く望んでいますか？

vi. 反対のジェンダーの感情をもっているという確信
  ▶いつもの感情や反応は，自分に与えられた性別とは異なる性別のものであると強く確信していますか？

b. **修飾事項**
  i. 特定用語
    • 性分化疾患を伴う
    • 性別移行後：その人は自分の望むジェンダーとしての恒常的生活へ移行しており（法律上の性別変更の有無を問わない），少なくとも1つの医学的性転換処置，または治療計画を行った（または，準備している）．

c. **選択事項**
  i. 臨床的に意味のある苦痛または機能の障害を引き起こす性別違和に特徴的な症状があるが，性別違和の基準を完全には満たさない場合は，特定不能の性別違和〔F64.9, マp.452, 手p.205〕を考慮すること．その人の症状が基準を完全には満たさないことについて特定の理由を伝えたい場合は，他の特定される性別違和〔F64.8, マp.451, 手p.205〕を考慮すること．

秩序破壊的・衝動制御・素行症群

Disruptive, Impulse-Control, and Conduct Disorders

マ p.453, 手 p.207

スクリーニングのための質問

▸ 取り乱すあまり，他の人達，動物，または所有物を傷つけるほど言語的または身体的な攻撃を加えようとしたり，あるいは実際に加えたりすることが多いですか？

▸ これまでに，人や動物に攻撃的になったり，所有物を破壊したり，他人をだましたり，物を盗んだりしたことがありますか？

「はい」の場合，以下を尋ねよ

▸ その行動は，友人や家族との間，学校や職場，当局または他の場面で，重大な問題を引き起こしたことがありますか？

- 持続的な怒りや口論好きが優勢の場合は，反抗挑発症の基準に進むこと．
- 反復的な行動の爆発が優勢の場合は，間欠爆発症の基準に進むこと．
- 規則破りが優勢の場合は，素行症の基準に進むこと．

❶ 反抗挑発症/反抗挑戦性障害

Oppositional Defiant Disorder

[F91.3, マ p.454, 手 p.207]

この項には，自己表現の能力のある年長の子どもの面接の場合に尋ねる質問が含まれている．年少の子どもや，認知機能が制限された子どもの場合は，代わりに子どもの養育者に面接するために，これらの質問を言い換えること．

a. **包含事項**：6 カ月以上の期間にわたって，以下の，同胞以外の人物に対する怒りっぽさ，口論好き，執念深い行動のうち少なくとも 4 つの様式が必要である．

怒りっぽさ/易怒的な気分

i. しばしばかんしゃくを起こす

▸ 人に対して爆発的に腹を立てることが多いですか？

▸ 本気で腹を立てることが，より多くの問題を引き起こしますか？

ii. しばしば神経過敏またはいらいらさせられやすい
▸他の人に本当にすぐいらいらさせられますか？
iii. しばしば怒り，腹を立てる
▸たいていのときに怒りを感じますか？
▸人々があなたの生活を難しくしていると感じることが多いですか？

口論好き/挑発的行動

i. しばしば大人と口論する
▸両親や教師と口論になることが多いですか？
ii. しばしば，規則や権威ある人の要求に，積極的に反抗する
▸規則や期待に反発することが多いですか？
iii. しばしば故意に人をいらだたせる
▸反応を起こさせるだけのために，他の人を怒らせることが多いですか？
iv. しばしば自分の失敗，または不作法を他人のせいにする
▸してはいけない何かをしてつかまったときに，誰か他の人のせいだということがよくありますか？

執念深さ

i. 過去6カ月間に2回以上，意地悪または執念深かったことがある
▸不当に扱われたと思う人に対して，仕返しをしようと計画したことがありますか？

b. **包含事項**：行動の障害は，その人の身近な環境で本人や他者の苦痛を引き起こしているか，または機能に影響を与えている．
c. **除外事項**：問題は，精神病，物質乱用，抑うつ，双極性障害，重篤気分調節症だけで生じるものではない．

❷ 間欠爆発症/間欠性爆発性障害
Intermittent Explosive Disorder

[F63.81, マ p.457, 手 p.208]

a. **包含事項**：反復的な行動の爆発があって，その若い人が攻撃的衝動を制御していないことが必要で，次のいずれかによって示される．
i. 言語的または身体的攻撃性

- ▸ここ3カ月間，他の人達，動物，または所有物に対して言語的にまたは身体的に攻撃を加えるような衝動の爆発がありましたか？
- ▸その爆発は，平均して少なくとも週2回起こりましたか？

ii. 所有物の損傷または破壊，および/または身体的攻撃を含む3回の行動の爆発

- ▸ここ12カ月間で3回以上，他の人を負傷させたり所有物を破壊したりしましたか？
- ▸ここ3カ月間，少なくとも1回，自分の行動を制御できない衝動の爆発がありましたか？

b. **包含事項**：さらに次の3つすべてが必要である．

i. 攻撃性の強さは，挑発のどのような原因または心理社会的ストレス因とも釣り合わない

- ▸自分の行動の爆発を振り返ってみると，それと関連する出来事やストレスを特定することができますか？
- ▸あなたの反応は，その出来事やストレスよりもはるかに強く攻撃的だったり極端でしたか？

ii. 反復する爆発は，前もって計画的されたものでも，現実目的を手に入れるために行われたものでもない

- ▸あなたが爆発を起こしたとき，それは，怒ったり衝動を感じて起こったものですか？
- ▸その爆発は金銭を得る，あるいは誰かを脅すようなはっきりした目的なしに起こりましたか？

iii. 爆発はその人に著しい苦痛を生じるか，機能を障害し，あるいは経済的または司法的な結果と関連する

- ▸これらの爆発は，人生において自分をどう感じるか，友人，家族，そして他の人達とどう仲良く付き合うかに，どのように影響していますか？
- ▸自分の爆発のために経済的または司法的な結果に悩まされたことがありますか？

c. **除外事項**

i. 若い人の暦年齢またはそれに相当する発達年齢が6歳未満の場合は，この診断を用いないこと．

ii. 反復する攻撃性の爆発が，他の精神疾患でうまく説明され

る，あるいは他の医学的疾患や物質・医薬品の生理学的作用による場合は，この診断を用いないこと．

iii. 攻撃的行動が適応障害の文脈においてのみ起こる場合は，この診断を用いないこと．

3 素行症/素行障害
Conduct Disorder

[F91.x, マ p.461, 手 p.209]

a. **包含事項**：他者の基本的人権または年齢相応の主要な社会的規範または規則を侵害することが反復し持続する行動様式で，過去12カ月間に次の少なくとも3つと，過去6カ月間に次の少なくとも1つが存在する必要がある．

i. しばしば他人をいじめ，脅迫し，または威嚇する
▸他の人達をいじめ，脅迫し，威嚇することがよくありますか？

ii. しばしば取っ組み合いの喧嘩を始める
▸取っ組み合いのけんかを始めることがよくありますか？

iii. 他人に重大な身体的危害を与えるような凶器を使用したことがある
▸バット，レンガ，割れた瓶，ナイフ，または銃といった，他の誰かに重大な身体的危害を与える危険のある物を使用したことがありますか？

iv. 人に対して身体的に残酷であった
▸他の人に身体的痛みや苦痛を与えたことがありますか？

v. 動物に対して身体的に残酷であった
▸動物に身体的痛みや苦痛を与えたことがありますか？

vi. 被害者の面前での盗みをしたことがある
▸その人から力ずくで何かを持ち去ったり盗んだりしたことはありますか？

vii. 誰かに性行為を強要する
▸誰かに性行為を強要したことがありますか？

viii. 重大な損害を与えるために故意に放火する
▸人，動物，または所有物に重大な損害を与えるために放火したことがありますか？

ix. 他人の所有物を故意に破壊する

▸ 誰かの所有物を故意に破壊したことがありますか？

x. 他人の住居，建物，または車の中に侵入する

▸ 誰かの住居，建物，または車の中に侵入したことがありますか？

xi. 物や好意を得るため，もしくは義務から逃れるためにしばしば嘘をつく

▸ 学校や仕事を休むため，あるいは欲しい物を得るために嘘をつくことがよくありますか？

xii. 被害者の面前ではなく，多少価値のある物品を盗む

▸ 所有者がいないときに多少価値のある物を持ち去ったり盗んだりしたことがありますか？

xiii. 親の禁止にもかかわらずしばしば夜遅く外出する行為が 13 歳未満から始まる

▸ 13 歳より前に，ある時刻以降は家にいなければならないという門限があって，その決められた時刻以降に外出して門限を破ったことが多いですか？

xiv. 親または親代わりの人の家に住み，一晩中，家を空けたことが少なくとも 2 回ある（あるいは長期にわたって家に帰らなかったことが 1 回ある）

▸ あなたはこれまで家出をしたことがありますか？ 何回ありますか？

▸ あなたは家出をして，長い間戻らなかったことがありますか？

xv. しばしば学校を怠ける行為が 13 歳未満から始まる

▸ 13 歳より前から，あなたはしばしば授業をさぼる，または学校をずる休みしましたか？

b. 修飾事項

i. 特定用語

- 小児期発症型〔F91.1, ☑p.461, 手p.210〕：10 歳になるまでに基準の少なくとも 1 つの症状が発症している場合に用いること．
- 青年期発症型〔F91.2, ☑p.461, 手p.210〕：10 歳になるまでに基準の症状がまったく認められない場合に用いること．
- 特定不能の発症年齢〔F91.9, ☑p.462, 手p.210〕：発症時期

が不明の場合に用いること.

- 向社会的な情動が限られている：次の特徴の少なくとも2つを持続的にもつ若い人に対して用いること：後悔または罪責感の欠如，冷淡—共感の欠如，自分の振る舞いを気にしない，および感情の浅薄さまたは欠如．基準を満たすためには，これらの特徴が少なくとも12カ月間にわたって，複数の対人関係と状況で示されなければならない．つまり，これらの特徴はその人の典型的な対人関係と情動的機能の様式を反映しており，ある状況でたまたま起こるだけのものではない.

ii. 重症度

- 軽度：診断に必要な素行上の問題はあっても，わずかに超える数であり，他者に比較的小さな害を及ぼしている.
- 中等度
- 重度：診断を下すのに必要な数を大きく超える素行上の問題が多くある，または他者にかなりの被害を引き起こす.

c. 選択事項

i. 少なくとも6カ月以上持続する，挑発的または執念深い行動とともに，怒りっぽく易刺激的な気分の持続的な様式を示す場合は，反抗挑発症［F91.3, マp.454, 手p.207］を考慮すること．その様式は以下のうち少なくとも4つにより明らかとなる：しばしばかんしゃくを起こす，神経過敏または他者にいらいらさせられやすい，怒り腹を立てる，大人と口論する，大人の要求または規則に従うことに積極的に反抗または拒否する，故意に人をいらだたせる，自分の失敗や不作法を他の人のせいにする，過去6カ月に少なくとも2回意地悪または執念深かったことがある．加えて，これらの行動の持続と頻度を，その人の発達段階に照らして検討することが重要である．5歳未満の子どもの場合，その行動が少なくとも6カ月の間，ほぼ毎日起こらなければならない．5歳以上の子どもの場合，その行動が少なくとも6カ月の間，少なくとも週に1回起こらなければならない．またその行動は臨床的に意味のある機能の障害を引き起こさなければならず，精神病性障害，物質使用障害，抑うつ障害，または双極性障害の経過中にのみ起こることはなく，重篤気分調節症の基準を満たさない．

ii. 若い人が少なくとも 2 回の意図的で目的をもった放火を行った場合は，放火症［F63.1, マp.467, 手p.212］を考慮すること．その診断には，放火の前の緊張感または感情的興奮，火に魅了される，放火しているまたは火事を目撃しているときの快感または解放感が必要である．放火が金銭的利益，犯罪行為の隠蔽，怒り，または幻覚への反応によってなされる場合は，この診断を用いないこと．放火が知的能力障害，素行症，躁病，または反社会性パーソナリティ障害でうまく説明される場合は，この診断を用いないこと．

iii. 若い人が，個人用に用いるためでもなくまたは金銭的価値のためでもなく，物を盗もうとする衝動に抵抗できなくなることが繰り返される場合は，窃盗症［F63.2, マp.469, 手p.213］を考慮すること．その診断には，窃盗の前の緊張感または感情的興奮，および窃盗に及ぶときの快感または解放感が必要である．窃盗が怒りや報復のため，または幻覚に反応してなされる場合は，この診断を用いないこと．窃盗が素行症，躁病，または反社会性パーソナリティ障害によってうまく説明される場合は，この診断を用いないこと．

iv. 若い人が先にあげた診断の基準を完全には満たさないが，秩序破壊的，衝動制御，または素行症の特徴的症状を示しており，それが臨床的に意味のある苦痛または機能の障害を引き起こしている場合は，特定不能の秩序破壊的・衝動制御・素行症［F91.9, マp.471, 手p.213］を考慮すること．若い人がその基準を完全には満たさない特定の理由を伝えたい場合は，他の特定される秩序破壊的・衝動制御・素行症［F91.8, マp.470, 手p.213］を考慮すること．

物質関連障害および嗜癖性障害群

Substance-Related and Addictive Disorders

マp.473, 手p.215

スクリーニングのための質問

▸過去 1 年以内に，アルコールを飲んだり，マリファナを吸ったり，気分がハイになる何かを使ったことはありますか？

▸気分がハイになったりしたまたはアルコールを飲んだ人と，車に乗ったことはありますか？

▸1 人のときにアルコールや薬物を使用したことはありますか？

▸リラックスするためにアルコールや薬物を使用することはありますか？（Knight ら, 2002）

「はい」の場合，以下を尋ねよ

▸その体験は，友人や家族との間，学校，あるいは他の場面で，重大な問題を引き起こしましたか？

- 若い人が物質使用に関する問題を話した場合は，それぞれの特定の物質の物質使用障害の基準に進むこと．
- 若い人が物質中毒を示した場合は，それぞれの特定の物質の物質中毒の基準に進むこと．
- 若い人が物質離脱に関する問題を話した場合は，特定の物質の物質離脱の基準に進むこと．

① アルコール使用障害

Alcohol Use Disorder

[F10.x0, マp.483, 手p.220]

a. **包含事項**：アルコールの問題となる使用様式で，臨床的に意味のある障害または苦痛を生じ，以下の症状の少なくとも 2 つが 12 カ月以内に起こる必要がある

  i. はじめ意図していたよりも長期間にわたりより大量のアルコールを使用する

    ▸飲酒するとき，意図していたよりも多く，より長時間飲むことに気づいていますか？

  ii. アルコール使用を減らそうとする持続的な欲求または努力の不成功

▶飲酒を減量，または中止したいですか？

▶これまでに飲酒を減量，または中止しようとして失敗したことがありますか？

iii. 費やされた非常に多くの時間

▶アルコールを手に入れる，飲む，またはアルコール使用から回復するのに多くの時間を費やしますか？

iv. 渇望

▶飲酒したいという強い欲求，または渇望がありますか？

v. 重要な役割義務を果たせない

▶アルコールを使用したために，家庭，学校，または職場における重要な義務を果たせなかったことが何度もありますか？

vi. 社会的または対人関係の問題を認識しているにもかかわらず使用を継続

▶飲酒によって社会的または対人関係の問題が起きている，または悪化していると思う，あるいはそれを知っているのに飲酒していますか？

vii. アルコールのため活動を放棄

▶アルコールを使用したために，やめてしまったり減らしてしまった重要な社会的，職業的，または娯楽的活動がありますか？

viii. 危険な状況における使用

▶酩酊状態で自動車を運転する，または機械を操作するといった身体的に危険な状況でも，アルコールを繰り返し使用したことがありますか？

ix. 身体的または精神的問題を認識しているにもかかわらず使用を継続

▶飲酒によって精神と身体に問題が起きている，または悪化していると思う，あるいはそれを知っているのに飲酒しますか？

x. 以下のいずれかによって定義される耐性

- 著しく増大した量

  ▶酩酊または期待した飲酒の効果を得るために，これまでよりも著しく多いアルコールを摂取する必要があると思いますか？

- 著しく減弱した効果
  - ▸これまでと同じ量のアルコールを飲んだ場合，これまでよりも効果が著しく弱くなっていると思いますか？

xi. 以下のいずれかによって定義される離脱

- 特徴的なアルコール離脱症候群
  - ▸飲酒をやめると離脱症状が起こりますか？
- 離脱症状を軽減したり回避したりするために，アルコールまたはそれと密接に関連する物質を摂取する
  - ▸これまでに，アルコールの離脱を避けるために飲酒したり，他の物質を摂取したことがありませんか？

b. 修飾事項

i. 特定用語

- 寛解早期
- 寛解持続
- 管理された環境下にある

ii. 重症度

- 軽度［F10.10, マ p.484, 手 p.222］：2～3 項目の症状が存在する場合に用いること．
- 中等度［F10.20, マ p.484, 手 p.222］：4～5 項目の症状が存在する場合に用いること．
- 重度［F10.20, マ p.484, 手 p.222］：6 項目以上の症状が存在する場合に用いること．

c. 選択事項

i. 若い人が妊娠期間中のどこかで最小限度以上のアルコールの曝露を受け，神経認知障害，自己管理の低下，適応機能の欠陥を経験する場合は，出生前のアルコール曝露に関連した神経発達症および他の特定される神経発達症［F88, マ p.84, 手 p.41］を考慮すること．出生前の曝露は，18 歳になる前に始まる臨床的に意味のある苦痛または機能の障害をもたらす症状を生じさせる．

ii. 若い人がアルコール使用に関連する問題を経験しており，それが，アルコール使用障害，アルコール中毒，アルコール離脱，アルコール中毒せん妄，アルコール離脱せん妄，アルコール誘発性神経認知障害，アルコール誘発性精神病

性障害，アルコール誘発性双極性障害，アルコール誘発性抑うつ障害，アルコール誘発性不安症，アルコール誘発性性機能不全，またはアルコール誘発性睡眠障害として分類できない場合は，特定不能のアルコール関連障害［F10.99, マ p.496, 手 p.224］を考慮すること．

❷ アルコール中毒
Alcohol Intoxication

［F10.x29, マ p.489, 手 p.222］

a. **包含事項**：アルコール使用中もしくは直後に生じる次の徴候または症状の少なくとも 1 つが必要である．
  i. ろれつの回らない会話
  ii. 協調運動障害
  iii. 不安定歩行
  iv. 眼振
  v. 注意または記憶の低下
  vi. 昏迷または昏睡
b. **包含事項**：臨床的に意味のある不適応性の行動的または心理的変化が必要である．
  ▸今回の飲酒エピソードが始まってから，あなたの行動，気分，または判断に何らかの意味のある変化がありましたか？
  ▸酔っていなければしないと思うような問題ある行動をしたり，問題ある考えをもったことがありませんか？
c. **除外事項**：その症状が，他の医学的疾患による場合，または他の物質中毒を含む他の精神疾患でうまく説明される場合は，この診断を用いないこと．

❸ アルコール離脱
Alcohol Withdrawal

［F10.23x, マ p.492, 手 p.222］

a. **包含事項**：大量かつ長期にわたっていたアルコール使用を中止（または減量）して数時間から数日以内に生じる次の症状の少なくとも 2 つが必要である．
  i. 自律神経系過活動

ii. 手指振戦の増加

iii. 不眠

▸ここ 2，3 日，眠りにつくことや眠り続けることが普段よりも難しかったですか？

iv. 嘔気または嘔吐

▸ここ 2，3 日，胃部不快感や嘔気を感じたり，さらには嘔吐したりしましたか？

v. 一過性の視覚性，触覚性，または聴覚性の幻覚または錯覚

▸ここ 2，3 日，自分の心が悪戯をして，他の人にはありえないようなものを見たり，聞いたり，または感じたりするといった経験をしましたか？

vi. 精神運動焦燥

vii. 不安

▸ここ 2，3 日，普段よりも多くの心配や不安を感じていましたか？

viii. 全般性強直間代発作

b. **除外事項**：その症状が，他の医学的疾患による場合，または他の物質中毒または離脱を含む他の精神疾患でうまく説明される場合は，この診断を用いないこと．

c. **修飾事項**

i. 特定用語

• 知覚障害を伴う［F10.232, p.492, p.223］

4 カフェイン中毒
Caffeine Intoxication

［F15.929, p.496, p.224］

a. **包含事項**：通常 250 mg（例：沸かしたコーヒー 2〜3 杯）を超えるカフェインを摂取した直後に生じる次の徴候の少なくとも 5 つによって示される，臨床的に意味のある不適応性の行動的または心理的変化が必要である．

i. 落ち着きのなさ

▸ここ数時間，普段よりも安静にしていられなかったと感じていますか？

ii. 神経過敏

- ここ数時間，普段よりもいらだっていた，または神経質になっていたと感じていますか？

iii. 興奮

- ここ数時間，普段よりも興奮していたと感じていますか？

iv. 不眠

- ここ数時間，寝ようとしても，眠りにつくことや眠り続けることが普段よりも難しかったですか？

v. 顔面紅潮

vi. 利尿

- ここ数時間，普段よりも頻回に排尿したり，多く排尿したりしましたか？

vii. 胃腸系の障害

- ここ数時間，胸やけ，嘔気，嘔吐，または下痢を経験しましたか？

viii. 筋れん縮

- ここ数時間，普段よりも多く筋肉がぴくぴく動いていたことに気づいていますか？

ix. 散漫な思考および発語

- あなたや他の誰かが，ここ数時間，あなたの考えや話し方がまわりくどかった，またはひどく混乱していたことに気づいていますか？

x. 頻脈または心拍不整

xi. 疲れ知らずの期間

- ここ数時間，自分が使い切ることができないほどのエネルギーに満ちていたと感じていますか？

xii. 精神運動焦燥

b. **除外事項**：その症状が，他の医学的疾患による場合，または他の物質の中毒または離脱を含む他の精神疾患によってうまく説明される場合は，この診断を用いないこと．

c. **選択事項**：その人がカフェイン使用に関連する問題を経験しており，カフェイン中毒，カフェイン離脱，カフェイン誘発性不安症，またはカフェイン誘発性睡眠障害のいずれにも分類できない場合は，特定不能のカフェイン関連障害［F15.99, マp.501, 手p.226］を考慮すること．

⑤ カフェイン離脱
Caffeine Withdrawal

[F15.93, マ p.499, 手 p.225]

a. **包含事項**：長時間使用していたカフェインの中断（または減量）の24時間以内に発症する次の症状の少なくとも3つが必要である．

i. 頭痛

▶ここ1日，頭痛を経験しましたか？

ii. 著しい疲労感または眠気

▶ここ1日，極度の疲労または眠気を感じましたか？

iii. 不快気分，抑うつ気分，または易怒性

▶ここ1日，普段より元気がなかった，落ち込んでいた，またはいらだたしかったと感じていますか？

iv. 集中困難

▶ここ1日，課題や活動に集中し続けることが困難でしたか？

v. インフルエンザ様症状

▶ここ1日，インフルエンザ様症状，すなわち嘔気，嘔吐，または筋肉の痛みかこわばりを経験しましたか？

b. **除外事項**：その症状が，他の医学的疾患による場合，または他の物質の中毒または離脱を含む他の精神疾患によってうまく説明される場合は，この診断を用いないこと．

⑥ 大麻使用障害
Cannabis Use Disorder

[F12.x0, マ p.502, 手 p.226]

a. **包含事項**：大麻の問題となる使用様式で，臨床的に意味のある障害や苦痛が生じ，以下のうち少なくとも2つが12カ月以内に起こる必要がある．

i. はじめ意図していたよりも長期間にわたり，より大量の大麻を消費する

▶大麻を使用するとき，はじめのつもりよりも大量に，またはより長時間使用していることに気づいていますか？

ii. 大麻の使用を減らそうとする持続的な欲求または努力の不成功

▸大麻の使用を減量，または中止したいですか？
▸これまでに減量，または中止しようとして失敗したことがありますか？

iii. 多くの時間が費やされる
▸大麻を手に入れる，大麻を使用する，または大麻の作用から回復するのに多くの時間を費やしますか？

iv. 渇望
▸大麻を使用したいという強い欲求，または渇望がありますか？

v. 重要な役割義務を果たせない
▸大麻を使用したために，家庭，学校，または職場における重要な義務を果たせなかったことが何度もありますか？

vi. 社会的または対人関係の問題を認識しているにもかかわらず，使用を継続
▸大麻の使用によって社会的または対人関係の問題が起きている，または悪化していると思う，あるいはそれを知っているにもかかわらず，大麻を使用していますか？

vii. 大麻のため活動を放棄
▸大麻を使用したために，重要な社会的，職業的，または娯楽的活動をやめてしまったり，減らしてしまったりしたことがありますか？

viii. 危険な状況における使用
▸酩酊状態で自動車を運転する，または機械を操作するといった身体的に危険な状況でも，大麻を繰り返し使用したことがありますか？

ix. 身体的または精神的問題を認識しているにもかかわらず使用を継続
▸大麻の使用によって精神と身体に問題が起きている，または悪化していると思う，あるいはそれを知っているにもかかわらず，大麻を使用していますか？

x. 以下の<u>いずれか</u>によって定義される耐性
- 著しく増大した量
  ▸高揚感または期待する大麻の効果を得るために，これまでよりもずっと多い大麻を吸う，または摂取する必要があると思いますか？

- 著しく減弱した効果
  - ▸これまでと同じ量の大麻を使用する場合，これまでよりも効果が著しく弱いと思いますか？

xi. 次のいずれかによって定義される離脱
- 特徴的な大麻離脱症候群
  - ▸大麻の使用をやめると，離脱症状が起きますか？
- 離脱症状を軽減したり回避したりするために，同じものまたは関連する物質を摂取する
  - ▸これまでに，離脱を避けるために大麻または他の物質を使用したことがありますか？

b. **修飾事項**

i. 特定用語
- 寛解早期
- 寛解持続
- 管理された環境下にある

ii. 重症度
- 軽度［F12.10, マp.503, 手p.228］：2〜3 項目の症状が存在する場合に用いること．
- 中等度［F12.20, マp.503, 手p.228］：4〜5 項目の症状が存在する場合に用いること．
- 重度［F12.20, マp.503, 手p.228］：6 項目以上の症状が存在する場合に用いること．

c. **選択事項**：若い人が大麻の使用に関連する問題を経験しており，それが，大麻使用障害，大麻中毒，大麻離脱，大麻中毒せん妄，大麻離脱せん妄，大麻誘発性神経認知障害，大麻誘発性精神病性障害，大麻誘発性双極性障害，大麻誘発性抑うつ障害，大麻誘発性不安症，大麻誘発性性機能不全，または大麻誘発性睡眠障害として分類できない場合は，特定不能の大麻関連障害［F12.99, マp.512, 手p.230］を考慮すること．

⑦ 大麻中毒
Cannabis Intoxication

［F12.x2x, マp.508, 手p.228］

a. **包括事項**：大麻使用直後に，次の徴候または症状の少なくとも

2 つが必要である.

i. 結膜充血

ii. 食欲亢進

▸ここ数時間，普段よりずっとおなかが空いたと感じましたか？

iii. 口腔乾燥

▸ここ数時間，口の中が乾燥していたと気づいていますか？

iv. 頻脈

b. **包含事項**：臨床的に意味のある問題行動または心理的変化が必要である.

▸今回の大麻の使用を始めてから，あなたの気分，判断，他の人達と交流する能力，または時間の感覚に何らかの意味のある変化がありましたか？

▸大麻を使用しなければ生じないと思われる，問題のある行為や考えをしたことがありますか？

c. **除外事項**：その症状が，他の医学的疾患による場合，または他の物質中毒を含む他の精神疾患でうまく説明される場合は，この診断を用いないこと.

d. **修飾事項**

i. 特定用語

• 知覚障害を伴う［F12.x22, マ p.509, 手 p.229］

⑧ 大麻離脱
Cannabis Withdrawal

［F12.288, マ p.510, 手 p.229］

a. **包含事項**：大量かつ長期にわたっていた大麻使用を中止（または減量）してから 1 週間以内に生じる次の症状のうち少なくとも 3 つが必要である.

i. 易怒性，怒り，または攻撃性

▸ここ約 1 週間，普段よりもいらだっていた，または怒りっぽかった，あるいは今にも誰かに立ち向かう，または攻撃しそうであったと感じていますか？

ii. 神経質または不安

▸ここ約 1 週間，普段よりも多くの心配や不安を感じていましたか？

iii. 睡眠困難

▶ここ約１週間，睡眠を妨げる夢を見た，あるいは普段よりも眠りにつくことや眠り続けることが難しかったですか？

iv. 食欲低下，または体重減少

▶ここ約１週間，空腹をあまり感じなくなったり，体重が減少したりしましたか？

v. 落ち着きのなさ

▶ここ約１週間，普段よりも安静にしていられないと感じていましたか？

vi. 抑うつ気分

▶ここ約１週間，普段よりも元気がなかった，または落ち込んでいたと感じていますか？

vii. 身体症状

▶ここ約１週間，腹痛，振戦，発汗，発熱，悪寒，または頭痛といった，普段にはない身体の不快感がありましたか？

b. **除外事項**：その症状が，他の医学的疾患による場合，あるいは他の物質中毒または離脱を含む他の精神疾患でうまく説明される場合は，この診断を用いないこと．

⑨ フェンシクリジンまたは他の幻覚薬使用障害

Phencyclidine or Other Hallucinogen Use Disorder

[F16.x0, マpp.512, 516, 手pp.230, 232]

a. **包含事項**：フェンシクリジンまたは他の幻覚薬の問題となる使用様式で，臨床的に意味のある障害または苦痛が生じ，以下のうち少なくとも2つが12カ月以内に起こる必要がある．

i. はじめ意図していたよりも長期間にわたり大量のフェンシクリジンまたは他の幻覚薬を使用する

▶幻覚薬を使用するとき，はじめのつもりよりも大量に，またはより長期間使用していることに気づいていますか？

ii. 幻覚薬の使用を減らそうとする持続的な欲求または努力の不成功

▶幻覚薬の使用を減量，または中止したいですか？

▶これまでに幻覚薬の使用を減量，または中止しようとして失敗したことがありますか？

iii. 多くの時間が費やされる
▶幻覚薬を手に入れる，幻覚薬を使用する，または幻覚薬の作用から回復するのに多くの時間を費やしますか？

iv. 渇望
▶幻覚薬を使用したいという強い欲求，あるいは渇望がありますか？

v. 重要な役割義務を果たせない
▶幻覚薬を使用したために，家庭，学校，または職場における重要な義務を果たせなかったことが何度もありますか？

vi. 社会的または対人関係の問題を認識しているにもかかわらず使用を継続
▶幻覚薬の使用によって社会的または対人関係の問題が起きている，または悪化していると思う，あるいはそれを知っているにもかかわらず，幻覚薬を使用していますか？

vii. 幻覚薬のため活動を放棄
▶幻覚薬を使用したために，重要な社会的，職業的，または娯楽的活動をやめてしまったり減らしてしまったりしたことはありますか？

viii. 危険な状況における使用
▶幻覚薬による機能不全中に自動車を運転する，または機械を操作するといった身体的に危険な状況でも，幻覚薬を繰り返し使用したことがありますか？

ix. 身体的または精神的問題を認識しているにもかかわらず使用を継続
▶幻覚薬の使用によって精神と身体に問題が起きている，または悪化していると思う，あるいはそれを知っているにもかかわらず，幻覚薬を使用していますか？

x. 以下のいずれかによって定義される耐性
- 著しく増大した量
  ▶期待する幻覚薬の効果を得るために，これまでよりもずっと多い幻覚薬を摂取する必要があると思いますか？
- 著しく減弱した効果
  ▶これまでと同じ量の幻覚薬を使用する場合，これまでよりも効果が著しく弱いと思いますか？

b. **修飾事項**
  i. 特定用語
    - 寛解早期
    - 寛解持続
    - 管理された環境下にある
  ii. 重症度
    - 軽度［F16.10, マpp.514, 517, 手pp.232, 234］：2〜3 項目の症状が存在する場合に用いること．
    - 中等度［F16.20, マpp.514, 517, 手pp.232, 234］：4〜5 項目の症状が存在する場合に用いること．
    - 重度［F16.20, マpp.514, 517, 手pp.232, 234］：6 項目以上の症状が存在する場合に用いること．

c. **選択事項**：若い人がフェンシクリジンまたは他の幻覚薬の使用に関連する問題を経験しており，それがフェンシクリジンまたは他の幻覚薬使用障害，フェンシクリジンまたは他の幻覚薬中毒，フェンシクリジンまたは他の幻覚薬離脱，フェンシクリジンまたは他の幻覚薬中毒せん妄，フェンシクリジンまたは他の幻覚薬離脱せん妄，フェンシクリジンまたは他の幻覚薬神経認知障害，フェンシクリジンまたは他の幻覚薬誘発性精神病性障害，フェンシクリジンまたは他の幻覚薬誘発性双極性障害，フェンシクリジンまたは他の幻覚薬誘発性抑うつ障害，フェンシクリジンまたは他の幻覚薬不安症，フェンシクリジンまたは他の幻覚薬誘発性性機能不全，またはフェンシクリジンまたは他の幻覚薬誘発性睡眠障害として分類できない場合は，特定不能のフェンシクリジン関連障害または特定不能の幻覚薬関連障害［F16.99, マp.526, 手p.238］を考慮すること．

⑩ フェンシクリジンまたは他の幻覚薬中毒

Phencyclidine or Other Hallucinogen Intoxication

［F16.x29, マpp.520, 522, 手pp.234, 235］

a. **包含事項**：幻覚薬使用中もしくは直後に生じる次の徴候の少なくとも 2 つが必要である．

フェンシクリジン

  i. 垂直または水平眼振

ii. 高血圧または頻脈
iii. 知覚麻痺または痛みへの反応の低下
iv. 運動失調
v. 構音障害
vi. 筋強剛
vii. てんかん発作または昏睡
viii. 聴覚過敏

他の幻覚薬

i. 瞳孔散大
ii. 頻脈
iii. 発汗
▸幻覚薬を使用するようになってから，汗をかく量に何か変化があるようになりましたか？
iv. 動悸
▸幻覚薬を使用するようになってから，心臓の打つのがいつもより早い，強い，あるいは不規則になりましたか？
v. 霧視
▸幻覚薬を使用するようになってから，目がかすむようになりましたか？
vi. 振戦
vii. 協調運動障害
▸幻覚薬を使用するようになってから，歩いたり，その他体を動かすときに，動きをうまく合わせることが難しいと感じたことがありませんか？

b. **包含事項**：臨床的に意味のある問題的行動または心理的な変化が必要である．
▸今回の幻覚薬の使用を始めてから，気分，判断，他の人達と交流する能力，または時間の感覚に何か意味のある変化がありましたか？
▸幻覚薬を使用しなければ生じないと思われる，問題のある行為をしたり，問題となる考えをもったことはありませんか？

c. **除外事項**：その症状が，他の医学的疾患による場合，または別の物質による中毒を含む他の精神疾患でうまく説明される場合は，この診断を用いないこと．

⑪ 吸入剤使用障害
Inhalant Use Disorder

[F18.x0, ☑p.526, 手p.238]

a. **包含事項**：吸入剤の問題となる使用様式で，臨床的に意味のある障害または苦痛を生じ，以下のうち少なくとも2つが12カ月以内に起こる必要がある.

i. はじめ意図していたよりも長期間にわたりより大量の吸入剤を使用する
  ▶吸入するとき，はじめのつもりよりも吸入剤を大量に，またはより長時間使用していることに気づいていますか？

ii. 吸入剤の使用を減らそうとする持続的な欲求または努力の不成功
  ▶吸入を減らす，または中止したいですか？
  ▶これまでに吸入を減らしたり，中止しようとしたりして失敗したことがありますか？

iii. 多くの時間が費やされる
  ▶吸入剤を手に入れる，吸入剤を使用する，または吸入剤の作用から回復するのに多くの時間を費やしますか？

iv. 渇望
  ▶吸入剤を使用したいという強い欲求，または渇望がありますか？

v. 重要な役割義務を果たせない
  ▶吸入剤を使用したために，家庭，学校，または職場における重要な義務を果たせなかったことが何度もありますか？

vi. 社会的または対人関係の問題を認識しているにもかかわらず使用を継続
  ▶吸入剤の使用によって社会的または対人関係の問題が起きている，または悪化していると思う，あるいはそれを知っているにもかかわらず，吸入剤を使用していますか？

vii. 吸入剤のため活動を放棄
  ▶吸入剤を使用したために，やめてしまったり，減らしたりした重要な社会的，職業的，あるいは娯楽的活動がありますか？

viii. 危険な状況における使用
  ▶吸入剤によって高揚している間に自動車を運転する，または機械を操作するといった身体的に危険な状況でも，吸入剤を繰り返し使用したことがありますか？

ix. 身体的または精神的問題を認識しているにもかかわらず使用を継続

▸ 吸入剤の使用によって精神と身体に問題が起きている，または悪化していると思う，あるいはそれを知っているにもかかわらず，吸入剤を使用していませんか？

x. 以下のいずれかによって定義される耐性

- 著しく増大した量
  ▸ 高揚感または期待する吸入剤の効果を得るために，これまでよりも著しく多い吸入剤を使用する必要があると思いますか？
- 著しく減弱した効果
  ▸ これまでと同じ量の吸入剤を吸入する場合，これまでよりも効果が著しく弱いと思いますか？

b. 修飾事項

i. 特定用語

- 寛解早期
- 寛解持続
- 管理された環境下にある

ii. 重症度

- 軽度［F18.10, マ p.527, 手 p.240］：2～3 項目の症状が存在する場合に用いること．
- 中等度［F18.20, マ p.527, 手 p.240］：4～5 項目の症状が存在する場合に用いること．
- 重度［F18.20, マ p.527, 手 p.240］：6 項目以上の症状が存在する場合に用いること．

c. 選択事項：若い人の吸入剤の使用に関連する問題が，吸入剤使用障害，吸入剤中毒，吸入剤離脱，吸入剤中毒せん妄，吸入剤離脱せん妄，吸入剤誘発性神経認知障害，吸入剤誘発性精神病性障害，吸入剤誘発性双極性障害，吸入剤誘発性抑うつ障害，吸入剤誘発性不安症，吸入剤誘発性性機能不全，吸入剤誘発性睡眠障害として分類できない場合は，特定不能の吸入剤関連障害［F18.99, マ p.533, 手 p.241］を考慮すること．

⑫ 吸入剤中毒
Inhalant Intoxication

[F18.x29, マ p.530, 手 p.240]

a. **包含事項**：意図した，または意図しない短時間で大量の吸入剤への曝露の後に生じる以下の徴候の少なくとも2つが必要である．
   i. めまい
      ▶吸入剤を使用するようになってから，ふらついたり，倒れそうになったことがありますか？
   ii. 眼振
   iii. 協調運動障害
      ▶吸入剤を使用するようになってから，歩くときやその他動くときに，体の動きを調整することが難しいと思ったことがありますか？
   iv. ろれつの回らない会話
   v. 不安定歩行
   vi. 嗜眠
      ▶吸入剤を使用するようになってから，強い眠気を感じたり，著しく活力がなくなっていますか？
   vii. 反射の低下
   viii. 精神運動制止
   ix. 振戦
   x. 全身性の筋力低下
   xi. 目のかすみまたは複視
      ▶吸入剤を使用するようになってから，目がかすんだり，物が二重に見えたりしていますか？
   xii. 昏迷または昏睡
   xiii. 多幸症
      ▶吸入剤を使用するようになってから，精神的または身体的な高揚，あるいは激しい興奮または幸福感を感じていますか？

b. **包含事項**：臨床的に意味のある問題的行動または心理的な変化が必要である．
   ▶今回の吸入剤の使用を始めてから，気分，判断，他の人達と交流する，または時間の感覚に何か意味のある変化がありましたか？

▸吸入剤を使用しなければ生じないと思われる，問題のある行為をしたり，問題となる考えをもったことがありますか？

c. **除外事項**：その症状が，他の医学的疾患による場合，または他の物質中毒を含む他の精神疾患でうまく説明される場合は，この診断を用いないこと．

⑬ オピオイド使用障害
Opioid Use Disorder

[F11.x0, ☑p.533, 手p.241]

a. **包含事項**：オピオイドの問題となる使用形式で，臨床的に意味のある障害または苦痛を生じ，以下のうち少なくとも 2 つが 12 カ月以内に起こる必要がある．

i. はじめ意図していたよりも長期間にわたりより大量のオピオイドを使用する

▸オピオイドを使用するとき，はじめのつもりよりも大量に，より長時間使用していることに気づいていますか？

ii. オピオイドの使用を減らそうとする持続的な欲求または努力の不成功

▸オピオイドの使用を減らしたり，中止したいですか？

▸これまでにオピオイドの使用を減らす，または中止しようとして失敗したことがありますか？

iii. 多くの時間が費やされる

▸オピオイドを手に入れる，オピオイドを使用する，オピオイドの作用から回復するのに多くの時間を費やしますか？

iv. 渇望

▸オピオイドを使用したいという強い欲求，または渇望がありますか？

v. 重要な役割義務を果たせない

▸オピオイドを使用したために，家庭，学校，あるいは職場における重要な義務を果たせなかったことが何度もありますか？

vi. 社会的または対人関係の問題を認識しているにもかかわらず使用を継続

▸オピオイドの使用によって社会的または対人関係の問題が起きている，または悪化していると思う，あるいはそれを知っているにもかかわらず，オピオイドを使用していますか？

vii. オピオイドのため活動を放棄
  - ▶オピオイドを使用したために，重要な社会的，職業的，あるいは娯楽的活動をやめてしまったり減らしたことがありますか？

viii. 危険な状況における使用
  - ▶中毒状態で自動車を運転する，または機械を操作するといった身体に危険が及ぶ状況でも，オピオイドを繰り返し使用したことがありますか？

ix. 身体的または精神的問題を自覚しているにもかかわらず使用を継続
  - ▶オピオイドの使用によって精神と身体に問題が起きている，または悪化していると思う，あるいはそれを知っているにもかかわらず，オピオイドを使用していますか？

x. 以下のいずれかによって定義される耐性
  - 著しく増大した量
    - ▶高揚感または期待するオピオイドの効果を得るために，これまでよりも著しく多いオピオイドを摂取する必要があると思いますか？
  - 著しく減弱した効果（医学的管理下におけるオピオイド使用は除く）
    - ▶これまでと同じ量のオピオイドを使用する場合，これまでよりも効果が著しく弱いと思いますか？

xi. 以下のいずれかによって定義される離脱
  - 特徴的なオピオイド離脱症候群
    - ▶オピオイドの使用をやめると離脱症状が起きますか？
  - 離脱症状を軽減したり回避したりするために，オピオイドまたはそれと密接に関連する物質を摂取する
    - ▶これまでに，離脱を避けるためにオピオイドまたは他の物質を使用したことがありますか？

b. 修飾事項
  i. 特定用語
  - 寛解早期
  - 寛解持続

- 維持療法中
- 管理された環境下にある

ii. 重症度

- 軽度［F11.10, マ p.535, 手 p.243］: 2～3 項目の症状が存在する場合に用いること.
- 中等度［F11.20, マ p.535, 手 p.243］: 4～5 項目の症状が存在する場合に用いること.
- 重度［F11.20, マ p.535, 手 p.243］: 6 項目以上の症状が存在する場合に用いること.

c. **選択事項**：若い人のオピオイドの使用に関連する問題が，オピオイド使用障害，オピオイド中毒，オピオイド離脱，オピオイド中毒せん妄，オピオイド離脱せん妄，オピオイド誘発性神経認知障害，オピオイド誘発性精神病性障害，オピオイド誘発性双極性障害，オピオイド誘発性抑うつ障害，オピオイド誘発性不安症，オピオイド誘発性性機能不全，オピオイド誘発性睡眠障害として分類できない場合は，特定不能のオピオイド関連障害［F11.99, マ p.542, 手 p.246］を考慮すること.

⑭ オピオイド中毒
Opioid Intoxication

［F11.x2x, マ p.539, 手 p.244］

a. **包含事項**：オピオイドの使用直後の縮瞳と，以下の徴候の少なくとも 1 つが必要である.

i. 眠気または昏睡

ii. ろれつの回らない会話

iii. 注意または記憶の障害

b. **包含事項**：臨床的に意味のある問題的行動または心理的な変化が必要である.

▸ 今回のオピオイドの使用を始めてから，気分，判断，他の人達と交流する能力，時間の感覚に何か意味のある変化がありましたか？

▸ オピオイドを使用しなければ生じないと思われる，問題のある行為をしたり，問題となる考えをもったりしたことがありますか？

c. **除外事項**：その症状が，他の医学的疾患による場合，または他の物質中毒を含む他の精神疾患でうまく説明される場合は，この診断を用いないこと.

d. **修飾事項**

i. 特定用語

- 知覚障害を伴う［F11.x22, マp.539, 手p.244］

⑮ オピオイド離脱
Opioid Withdrawal

［F11.23, マp.540, 手p.245］

a. **包含事項**：大量かつ長期間にわたっていたオピオイド使用を中止（または減量），またはオピオイド使用期間後のオピオイド拮抗薬の投与後，数分から数日の間に生じる以下の症状の少なくとも3つが必要である.

i. 不快気分

▸この2，3日，普段よりも元気がなかった，または落ち込んでいたと感じていますか？

ii. 嘔気または嘔吐

▸この2，3日，胃の不快感や嘔気を感じたり，さらに嘔吐したりしましたか？

iii. 筋肉痛

▸この2，3日，筋肉の鈍い痛みや鋭い痛みがありましたか？

iv. 流涙または鼻漏

▸この2，3日，泣きたい感じがないのに涙が出たことに気づいていますか？

▸普段よりも鼻水が止まらない，つまり鼻から水のように流れてくることに気づいていますか？

v. 瞳孔散大，起毛，または発汗

vi. 下痢

▸この2，3日，普段より多い回数で，またはいつもより水のような便がありましたか？

vii. あくび

▸この2，3日，あくびをする回数が普段よりずっと多かったですか？

viii. 発熱

ix. 不眠

▸この 2，3 日，眠りにつくことや眠り続けることが普段より難しかったですか？

b. **除外事項**：その症状が，他の医学的疾患による場合，または他の物質の中毒または離脱を含む他の精神疾患でうまく説明される場合には，この診断を用いないこと．

⑯ 鎮静薬，睡眠薬，または抗不安薬使用障害

Sedative, Hypnotic, or Anxiolytic Use Disorder

[F13.x0, ☑p.543, 手p.246]

a. **包含事項**：鎮静薬，睡眠薬，または抗不安薬の問題となる使用様式で，臨床的に意味のある障害または苦痛を生じ，以下のうち少なくとも 2 つが 12 カ月以内に起こる必要がある．

i. はじめ意図していたよりも長期間にわたり大量の鎮静薬，睡眠薬，または抗不安薬を使用する

▸鎮静薬，睡眠薬，または抗不安薬を使用するとき，はじめのつもりよりも大量に，より長期間使用していることに気づいていますか？

ii. 鎮静薬，睡眠薬，または抗不安薬の使用を減らそうとする持続的な欲求または努力の不成功

▸鎮静薬，睡眠薬，または抗不安薬の使用を減らしたり中止したりしたいですか？

▸これまでに鎮静薬，睡眠薬，抗不安薬の使用を減量，または中止しようとしたり，失敗したりしたことがありますか？

iii. 多くの時間が費やされる

▸鎮静薬，睡眠薬，または抗不安薬を手に入れる，使用する，またはその作用から回復するのに多くの時間を費やしますか？

iv. 渇望

▸鎮静薬，睡眠薬，または抗不安薬を使用したいという強い欲求，または渇望がありますか？

v. 重要な役割義務を果たせない

▸鎮静薬，睡眠薬，または抗不安薬を使用したために，家庭，学校，または仕事における重要な義務を果たせなかったことが何度もありますか？

vi. 社会的または対人関係の問題を認識しているにもかかわ

らず，使用を継続

▶鎮静薬，睡眠薬，または抗不安薬の使用によって社会的または対人関係の問題が起きている，または悪化していると思う，あるいはそれを知っているにもかかわらず，使用していますか？

vii. 鎮静薬，睡眠薬，または抗不安薬のため活動を放棄

▶鎮静薬，睡眠薬，または抗不安薬を使用したために，重要な社会的，職業的，または娯楽活動をやめたり減らしたりしたことがありますか？

viii. 危険な状況における使用

▶薬物の使用による機能不全中に自動車を運転する，または機械を操作するといった身体的に危険な状況でも，鎮静薬，睡眠薬，または抗不安薬を繰り返し使用したことがありますか？

ix. 身体的または精神的問題を認識しているにもかかわらず使用を継続

▶鎮静薬，睡眠薬，または抗不安薬の使用によって精神と身体に問題が起きている，または悪化していると思う，あるいはそれを知っているにもかかわらず，使用していますか？

x. 以下のいずれかによって定義される耐性

- 著しく増大した量
  - ▶中毒または期待する鎮静薬，睡眠薬，または抗不安薬の効果を得るために，これまでよりも著しく多い量を使用する必要があると思いますか？
- 著しく減弱した効果
  - ▶これまでと同じ量の鎮静薬，睡眠薬，または抗不安薬を使用する場合，これまでよりも効果が著しく弱いと思いますか？

xi. 次のいずれかによって定義される離脱

- 特徴的な鎮静薬，睡眠薬，または抗不安薬離脱症候群
  - ▶鎮静薬，睡眠薬，または抗不安薬の使用をやめると離脱症状が起きますか？
- 離脱症状を軽減したり回避したりするために鎮静薬，睡眠薬，または抗不安薬と同じものまたはそれと密接に関連する物質を摂取する

▸ これまでに，離脱を避けるために鎮静薬，睡眠薬，抗不安薬，または他の物質を使用したことがありますか？

b. **修飾事項**

i. 特定用語
- 寛解早期
- 寛解持続
- 管理された環境下にある

ii. 重症度
- 軽度［F13.10, マ p.544, 手 p.249］：2〜3 項目の症状が存在する場合に用いること．
- 中等度［F13.20, マ p.544, 手 p.249］：4〜5 項目の症状が存在する場合に用いること．
- 重度［F13.20, マ p.544, 手 p.249］：6 項目以上の症状が存在する場合に用いること．

c. **選択事項**：若い人の鎮静薬，睡眠薬，または抗不安薬の使用に関連した問題が，鎮静薬，睡眠薬，または抗不安薬使用障害；鎮静薬，睡眠薬，または抗不安薬中毒；鎮静薬，睡眠薬，または抗不安薬離脱；鎮静薬，睡眠薬，または抗不安薬中毒せん妄；鎮静薬，睡眠薬，または抗不安薬離脱せん妄；鎮静薬，睡眠薬，または抗不安薬誘発性神経認知障害；鎮静薬，睡眠薬，または抗不安薬誘発性精神病性障害；鎮静薬，睡眠薬，または抗不安薬誘発性双極性障害；鎮静薬，睡眠薬，または抗不安薬誘発性抑うつ障害；鎮静薬，睡眠薬，または抗不安薬誘発性不安症；鎮静薬，睡眠薬，または抗不安薬誘発性性機能不全；鎮静薬，睡眠薬，または抗不安薬誘発性睡眠障害として分類できない場合は，特定不能の鎮静薬，睡眠薬，または抗不安薬関連障害［F13.99, マ p.553, 手 p.252］を考慮すること．

⑰ 鎮静薬，睡眠薬，または抗不安薬中毒

Sedative, Hypnotic, or Anxiolytic Intoxication

［F13.x29, マ p.549, 手 p.249］

a. **包含事項**：鎮静薬，睡眠薬，または抗不安薬使用直後に生じる次の徴候のうち 1 つが必要である．

i. ろれつの回らない会話

ii. 協調運動障害
iii. 不安定歩行
iv. 眼振
v. 認知（すなわち，注意または記憶）の障害
vi. 昏迷または昏睡

b. **包含事項**：臨床的に意味のある問題的行動または心理的な変化が必要である．
▸今回の鎮静薬，睡眠薬，または抗不安薬の使用を始めてから，あなたの気分，判断，他の人達と交流する能力，または時間の感覚に何か意味のある変化がありましたか？
▸鎮静薬，睡眠薬，または抗不安薬を使用しなければ生じないと思われる，問題のある行為をしたり，問題となる考えをもったりしたことがありますか？

c. **除外事項**：その症状が，他の医学的疾患による場合，または他の物質中毒を含む他の精神疾患でうまく説明される場合は，この診断を用いないこと．

⑱ 鎮静薬，睡眠薬，または抗不安薬離脱
Sedative, Hypnotic, or Anxiolytic Withdrawal

[F13.23x, マp.550, 手p.250]

a. **包含事項**：大量かつ長期間にわたっていた鎮静薬，睡眠薬，または抗不安薬使用を中止（または減量）してから数時間から2，3日以内に生じる以下の症状の少なくとも2つが必要である．
i. 自律神経系過活動
ii. 手指振戦
iii. 不眠
▸この2，3日，眠りにつくことや眠り続けることが普段よりも難しかったですか？
iv. 嘔気または嘔吐
▸この2，3日，胃の不快感，嘔気を感じたり，さらには吐いたりしましたか？
v. 一過性の幻視，体感幻覚，または幻聴または錯覚
▸この2，3日，自分の心が悪戯をして他人にはありえないようなものを見たり，聞いたり，または感じたりするといった

経験をしましたか？

vi. 精神運動焦燥

vii. 不安

▸この 2，3 日，普段よりも多くの心配や不安を感じていましたか？

viii. てんかん大発作

b. **除外事項**：その症状が，他の医学的疾患による場合，または他の物質中毒または離脱を含む他の精神障害でうまく説明される場合は，この診断を用いないこと．

c. **修飾事項**

i. 特定用語

• 知覚障害を伴う［F13.232, 〔マ〕p.551, 〔手〕p.250］

⑲ 精神刺激薬使用障害
Stimulant Use Disorder

［F1x.x0, 〔マ〕p.554, 〔手〕p.252］

a. **包含事項**：精神刺激薬の問題となる使用様式で，臨床的に意味のある障害または苦痛が生じ，以下のうち少なくとも 2 つが 12 カ月以内に起こる必要がある．

i. はじめ意図していたよりも長期間にわたりより大量の精神刺激薬を使用する

▸精神刺激薬を使用するとき，はじめのつもりよりも大量に，より長時間使用していることに気づいていますか？

ii. 精神刺激薬の使用を減らそうとする持続的な欲求または努力の不成功

▸精神刺激薬を減らしたり，または中止したりしたいですか？

▸これまでに精神刺激薬の使用を減量，または中止しようとして失敗したことがありますか？

iii. 多くの時間が費やされる

▸精神刺激薬を手に入れる，精神刺激薬を使用する，または精神刺激薬の作用から回復するのに多くの時間を費やしますか？

iv. 渇望

▸精神刺激薬を使用したいという強い欲求，または渇望がありますか？

v. 重要な役割義務を果たせない
  ▶精神刺激薬を使用したために，家庭，学校，または職場における重要な義務を果たせなかったことが何度もありますか？
vi. 社会的または対人関係の問題を認識しているにもかかわらず，使用を継続
  ▶精神刺激薬の使用によって社会的または対人関係の問題が起きている，または悪化していると思う，あるいはそれを知っているにもかかわらず，精神刺激薬を使用していますか？
vii. 精神刺激薬のため活動を放棄
  ▶精神刺激薬を使用したために，重要な社会的，職業的，または娯楽的活動をやめてしまったり減らしたことがありますか？
viii. 危険な状況における使用
  ▶中毒状態で自動車を運転する，または機械を操作するといった身体的に危険な状況でも，精神刺激薬を繰り返し使用したことがありますか？
ix. 身体的または精神的問題を認識しているにもかかわらず使用を継続
  ▶精神刺激薬の使用によって精神と身体に問題が起きている，または悪化していると思う，あるいはそれを知っているにもかかわらず，精神刺激薬を使用していますか？
x. 以下のいずれかによって定義される耐性
  注：この基準は医学的管理下で処方されている精神刺激薬が摂取される際には考慮されない．
  • 著しく増大した量
    ▶中毒または期待する精神刺激薬の効果を得るために，これまでよりも著しく多い精神刺激薬を使用する必要があると思いますか？
  • 著しく減弱した効果（注意欠如・多動症またはナルコレプシーを治療するための医学的管理下における精神刺激薬の使用は除く）
    ▶これまでと同じ量の精神刺激薬を使用する場合，これまでよりも効果が著しく弱いと思いますか？
xi. 以下のいずれかによって定義される離脱
  注：この基準は医学的管理下で処方されている精神刺激薬

が使用される際には考慮されない.

- 特徴的な精神刺激薬の離脱症候群
  - ▸精神刺激薬の使用をやめると離脱症状が起きますか？
- 離脱症状を軽減したり回避したりするために，同一のまたは密接に関連する物質を使用する（医学的管理下における注意欠如・多動症またはナルコレプシーを治療するための精神刺激薬の使用は除く）
  - ▸これまでに，離脱を避けるために精神刺激薬または他の物質を使用したことはありませんか？

b. **修飾事項**

i. 精神刺激薬を特定すること
- アンフェタミン型物質
- コカイン
- 他のまたは特定不能の精神刺激薬

ii. 特定事項
- 寛解早期
- 寛解持続
- 管理された環境下にある

iii. 重症度
- 軽度［F1x.10, マ p.555, 手 p.254］：2〜3 項目の症状が存在する場合に用いること.
- 中等度［F1x.20, マ p.555, 手 p.254］：4〜5 項目の症状が存在する場合に用いること.
- 重度［F1x.20, マ p.555, 手 p.254］：6 項目以上の症状が存在する場合に用いること.

c. **選択事項**：若い人の精神刺激薬の使用に関連する問題が，精神刺激薬使用障害，精神刺激薬中毒，精神刺激薬離脱，精神刺激薬中毒せん妄，精神刺激薬離脱せん妄，精神刺激薬誘発性神経認知障害，精神刺激薬誘発性精神病性障害，精神刺激薬誘発性双極性障害，精神刺激薬誘発性抑うつ障害，精神刺激薬誘発性不安症，精神刺激薬誘発性性機能不全，または精神刺激薬誘発性睡眠障害として分類できない場合は，特定不能の精神刺激薬関連障害［F1x.99, マ p.563, 手 p.258］を考慮すること.

⑳ 精神刺激薬中毒
Stimulant Intoxication

[F1x.x2x, p.560, p.255]

a. **包含事項**：精神刺激薬の使用直後に生じる次の徴候の少なくとも 2 つが起こる必要がある．

i. 頻脈または徐脈

ii. 瞳孔散大

iii. 血圧の上昇または下降

iv. 発汗または悪寒

▸ この 2，3 時間，寒気を感じたり，普段よりも多く汗をかいていましたか？

v. 嘔気または嘔吐

▸ この 2，3 時間，胃の不快感，嘔気を感じたり，嘔吐したりしましたか？

vi. 体重減少の証拠

vii. 精神運動焦燥もしくは抑制

viii. 筋無力，呼吸抑制，胸痛または不整脈

ix. 混乱，てんかん発作，ジスキネジア，ジストニア，または昏睡

b. **包含事項**：臨床的に意味のある問題的行動または心理的な変化が起こる必要がある．

▸ 今回の精神刺激薬の使用を始めてから，あなたの気分，判断，他の人達と交流する能力，または時間の感覚に何か意味のある変化がありましたか？

▸ 精神刺激薬を使用しなければ生じないと思われる，問題のある行為をしたり，問題となる考えをもったりしたことがありますか？

c. **除外事項**：その症状が，他の医学的疾患による場合，または他の物質中毒を含む他の精神疾患でうまく説明される場合は，この診断を用いないこと．

d. **修飾事項**

i. 特定用語

- 中毒性物質を特定せよ：アンフェタミン，コカイン，または他の精神刺激薬
- 知覚障害を伴う［F1x.x29, p.560, p.255］

㉑ 精神刺激薬離脱
Stimulant Withdrawal

[F1x.23, マ p.562, 手 p.256]

a. **包含事項**：大量または長期間にわたっていた精神刺激薬を中止（または減量）してから数時間から数日以内に生じる次の症状が必要である．

i. 不快気分

▸ここ 2，3 時間または 2，3 日，普段より元気がなかった，または落ち込んでいたと感じていますか？

b. **包含事項**：また次の症状の少なくとも 2 つが同時に生じていることが必要である．

i. 疲労感

▸この 2，3 時間から 2，3 日間，ひどく眠かったり疲れていたりしたと感じていますか？

ii. 鮮明で不快な夢

▸この 2，3 時間から 2，3 日間，いつになく鮮明で不快な夢を見ましたか？

iii. 不眠または睡眠過剰

▸この 2，3 時間から 2，3 日間，眠りにつくことや眠り続けることが普段より難しかったですか？

▸あるいは，普段よりも長く眠っていましたか？

iv. 食欲の亢進

▸この 2，3 時間から 2，3 日間，普段よりもずっと多く食べたかったですか？

v. 精神運動制止または焦燥

c. **除外事項**：その症状が，他の医学的疾患による場合，または他の物質の中毒や離脱を含む他の精神疾患でうまく説明される場合は，この診断を用いないこと．

d. **修飾事項**

i. 特定用語

• 中毒物質を特定すること：アンフェタミン，コカイン，他の精神刺激薬

㉒ タバコ使用障害
Tobacco Use Disorder

[xxx.x, マ p.564, 手 p.258]

a. **包含事項**：タバコの問題となる使用様式で，臨床的に意味のある障害または苦痛が生じ，以下のうち少なくとも2つが12カ月以内に起こる必要がある．

i. はじめ意図していたよりも長期間にわたりより大量のタバコを使用する
  ▸ タバコを吸うとき，はじめのつもりよりも大量に，より長時間吸っていることに気づいていますか？

ii. タバコの使用を減らそうとする持続的な欲求または努力の不成功
  ▸ タバコの使用を減らしたり，中止したりしたいですか？
  ▸ これまでにタバコの使用を減量または中止しようとして失敗したことがありますか？

iii. 多くの時間が費やされる
  ▸ タバコを手に入れる，タバコを吸う，またはタバコの作用から回復するのに多くの時間を費やしますか？

iv. 渇望
  ▸ タバコを吸いたいという強い欲求，または渇望がありますか？

v. 重要な役割義務を果たせない
  ▸ タバコを使用したために，家庭，学校，あるいは職場での重要な義務を果たせなかったことが何度もありますか？

vi. 社会的または対人関係の問題を認識しているにもかかわらず使用を継続
  ▸ タバコの使用によって社会的または対人関係の問題が起きていたり悪化したりしていると思う，あるいはそれを知っているにもかかわらず，タバコを使用していますか？

vii. タバコのため活動を放棄
  ▸ タバコを使用したために，重要な社会的，職業的，または娯楽的活動をやめてしまったり，減らしたことがありますか？

viii. 危険な状況における使用
  ▸ 寝タバコのような身体的に危険な状況でも，タバコを繰り返し使用していますか？

ix. 身体的または精神的問題を認識しているにもかかわらず使用を継続
▶タバコの使用によって精神と身体に問題が起きていたり悪化していたりしていると思う，あるいはそれを知っているにもかかわらず，タバコを使用していますか？

x. 以下のいずれかによって明らかになる耐性
- 著しく増大した量
▶期待するタバコの効果を得るために，これまでよりもずっと多いタバコを使用する必要があると思いますか？
- 著しく減弱した効果
▶これまでと同じ量のタバコを使用する場合，これまでよりも効果がひどく弱いと思いますか？

xi. 以下のいずれかによって明らかになる離脱
- 特徴的なタバコ離脱症候群
▶タバコをやめると離脱症状が起きますか？
- 離脱症状を軽減したり回避したりするために同じ物質を摂取する
▶これまでに，タバコの離脱症状を避けたり，それから逃れるためにタバコを使用したことがありますか？

b. **修飾事項**
i. 特定用語
- 寛解早期
- 寛解持続
- 維持療法中
- 管理された環境下にある

ii. 重症度
- 軽度［Z72.0, マ p.565, 手 p.260］：2〜3項目の症状が存在する場合に用いること．
- 中等度［F17.200, マ p.565, 手 p.260］：4〜5項目の症状が存在する場合に用いること．
- 重度［F17.200, マ p.565, 手 p.260］：6項目以上の症状が存在する場合に用いること．

c. **選択事項**：若い人がタバコ使用に関連する臨床的に意味のある問題を引き起こしているが特定の基準を満たさない場合は，特定不能のタバコ関連障害［F17.209, マp.570, 手p.261］を考慮すること.

㉓ タバコ離脱
Tobacco Withdrawal

[F17.203, マp.568, 手p.260]

a. **包含事項**：少なくとも数週間，毎日使用していたタバコを中止（または使用量を減少）してから 24 時間以内に生じる次の症状の少なくとも 4 つが必要である.

 i. 易怒性，欲求不満，または怒り
 ▶この 24 時間の間，普段よりもいらだっている，欲求不満である，または怒っていると感じていましたか？

 ii. 不安
 ▶この 24 時間の間，普段より多く心配や不安を感じていましたか？

 iii. 集中困難
 ▶この 24 時間の間，課題や活動に集中し続けることが困難でしたか？

 iv. 食欲増進
 ▶この 24 時間の間，普段よりも多く食べたかったですか？

 v. 落ち着きのなさ
 ▶この 24 時間の間，普段よりも安静にしていられなかったと感じていますか？

 vi. 抑うつ気分
 ▶この 24 時間の間，普段よりも元気がなかった，または落ち込んでいたと感じていますか？

 vii. 不眠
 ▶この 24 時間の間，眠りにつくことや眠り続けることが普段よりも難しかったですか？

b. **除外事項**：その症状が，他の医学的疾患による場合，または他の物質中毒や離脱を含む他の精神疾患でうまく説明される場合は，この診断を用いないこと.

㉔ 他の（または不明の）物質の使用障害

Other (or Unknown) Substance Use Disorder

[F19.x0, マ p.570, 手 p.261]

a. **包含事項**：上記の物質カテゴリーのいずれにも分類されない中毒物質の問題となる使用形式で，臨床的に意味のある障害または苦痛が生じ，以下のうち少なくとも2つが12カ月以内に起こる必要がある．

i. はじめ意図していたよりも長期間にわたりより大量の物質を摂取する
- ▸その物質を使用するとき，はじめのつもりよりも頻回に，またはより長時間使用していることに気づいていますか？

ii. 物質の使用を減らそうとする持続的な欲求または努力の不成功
- ▸その物質の使用を減らしたり，または中止したいですか？
- ▸これまでにその物質の使用を減量，または中止しようとして失敗したことがありますか？

iii. 多くの時間が費やされる
- ▸その物質を手に入れる，その物質を使用する，またはその物質の使用から回復するのに多くの時間を費やしますか？

iv. 渇望
- ▸その物質を使用したいという強い欲求，または渇望がありますか？

v. 重要な役割義務を果たせない
- ▸その物質を使用したために，家庭，学校，または職場における重要な義務を果たせなかったことが何度もありませんか？

vi. 社会的または対人関係の問題を認識しているにもかかわらず使用を継続
- ▸その物質の使用によって社会的または対人関係の問題が起きている，または悪化していると思う，あるいはそれを知っているにもかかわらず，その物質を使用していますか？

vii. その物質のため活動を放棄
- ▸その物質を使用したために，重要な社会的，職業的（学業的），または娯楽的活動をやめてしまったり減らしたことがありますか？

viii. 危険な状況における使用
  - ▶中毒状態で自動車を運転する，または機械を操作するといった身体的に危険な状況でも，その物質を繰り返し使用したことがありますか？

ix. 身体的または精神的問題を認識しているにもかかわらず使用を継続
  - ▶その物質の使用によって精神と身体に問題が起きている，または悪化していると思う，あるいはそれを知っているにもかかわらず，その物質を使用していますか？

x. 以下のいずれかによって明らかになる耐性
  - 著しく増大した量
    - ▶酩酊するまたはその物質の期待する効果を得るために，これまでよりもずっと多くその物質を摂取する必要があると思いますか？
  - 著しく減弱した効果
    - ▶これまでと同じ量のその物質を使用する場合，これまでよりも効果が著しく弱いと思いますか？

xi. 以下のいずれかによって明らかとなる離脱
  - その物質に特徴的な離脱症候群
    - ▶その物質をやめると離脱症状が起きますか？
  - 離脱症状を軽減したり回避したりするために，その物質またはそれと密接に関連する物質を摂取する
    - ▶これまで，離脱症状を避けるためにその物質また他の物質を使用したことがありますか？

b. 修飾事項

i. 特定用語
  - 早期寛解
  - 寛解持続
  - 管理された環境下にある

ii. 重症度
  - 軽度［F19.10, マ p.571, 手 p.263］：2～3 項目の症状が存在する場合に用いること．
  - 中等度［F19.20, マ p.571, 手 p.263］：4～5 項目の症状が存在する場合に用いること．

- 重度［F19.20, マ p.571, 手 p.263］：6 項目以上の症状が存在する場合に用いること．

㉕ 他の（または不明の）物質の中毒

Other (or Unknown) Substance Intoxication

［F19.x29, マ p.574, 手 p.263］

a. **包含事項**：他に記載されていない，または不明の物質を最近摂取した（または曝露された）ことによる，可逆的で物質特異的な症候群の発現

b. **包含事項**：臨床的に意味のある問題のある行動的または心理的変化が起こる必要がある．

▸ 今回の物質の使用を始めてから，気分，判断，または他の人達と交流する能力，または時間の感覚に何らかの意味のある変化がありましたか？

▸ その物質を使用しなければ生じないと思われる，問題のある行動や考えをしたことがありますか？

c. **除外事項**：その症状が，他の医学的疾患による場合，または他の物質中毒を含む他の精神疾患でうまく説明される場合は，この診断を用いないこと．

㉖ 他の（または不明の）物質の離脱

Other (or Unknown) Substance Withdrawal

［F19.239, マ p.576, 手 p.264］

a. **包含事項**：大量かつ長期間にわたっていた物質使用を中止（または減量）した直後の，物質特異的な症候群の発現

b. **包含事項**：臨床的に意味のある苦痛，または社会的，職業的，または他の重要な領域における機能の障害が必要である．

c. **除外事項**：その症状が，他の医学的疾患または他の物質離脱を含む他の精神疾患でうまく説明される場合には，この診断を用いないこと．

27 ギャンブル障害
Gambling Disorder

[F63.0, マ p.578, 手 p.266]

a. **包含事項**：臨床的に意味のある機能障害または苦痛を引き起こすに至る持続的かつ反復性の問題賭博行動で，以下の症状の少なくとも4つが少なくとも12カ月間続くことが必要である．
   i. 賭博の掛け金が増える
      ▶賭博から興奮を得たいために掛け金の額が増えていると思いますか？
   ii. 賭博をやめるといらだつ
      ▶賭博するのを減らしたりやめたりすると，いらだったり落ち着かなくなりますか？
   iii. 賭博をやめることができない
      ▶賭博するのを減らしたりやめたりすることに何度も失敗してきましたか？
   iv. 賭博に心を奪われる
      ▶賭博に心を奪われたりしていますか？
   v. 苦痛なときに賭博する
      ▶不安であったり，落ち込んでいたり，自分ではどうしようもないときに賭博をしますか？
   vi. 損失を追う
      ▶賭博で金をすった後，それを取り戻すため，別の日にまた戻ってきますか？
   vii. 嘘をつく
      ▶賭博へののめり込みを隠すために嘘をつきますか？
   viii. 人間関係を失う
      ▶賭博のために，人間関係，仕事，または機会を失ったことがありますか？
   ix. お金を借りる
      ▶賭博で引き起こされた絶望的な経済状況を免れるために，他の人にお金を貸してくれるよう頼ることがありますか？

b. **除外事項**：その賭博行動が，躁病エピソードでうまく説明される場合は，この診断を用いないこと．

c. **修飾事項**

i. 経過

- 挿話性：2 つの時点以上で診断基準に当てはまるが，ギャンブル障害の期間と期間の間に少なくとも数カ月は症状の軽快がある．
- 持続性：持続する症状を経験し，何年もの間診断基準を満たす．
- 寛解早期
- 寛解持続

ii. 重症度

- 軽度：4〜5 項目の症状が存在する場合に用いること．
- 中等度：6〜7 項目の症状が存在する場合に用いること．
- 重度：8〜9 項目の症状が存在する場合に用いること．

臨床的関与の対象となることのある他の状態

Other Conditions That May Be a Focus of Clinical Attention

マ p.709, 手 p.335

DSM-5 は，臨床的関与の対象となる，またはそれ以外の場合でも患者の精神疾患の診断，経過，予後，または治療に影響を及ぼすかもしれない他の状態や問題を含めている．これらの状態や問題は，DSM-IV-TR（米国精神医学会, 2000）ではIV 軸にコードがつけられた心理社会的・環境的問題を含むが，それらに限定されるものではない．DSM-5 の著者は，ICD-9-CM（通常，V コード）およびICD-10-CM（通常，Z コード）から抜粋した状態や問題の一覧表を提供している．第 11 章「評価尺度と代替診断システム」**表 11–3**（p.265）に記載されているICD-10 の Z コードに示される状態や問題は，それが今回の受診の理由である場合，または検査，処置，治療の必要を説明するのに役立つ場合には，コードがつけられるかもしれない．

この一覧表が提供している状態や問題は，今回の受診との関連性の有無にかかわらず，その患者の対応に影響を及ぼすかもしれない状況に関する有用な情報として診療録に記されることもある．この章で列挙された状態や問題は精神疾患ではない．これらが DSM-5 に含められた意味は，通常の診療において遭遇するかもしれない付加的な問題の広がりに注目することと，臨床家がこれらの事項を記録する際に役立つような体系化された一覧を提供することである．

第 11 章「評価尺度と代替診断システム」に，よく用いられるコードが含まれている．

第7章

DSM-5診断早見表

表 7–1　よくみられる診断の簡略版 DSM-5 基準

診断	基準/期間	症状
神経発達症群/神経発達障害群		
注意欠如・多動症/注意欠如・多動性障害	6 つ以上が 6 カ月以上，**または**	不注意：不注意な間違いをする；注意を維持することができない；聞いていないように見える；しばしば最後までやり通せない；課題を順序立てることが困難；精神的努力を嫌う；課題に必要なものをなくす；気が散りやすい；忘れっぽい
	6 つ以上が 6 カ月以上	多動性/衝動性：そわそわする；席を離れる；走る，または高いところに登る；静かにしていられない；まるでエンジンで動かされているように行動する；しゃべりすぎる；出し抜けに答えてしまう；順番を待つことができない；妨害したり考えずに行動する
知的能力障害（知的発達症/知的発達障害）	両方とも発達早期に始まる	標準化された知能検査によって確認される知的機能の欠陥；適応機能の欠陥
自閉スペクトラム症/自閉症スペクトラム障害	小児期早期に始まる 3 つすべて，**および**	対人的–情緒的相互関係の欠陥；非言語的コミュニケーション行動の欠陥；人間関係を発展させ維持することの欠陥
	2 つ以上	常同的または反復的な，会話，身体の運動，または物の使用；習慣への過度なこだわり，または変化に対する過度な抵抗；強度または対象において異常なほど，きわめて限定され執着する興味；感覚刺激に対する過敏さまたは鈍感さ
限局性学習症/限局性学習障害	困難を軽減するための介入が提供されているに**もかかわらず**，小児期に始まる 1 つ以上が 6 カ月以上	不的確な読字；読解の困難さ；綴字の困難さ；書字表出の困難さ；数に関する取得の困難さ；数学的推論の困難さ

表 7–1（つづき）よくみられる診断の簡略版 DSM-5 基準

診断	基準/期間	症状
統合失調症スペクトラム障害および他の精神病性障害群		
統合失調症	2 つが 1 カ月間以上，**および**	妄想；幻覚；まとまりのない発語；ひどくまとまりのない，または緊張病性の行動；陰性症状（少なくとも 1 つの症状は，妄想，幻覚，またはまとまりのない発語でなければならない）
	6 カ月以上	障害の持続的な徴候
統合失調感情障害	その期間の半分以上，**および**	統合失調症の基準すべて
	2 週間以上	抑うつまたは躁病エピソードも経験している
		抑うつまたは躁病エピソードを伴わない妄想または幻覚
双極性障害および関連障害群		
双極 I 型障害	両方とも 1 週間以上（または，入院している場合はいかなる期間でもよい），**および**	持続的に高揚したまたは易怒的な気分；持続的に亢進した活動または活力
	3 つ以上	躁病：自尊心の肥大，または誇大；睡眠欲求の減少；会話心迫；思考促迫；注意散漫；危険な行動
双極 II 型障害	3 つ以上が 4 日間以上	軽躁病：自尊心の肥大，または誇大；睡眠欲求の減少；会話心迫；思考促迫；注意散漫；目標指向性の活動の増加；危険な行動，「精神病または入院を**伴わない**」

（つづく）

表 7–1　(つづき) よくみられる診断の簡略版 DSM-5 基準

診断	基準/期間	症状
抑うつ障害群		
重篤気分調節症	12 カ月以上，週に 3 回以上のかんしゃく	その状況に不釣り合い，かつ発達の水準にそぐわない言語的および/または行動的に表出される，激しい繰り返しのかんしゃく発作（6 歳未満の子どもに診断できない） かんしゃく発作の間欠期の気分は，持続的な易怒性または怒りである
うつ病（DSM-5）/大うつ病性障害	1 つ以上が 2 週間以上，**および** 4 つ以上が 2 週間以上	抑うつ気分；活動への興味または喜びの喪失（快感消失） 体重減少あるいは食欲の減退；不眠または過眠；焦燥または制止；疲労感または気力の減退；過剰な罪責感；集中力の減退；死または自殺についての思考
不安症群/不安障害群		
分離不安症/分離不安障害	3 つ以上が 4 週間以上	家または養育者からの分離に対する過剰な苦痛；養育者に危害が及ぶことへの持続的な心配；養育者から分離される運の悪い出来事への過剰な心配；1 人でいることへの過剰な抵抗；家を離れて寝ることへの持続的な抵抗；分離を主題とした悪夢の反復；分離されるときの反復する身体的症状の訴え
パニック症/パニック障害	4 つ以上，**および** 1 カ月以上	動悸；発汗；身震い；息切れ感；窒息感；胸痛；嘔気；めまい；寒気；異常感覚；現実感消失；どうかなってしまうことに対する恐怖；死ぬことに対する恐怖 発作についての持続的な懸念または心配；発作に関連した意味のある行動変化

表 7-1 （つづき）よくみられる診断の簡略版 DSM-5 基準

診断	基準/期間	症状
（つづき）不安症群/不安障害群		
全般不安症/全般性不安障害	3つ以上が6カ月以上	落ち着きのなさ；疲労しやすいこと；集中困難；易怒性；筋肉の緊張；睡眠障害；状況の回避
強迫症および関連症群/強迫性障害および関連障害群		
強迫症/強迫性障害	1日1時間以上	強迫観念：反復的かつ侵入的な思考，衝動およびイメージで，その人はこれらを無視したり，強迫行為によって抑え込もうとしたりする **および/または** 強迫行為：苦痛を緩和するための繰り返しの行動または心の中の行為
心的外傷およびストレス因関連障害群		
反応性アタッチメント障害/反応性愛着障害	両方とも5歳以前に始まる	極端に不十分な養育を経験 養育者に対する情動的に引きこもった行動の一貫した様式；対人交流と情動の持続的な障害
心的外傷後ストレス障害（6歳以下）	1つ以上が1カ月以上， **および**	侵入的体験：苦痛な記憶；夢；フラッシュバック；思い出させるものに曝露された際の苦痛；生理学的反応
	2つ以上が1カ月以上， **および**	覚醒：易怒性および攻撃的爆発；過度の警戒心；過剰な驚愕；集中困難；睡眠障害
	1つ以上が1カ月以上， **または**	回避：内的な思い出させるもの；外的な思い出させるもの
	2つ以上が1カ月以上	否定的認知：陰性の情動状態；重要な活動への関心の減退；社会的な引きこもり；陽性の情動を表出することの減少

（つづく）

表 7–1 （つづき）よくみられる診断の簡略版 DSM-5 基準

診断	基準/期間	症状
（つづき）心的外傷およびストレス因関連障害群		
心的外傷後ストレス障害（6 歳を超える）	1 つ以上が 1 カ月以上, **および**	侵入的体験：苦痛な記憶；夢；フラッシュバック；思い出させるものに曝露された際の苦痛；生理学的反応
	1 つ以上が 1 カ月以上 **および**	回避：内的な思い出させるもの；外的な思い出させるもの
	2 つ以上が 1 カ月以上, **および**	否定的認知：想起不能；否定的な自己像；非難；否定的情動；参加の減退；離脱；喜びを体験できない
	2 つ以上が 1 カ月	覚醒：易怒性または攻撃的爆発；無謀さ；過度の警戒心；過剰な驚愕；集中困難；睡眠障害
食行動障害および摂食障害群		
異食症	1 カ月以上	非栄養的非食用物質を持続して食べる，それがその人の発達水準および文化的慣習にそぐわない
神経性やせ症/神経性無食欲症	3 つすべて	持続性のカロリー摂取制限；体重増加に対する強い恐怖または体重増加を妨げる持続した行動；体重または体型に関する自己認識の障害
神経性過食症/神経性大食症	両方が少なくとも週 1 回，3 カ月以上	反復する過食エピソード；体型および体重によって過度に影響を受ける自己評価 体重増加を防ぐための反復する不適切な代償行動
排泄症群		
遺尿症（5 歳以上）	週 2 回以上が 3 カ月以上	物質または他の医学的疾患によるものではないベッドまたは衣服の中への繰り返される排尿
遺糞症（4 歳以上）	月 1 回以上が 3 カ月以上	物質または他の医学的疾患によるものではない不適切な場所への繰り返される排便

表 7–1 （つづき）よくみられる診断の簡略版 DSM-5 基準

診断	基準/期間	症状
秩序破壊的・衝動制御・素行症群		
反抗挑発症/反抗挑戦性障害	4 つ以上が 6 カ月以上；5 歳未満の場合はほぼ毎日，5 歳以上の場合は少なくとも週に 1 回	しばしばかんしゃくを起こす；しばしば神経過敏またはいらいらさせられやすい；しばしば怒り，腹を立てる；しばしば大人と口論する；規則に従うこと，または権威ある人の要求にしばしば反抗する，しばしば人をいらだたせる，しばしば他の人のせいにする；意地悪または執念深い
間欠爆発症/間欠性爆発性障害	6 歳以上の人に 1 つ以上	繰り返される衝動的な（または怒りに基づく）言語面の爆発がここ 3 カ月間で週 2 回以上ある；ここ 12 カ月間で 3 回以上，所有物を損傷したり，動物や他の人を負傷させるような衝動的な（または怒りに基づく）行動上の爆発がある
素行症/素行障害	過去 12 カ月間に 3 つ以上，**および** 過去 6 カ月間に 1 つ以上	しばしば他人をいじめ，脅迫する；しばしば取っ組み合いの喧嘩を始める；凶器の使用；人に対する身体的な残酷さ；動物に対する身体的な残酷さ；被害者の面前での盗み；性行為の強要；損害を与えるために故意に放火する；故意に所有物を破壊する；他人の住居や車への侵入；好意を得たり，または義務から逃れるためしばしば嘘をつく；多少価値のある物品を盗む；許可なく夜間に外出する；一晩中，家を空ける；しばしば学校を怠ける

出典：米国精神医学会, 2013

第 III 部

診断ツールと臨床ガイダンス

第8章

鑑別診断のための段階的解決法

診断は面接の結果であることは当然であるが，面接者は人の苦痛の本質を調べているのだから，よき面接者は単なる診断にとどまらないで，さらに仮説を生み出すべきである（Feinstein, 1967）．これらを調べるとき，その可能性は多様である．マニュアル全体がDSM-5の鑑別診断を教えるために特別に考案されている（First, 2014）が，以下に述べる子どもと青年における鑑別診断を行う7段階の一般的方法を概観することは有用である．臨床的決定を下す際に，これらの手順を踏むことは精神的苦痛の考えられる原因の1つひとつを検討するために役立つ．

第1段階：その徴候と症状がどの程度意図的に作り出されているか考慮すること

精神医学的な症状や徴候を患者が正直に報告することが診断や治療計画を作成するための真の基盤であるため，患者が意図的に所見を作り出していないか，常に検討すること．正直な報告は治療同盟を強化する一方，不正直な報告は治療同盟を弱める．意図的に作り出された所見が，学校や仕事の休暇や介護人の変更といった明らかな外的利得と関連している場合は，詐病の可能性を考慮すること．詐病は他の医学的疾患および精神疾患の診断に付随しうることを念頭におかねばならない．

意図的に作り出された所見が，病気または障害とみられたいという欲求と関連している場合は，作為症を考慮すること．

患者はまた，葛藤を解決するため，自分の機能不全を正当化するため，または援助を確保しようとして，無意識に徴候や症状を作り出しうる．これらの状況においては身体症状症および関連症群の1つを考慮すること．

第 2 段階：その徴候や症状が発達上の問題または段階とどの程度関連しているか考慮すること

年少の子どもを十分に評価する場合は，その評価は本書の範囲を超えた技術である定式化された発達評価を含めるべきである．しかし，年長の子ども，青年，および成人を面接しているときでさえ，患者の発達段階がその人の年齢，背景，および教育段階から期待される発達段階とかなり異なる場合があることを考慮すべきである（第 12 章「発達の里程標」p.271 に要約）．社会的関係の履歴を詳細にみれば，その人の現在の行動が普段の行動とどう関連するかについての理解が得られるだろう．短い面接の中でも，患者がどのようにコミュニケーションを行い行動するかを観察し，患者のコミュニケーションと行動がその年齢，文化，および教育に対して適切であるものと比較することは有用である．この分離を観察した場合は，以下の可能性を考慮すること．

- 患者は特定の出来事に反応して一過性の退行を示している．
- 患者は未熟な防衛機制を用いていて，それがある種のパーソナリティ特性またはパーソナリティ障害を示唆している．
- 患者は特定の人間関係において，発達上の問題を経験している．
- 患者は発達の遅れまたは知的な障害がある．

第 3 段階：その徴候や症状がどの程度養育者との葛藤と関連しているか考慮すること

人間は，哲学者の Alasdair MacIntyre の言葉によると，「保護と養育のための特定の他者」に依存しているため，「依存的理性的動物」である（MacIntyre, 2012）．この依存関係は，子どもや青年にとって重要である．能力，年齢，発達，障害，または気質によって，子どもや青年は両親や仲間を養育者として頼っている．養育者は子どもや青年を助けたり傷つけたりすることがある．子どもや青年を評価するときには，直接的にあるいは移行対象を通して，その人が自分の人生における養育者についてどのように話すか（あるいは話さないか）を観察すること．観察する場合には，以下の可能性を考慮すること．

- 養育者と患者との間にはコミュニケーションの困難あるいは文化的な違いがある．
- 養育者が患者にうまく適合していない．
- 養育者が患者に，虐待，ネグレクト，または他の危害を加えている．

第４段階：その徴候と症状がどの程度物質と関連しているか考慮すること

人が使用し誤用する物質の多様性は，物質使用の臨床的影響と同様に著しい．物質の使用，中毒，および離脱の間に，人は精神的な苦痛を経験することがある．患者の苦痛の原因を調べるときは，処方薬，市販薬，そして漢方薬のほかに乱用薬を常に考慮すること．意図的および意図的でない両方の物質摂取について質問すること．人はよく自分の物質使用を過少に報告する．したがって，以下の可能性を考慮すること．

- 物質がその患者の精神医学的な徴候と症状，つまり物質・医薬品誘発性精神疾患を直接的に引き起こす．
- 患者は精神疾患とその結果のために物質を使用する．
- 患者は物質を使用し，精神医学的な徴候と症状を経験するが，その物質使用とその徴候・症状は無関係である．

第５段階：その徴候と症状がどの程度他の医学的疾患と関連しているか考慮すること

患者は，精神医学的な徴候と症状に似た他の医学的疾患を呈することがある．時にこれらの所見を伴う症候は，ある医学的疾患の他の徴候に先立って起こる前哨的事象となる．逆に，他の医学的疾患の症候の数年後に，精神医学的な徴候と症状を呈するかもしれない．他の医学的疾患が精神疾患に関連しているかもしれない手がかりには，非定型的な症候，異常な発症年齢，異常な経過が含まれる．以下のような可能性を考慮すべきである．

- 他の医学的疾患が，患者の精神医学的な徴候と症状を直接的に変化させる．
- 他の医学的疾患が，心理的機序を介して，その患者の精神医学的な徴候と症状を間接的に変化させる．
- 他の医学的疾患に対する治療が，その患者の精神医学的な徴候と症状を直接的に変化させる．
- その患者の精神疾患またはその治療が，他の医学的疾患を引き起こす，または悪化させる．
- その患者は精神疾患と他の医学的疾患をもっているが，それらには因果関係はない．

第 6 段階：その徴候や症状がどの程度精神疾患に関連しているか考慮すること

「正常」というものは，文化集団や発達段階によって異なる，広範囲の行動や思考にわたるものである．DSM-5 によれば，精神疾患とは「精神機能の基盤となる心理学的，生物学的，発達過程の機能低下を反映する個人の認知，情動制御，または行動における臨床的に意味のある症候群」（米国精神医学会, 2013, p.20）である．診断とは，予後，望ましい治療法，および想定される転帰に役立つ情報を生み出すやり方で，苦痛を有する人の体験を分類することを可能にする情報の要約である．DSM-5 は簡潔第一の原則に努めているが，診断は相互排他的ではないため，以下のような可能性を考慮すること．

- 状態 A が患者を状態 B に罹患しやすくする可能性で，逆もまた同様
- 遺伝的素因といった基礎状態が，患者を状態 A と B の両方に罹患しやすくする可能性
- 報酬系の変化といった修飾因子が，患者の状態 A および B に対する罹患感受性に影響する可能性
- 状態 A と B は診断システムで人工的に分離された，より複雑

な単一の症候群の一部分である可能性
- 状態 A と B の関係が，診断基準の重複によって人工的に強調されている可能性
- 状態 A と B の併存は偶然である可能性

第 7 段階：精神疾患が存在しないことを考慮すること

患者の症状と徴候が特定の精神疾患の基準を満たさないが，臨床的に意味のある苦痛または機能の障害を引き起こしている場合は，別の可能性を考慮すること．苦痛や機能の障害が，同定可能な心理社会的ストレス因に対する不適応反応として出現した場合は，適応障害を考慮すること．患者の症状がストレス因に続発するものではない場合は，他の特定される診断（患者の経験が特定の診断基準を満たさない理由を特定したい場合），または特定不能の診断（患者の経験が特定の診断基準を満たさない理由を特定しない場合）を検討し，または精神疾患の診断がまったくない可能性を考慮すること．結局，正常と異常との境界は，経験に基づいた判断の訓練を通して最終的に決定されるものである．

第9章

精神状態検査：精神医学用語集

身体検査が通常頭からつま先に展開していくのとまったく同じように，精神状態検査は子どもや青年の外見から始まり徐々に内面に進んでいく．これらの体験を記述するために，臨床医は専門用語を用いる．総合的な精神医学用語集は，他所から利用可能である（Shahrokh ら，2011）．以下の一覧表には，精神状態検査において使用される，より専門的な用語のいくつかの簡単な定義と，所見を整理する方法が含まれている．

精神状態検査

外見 appearance

その人の衣服，清潔さ，体型，姿勢，年齢にふさわしい外見の妥当性，視線を合わせ維持する能力に注意すること．

行動 behavior

いかなるわざとらしさ（目標指向的行動の一部として不必要な行動），常同症（目標指向的でない行動），チック（不随意，反復性，非律動性の運動または発声），姿勢保持（ある姿勢をとりそれを維持する），蠟屈症（受動運動に対する四肢の抵抗）の存在，カタレプシー（どんな姿勢でも保持する），振戦，焦燥，精神運動制止，あるいは錐体外路症状または遅発性ジスキネジアの徴候も記載すること．面接の間のその人の社交性の能力について言及すること．

発語 speech

速度，音程，リズム，声量，全般的な質，および応答潜時の存在（質問に答える前の数秒間の休止）を記載すること．

情動 emotion

性質，種類，安定性，範囲，強度，その人の情動状態の適切さを記載すること．その人の気分，持続する情動状態，および感情（すなわち，情動の表現である観察可能な行動）を記載すること．

思考過程 thought process

その人がどのように考えるか記載し，正常，迂遠（不必要に詳細を語るが最終的には質問に答える），接点のなさ（別の話題に向かう前に質問にはふれるだけ）から，弛緩（質問に関係のない答えをする），観念奔逸（非論理的な一連の連想を形成する），言葉のサラダ（でたらめに言葉を使用する）に及ぶ連合弛緩のいかなる証拠にも注意すること．加えて，注意散漫（外部刺激によって注意が容易に逸れる），脱線（考えが互いに混ざり合う），保続，語唱（短い言葉を緩慢に繰り返す），反響言語（他者の言葉や発言の繰り返し），言語新作（言葉の創作），音連合（単に音で選んだ言葉），頭韻，会話心迫（発語量が増加し，早口で，多くは大声で遮ることが困難），応答潜時の短縮（質問を終える前に答える），応答潜時の延長，会話の貧困，途絶（一連の思考の途中における突然の中断），緘黙（発語がない），失声（ささやき声かしわがれ声でしか話せない）を観察すること．

思考内容 thought content

自分または他の人に危害を加えようとする観念，意図または計画の存在を含め，その人の話す内容に言及すること．恐怖症（強烈で不合理な恐怖）；強迫観念（考えを支配する思考，心象，または欲求）；強迫行為（ある行為をするよう駆り立てる衝動）；幻覚（刺激のない知覚）；錯覚（実際の刺激の誤知覚）；妄想（その人の文化や宗教の一部でない不変で強固な誤った信念）；迫害；パラノイア；罪悪感；受動性；および関係念慮（無関係な刺激が，その人に直接関係しているという知覚）．

認知および知的資源 cognition and intellectual resources

その人の見当識，近時および遠隔記憶，計算能力，および抽象化する能力，ことわざを解釈する能力を観察すること．その人の面接中の衝動を制御する能力について言及すること．わかれば，その人の IQ や学習方法について言及すること．

判断および洞察 judgement and insight

自身の問題について否定または肯定している場合には特に，自身の困難さへの洞察の程度について観察し言及すること．精神状態検査で評価される判断能力は，その人の現在の状態と発達年齢の両方に関連する意思決定の妥当性に言及する．

第10章

DSM-5評価尺度の抜粋

DSMの本文は聖書のように不変であるという一般的な評価とは対照的に，科学が要求するように更新していく計画に従ってこのマニュアルは絶えず改訂される対象である，とDSM-5（米国精神医学会, 2013）の著者らは述べている．この約束は，DSMが現在の臨床使用のための実用的なテキストであるという方向づけを再確認させる（Kinghorn, 2011）．DSM-5の実用主義はそれを後継するものの計画にまで及んでいる．DSM-5の著者らは，第Ⅲ部「新しい尺度とモデル」にいくつかの評価の道具尺度，評価尺度，および代替診断をとり入れた．総括すれば，DSMは診断システムとして，現在使用するための，また将来可能性のある価値ある道具の両方を含めて構成されている．

現在，DSM-5の本文は精神疾患のカテゴリーモデルを維持している．症状の有無に基づいてある人に精神疾患があるのかないのかというカテゴリーモデルは，DSM-Ⅲで初めて導入され，精神疾患をもつ人を治療したり研究したりするさまざまな治療者や研究者をまとめる能力があることが広く認識されている（米国精神医学会, 1980）．

カテゴリーモデルの大きな成果は，診断の信頼性（すなわち，異なる治療者が特定の1人に対して同じ診断で一致するという能力）である．カテゴリーモデルの1つの短所は，診断の妥当性（すなわち，正確な診断を下すための治療者の能力）に限界があるということである（Kendell と Jablensky, 2003）．

DSM-5の第Ⅲ部の各道具は，さまざまな方法で，精神疾患の診断の信頼性および妥当性を改善しようと試みている．これらの道具は多様だが，われわれは，すべての尺度は治療者が特定の患者について診断基準を個別化できる方法であるものと認めている．

本章では，これらの尺度を子どもおよび青年の臨床診療への補助として紹介する．

レベル 1 およびレベル 2 横断的症状尺度

ほとんどの人は精神的苦痛に対して，まずは知り合いの誰かに助けを求めるだろう．医療においては，これは通常，医師，看護師，スクールカウンセラーまたは他の専門家であって，その人達の主要な役割または専門は精神保健サービスを提供することではない．実際，大部分の精神保健医療は，一次医療の治療者の診察室で行われる．これらの治療者が受けた精神保健の訓練と，彼らが提供する精神保健医療の量との隔たりに応えるため，DSM-5 は一次医療または精神保健の現場で用いられるスクリーニングの道具を提供している．これらの簡単で，読みやすく，紙に印刷された道具は，受診前に患者または患者をよく知っている人に記入させることができる．この道具は，この章，DSM-5 の第 III 部，およびオンライン（www.psychiatry.org/dsm5）で利用可能である．これらは，追加の許可なしに，臨床および研究用の評価のために複製，使用が可能である．

各道具は最近の症状についての一連の短い質問からなる．例えば，「この 2 週間，あなたのお子さんはどの程度（またはどのくらいの頻度）怒りっぽかったり，かんしゃくを起こしたりしていましたか？」．これらのスクリーニングのための質問は診断のための中核症状を評価する．患者およびその養育者は，5 段階スケール：なし（0），わずか（1），軽度（2），中等度（3），重度（4）で，各症状につき，どれくらい自分を悩ませているかを評価する．各道具は簡単に点数化できるように作られている．ある患者がいずれかの領域で臨床的に意味のある問題を報告する場合は，より詳細な評価の道具を考慮すべきである．この例においては，怒りを評価する道具であろう．

DSM-5 には階層的なスクリーニング道具が含まれている．前の段落で記載された最初の評価は「レベル 1 横断的症状尺度」で，評価を求める本人，または子どもや青年の養育者が最初の評価に先立って記入する．6〜17 歳の子ども用（6 歳以下の子ども用の版はない）は 12 の領域を評価する 25 個の質問を含み，子どもまたは青年が自分で，またはその養育者が記入する形で使用できる．「レベル 1 横断的症状尺度」でスクリーニングされる症状領域のすべてではないがそのほとんどについて，怒り，不安，抑うつ，不注意，躁状態，反復思考と行動，睡眠障害，身体症状，物質使用を含む特定の関心領域別の「レベル 2 横断的症状尺度」が利用可能である．

レベル 1 と 2 の評価を用いる場合，治療者が現在の問題を同定し特徴づける手助けとなりうる．しかし，それらは初回評価後に別の潜在的利益をもつ．つまり，治療反応や回復までの過程の測定に役立つ．DSM-5 は，患者の初回評価の際に，その一部としてこれらの「レベル 2 横断的症状尺度」を用いて基準線を確定すること，次にその改善を評価するため定期的に同じ評価を再施行するよう提案している．これらの尺度は，診断よりも次元を評価するものであって，特定の診断を同定する確からしさの程度を知るために考案されたものではないことを意味する．これらの強みは，統合失調症をもつ患者の精神病症状に加えて，抑うつ症状のような異なる症状領域を追跡できるようになることである．

これらの横断的評価の系統的使用は，患者の症状における意味のある変化を感知させ，治療計画に対する測定可能な転帰を提供するだろう．また，これらは研究者に現在の診断システムの欠陥を気づかせるかもしれない．

参考までに，**図 10–1** と**図 10–2** に，レベル 1 の道具として，子どもおよび養育者による評価版を提示する．

レベル 1 の道具を使用する治療者は，不注意，精神病症状，物質使用，および自殺念慮/自殺企図の一見わずかな問題に思われる報告をさらに探索するよう推奨される．他の領域では，治療者はより高いレベルの重症度（軽度または数日）またはそれ以上で特定される症状を探索するよう推奨される．レベル 2 の尺度は www.psychiatry.org/practice/dsm/dsm5/online-assessment-measures で簡単に利用できる．提案されたレベル 2 の尺度は**表 10–1** に記載されている．

名前：＿＿＿＿＿＿＿＿　年齢：＿＿　性別：□男性 □女性　日付：＿＿＿＿

指示事項：以下の各項目は，あなたが悩まされているかもしれない問題について質問するものです．以下の質問について，あなたが**この 2 週間**で，どの程度（また，どのくらいの頻度）各項目の問題で悩まされていましたか？ 最も当てはまる数字に○をつけてください．

		この 2 週間，あなたはどの程度（またはどのくらいの頻度で）…	**なし** まったくない	**わずか** まれ，1 日または 2 日以内	**軽度** 数日程度	**中等度** 半数以上の日数	**重度** ほとんど毎日	**領域内最高得点**（評定者用）
I.	1.	腹痛，頭痛，その他あちこちの痛みについて悩まされましたか？	0	1	2	3	4	
	2.	健康や病気になることを心配していましたか？	0	1	2	3	4	
II.	3.	入眠できない，途中で起きる，または起きるのが早すぎることに悩まされましたか？	0	1	2	3	4	
III.	4.	授業や宿題，読書，ゲームをしているときに集中することができないことに悩まされましたか？	0	1	2	3	4	
IV.	5.	以前楽しかったものが，楽しめなくなっていましたか？	0	1	2	3	4	
	6.	何時間も悲しんでいたり憂うつになりましたか？	0	1	2	3	4	

図 10–1　DSM-5 レベル 1 横断的症状尺度・自己記入版—11～17 歳の子ども用

		この 2 週間，あなたはどの程度（またはどのくらいの頻度で）…	なし	わずか	軽度	中等度	重度	領域内最高得点
V. & VI.	7.	普段に比べて，いらいらしたりすぐむっとなるように感じましたか？	0	1	2	3	4	
	8.	怒りっぽかったり，かんしゃくを起こしたりしていましたか？	0	1	2	3	4	
VII.	9.	普段に比べ，いろいろなことの計画を始めたり，危険なことをしたりしましたか？	0	1	2	3	4	
	10.	普段に比べ，睡眠時間が短くなっているものの，まだ十分元気でしたか？	0	1	2	3	4	
VIII.	11.	くよくよしたり，不安に感じていたり，怯えていたりしましたか？	0	1	2	3	4	
	12.	物事を心配せずにはいられなくなっていましたか？	0	1	2	3	4	
	13.	本当はしたいことやすべきことが，自分をいらいらさせるので，できなくなっていましたか？	0	1	2	3	4	

図 10–1 （つづき）DSM-5 レベル 1 横断的症状尺度・自己記入版—11～17 歳の子ども用

	この 2 週間，あなたはどの程度（またはどのくらいの頻度で）…		なし	わずか	軽度	中等度	重度	領域内最高得点
Ⅸ.	14.	そこに誰もいないのに声が聞こえましたか？—自分のことを言われたり，こうしなさいと指示されたり，悪口を言われたり	0	1	2	3	4	
	15.	完全に目が覚めているのに，何かまぼろしを見ましたか？—他の人には見えないものや人が見えたり	0	1	2	3	4	
Ⅹ.	16.	自分が何か悪いことをしたり，自分または他人に悪いことが起こったりするのではないかという考えが頭に繰り返し浮かびましたか？	0	1	2	3	4	
	17.	ドアに鍵をかけたか，ストーブを消したかというような，ある特定のものを何度も何度も確認する必要性を感じましたか？	0	1	2	3	4	
	18.	触るものが汚れている，ばい菌がついている，毒があるなど，大変心配していましたか？	0	1	2	3	4	

図 10–1　（つづき）DSM-5 レベル 1 横断的症状尺度・自己記入版—11～17 歳の子ども用

<table>
<tr><th></th><th colspan="2">この 2 週間，あなたはどの程度（またはどのくらいの頻度で）…</th><th>なし</th><th>わずか</th><th>軽度</th><th>中等度</th><th>重度</th><th>領域内最高得点</th></tr>
<tr><td>X.</td><td>19.</td><td>悪いことが起こらないよう，数を数えたり，特別なことを言ったりして，物事を決まった手順でやらなければならないと感じていましたか？</td><td>0</td><td>1</td><td>2</td><td>3</td><td>4</td><td></td></tr>
<tr><td></td><td colspan="7">この 2 週間に，あなたは…</td><td></td></tr>
<tr><td>XI.</td><td>20.</td><td colspan="3">アルコールの入った飲み物（ビール，ワイン，蒸留酒など）を飲みましたか？</td><td>□はい</td><td colspan="2">□いいえ</td><td></td></tr>
<tr><td></td><td>21.</td><td colspan="3">紙巻タバコ，葉巻，パイプ，嚙みタバコ，嗅ぎタバコなどを吸いましたか？</td><td>□はい</td><td colspan="2">□いいえ</td><td></td></tr>
<tr><td></td><td>22.</td><td colspan="3">大麻，コカイン・クラック，クラブ薬物（エクスタシーなど），幻覚薬（LSD など），ヘロイン，吸入剤または有機溶剤（接着剤など），またはメタンフェタミン（スピードなど）の薬物を使用しましたか？</td><td>□はい</td><td colspan="2">□いいえ</td><td></td></tr>
<tr><td></td><td>23.</td><td colspan="3">医師の処方箋なしで何か医薬品〔例：鎮痛薬（アセトアミノフェンなど），精神刺激薬（メチルフェニデートなど），鎮静薬・安定薬（睡眠薬やジアゼパムなど），またはステロイド〕を使用して高揚したりまたは気分を変えましたか？</td><td>□はい</td><td colspan="2">□いいえ</td><td></td></tr>
<tr><td>XII.</td><td>24.</td><td colspan="3">この 2 週間に，自殺したいと考えたことがありますか？</td><td>□はい</td><td colspan="2">□いいえ</td><td></td></tr>
<tr><td></td><td>25.</td><td colspan="3">今まで，自殺を企てたことがありますか？</td><td>□はい</td><td colspan="2">□いいえ</td><td></td></tr>
</table>

図 10–1 （つづき）DSM-5 レベル 1 横断的症状尺度・自己記入版—11～17 歳の子ども用

子どもの名前：＿＿＿＿＿　年齢：＿＿　性別：□男性 □女性　日付：＿＿＿＿

子どもとの関係：＿＿＿＿＿＿＿＿＿＿＿＿＿＿＿＿＿＿＿＿

指示事項（親/保護者のみなさまへ）：以下の各項目は，あなたのお子さんが悩まされているかもしれない問題についてお尋ねするものです．以下の各項目について，あなたのお子さんがこの 2 週間で，どの程度（またはどのくらいの頻度）悩まされていましたか？ 最も当てはまる数字に○をつけてください．

	この 2 週間，あなたのお子さんはどの程度（またはどのくらいの頻度で）…		**なし** まったくない	**わずか** まれ，1 日または 2 日以内	**軽度** 数日程度	**中等度** 半数以上の日数	**重度** ほとんど毎日	**領域内最高得点**（評定者用）
I.	1.	腹痛，頭痛，その他あちこちの痛みについて訴えていましたか？	0	1	2	3	4	
	2.	健康や病気になることが心配だと話していましたか？	0	1	2	3	4	
II.	3.	睡眠の問題はありましたか？——つまり，寝つきが悪い，途中で起きる，あるいは起きるのが早すぎるなど	0	1	2	3	4	
III.	4.	授業や宿題，読書，ゲームをするときに注意を集中することに問題はありましたか？	0	1	2	3	4	
IV.	5.	以前楽しかったものが，楽しめなくなっていましたか？	0	1	2	3	4	

図 10–2　親/保護者の評価による DSM-5 レベル 1 横断的症状尺度—6～17 歳の子ども用

		この 2 週間，あなたのお子さんはどの程度（またはどのくらいの頻度で）…	なし	わずか	軽度	中等度	重度	領域内最高得点
Ⅳ.	6.	何時間も悲しんでいたり憂うつに見えたりしましたか？	0	1	2	3	4	
Ⅴ. & Ⅵ.	7.	普段に比べて，いらいらしたりすぐむっとなるように見えましたか？	0	1	2	3	4	
	8.	怒りっぽかったり，かんしゃくを起こしたりしていましたか？	0	1	2	3	4	
Ⅶ.	9.	普段に比べ，いろいろなことの計画を始めたり，危険なことをしたりしましたか？	0	1	2	3	4	
	10.	普段に比べ，睡眠時間が短くなっているものの，まだ十分元気に見えますか？	0	1	2	3	4	
Ⅷ.	11.	くよくよしている，不安を感じている，または怯えていると言っていましたか？	0	1	2	3	4	
	12.	物事を心配せずにはいられなくなっている様子ですか？	0	1	2	3	4	

図 10–2　（つづき）親/保護者の評価による DSM-5 レベル 1 横断的症状尺度—6〜17 歳の子ども用

	この 2 週間，あなたのお子さんはどの程度（またはどのくらいの頻度で）…		なし	わずか	軽度	中等度	重度	領域内最高得点
Ⅷ.	13.	本当はしたいことやすべきことが，自分をいらいらさせるので，できなくなっていると言っていましたか？	0	1	2	3	4	
Ⅸ.	14.	そこに誰もいないのに声が聞こえると言っていましたか？―自分のことを言われたり，こうしなさいと指示されたり，悪口を言われたり	0	1	2	3	4	
	15.	完全に目が覚めているのに，何かまぼろしを見たと言っていましたか？―他の人には見えないものや人が見えたり	0	1	2	3	4	
Ⅹ.	16.	自分が何か悪いことをしたり，自分または他人に悪いことが起こったりするのではないかという考えが頭に繰り返し浮かぶと言っていましたか？	0	1	2	3	4	

図 10–2　（つづき）親/保護者の評価による DSM-5 レベル 1 横断的症状尺度―6～17 歳の子ども用

	この 2 週間，あなたのお子さんはどの程度（またはどのくらいの頻度で）…		なし	わずか	軽度	中等度	重度	領域内最高得点
X.	17.	ドアに鍵をかけたか，ストーブを消したかというような，ある特定のものを何度も何度も確認する必要があると言っていましたか？	0	1	2	3	4	
	18.	触るものが汚れている，ばい菌がついている，毒があるなど，大変心配している様子でしたか？	0	1	2	3	4	
	19.	悪いことが起こらないよう，数を数えたり，特別なことを大声で言ったりして，物事を決まった手順でやらなければならないと言っていましたか？	0	1	2	3	4	

図 10–2 （つづき）親/保護者の評価による DSM-5 レベル 1 横断的症状尺度—6～17 歳の子ども用

	この **2 週間**，あなたのお子さんは…					
XI.	20.	アルコールの入った飲み物（ビール，ワイン，蒸留酒など）を飲みましたか？	□はい	□いいえ	□わからない	
	21.	紙巻タバコ，葉巻，パイプ，噛みタバコ，嗅ぎタバコなどを吸いましたか？	□はい	□いいえ	□わからない	
	22.	大麻，コカイン・クラック，クラブ薬物（エクスタシーなど），幻覚薬（LSD など），ヘロイン，吸入剤または有機溶剤（接着剤など），またはメタンフェタミン（スピードなど）の薬物を使用しましたか？	□はい	□いいえ	□わからない	
	23.	医師の処方箋なしで何か医薬品〔例：鎮痛薬(アセトアミノフェンなど)，精神刺激薬（メチルフェニデートやアンフェタミンなど），鎮静薬・安定薬（睡眠薬やジアゼパムなど），ステロイド〕を使用しましたか？	□はい	□いいえ	□わからない	
XII.	24.	**この 2 週間**に，自殺したいと言ったことはありませんか？	□はい	□いいえ	□わからない	
	25.	今まで，自殺を企てたことはありませんか？	□はい	□いいえ	□わからない	

図 10–2　（つづき）親/保護者の評価による DSM-5 レベル 1 横断的症状尺度—6～17 歳の子ども用

表 10–1 DSM-5 レベル 1 横断的症状尺度・自己記入版—11〜17 歳の子ども用：各領域，追加情報の聴取を必要とする閾値，および関連する DSM-5 レベル 2 評価尺度

領域	領域名	追加情報の聴取を必要とする閾値	オンラインで利用可能な DSM-5 レベル 2 横断的症状尺度
I.	身体症状	軽度以上	レベル 2：身体症状：11〜17 歳の子ども〔患者健康質問票–15（PHQ-15）身体症状重症度〕
II.	睡眠の問題	軽度以上	レベル 2：睡眠障害：11〜17 歳の子ども（PROMIS 睡眠障害，短縮版）[a]
III.	不注意	わずか以上	なし
IV.	抑うつ	軽度以上	レベル 2：抑うつ：11〜17 歳の子ども（PROMIS 情動的苦痛—抑うつ—小児の項目集）
V.	怒り	軽度以上	レベル 2：怒り：11〜17 歳の子ども（PROMIS 情動的苦痛—目盛つき怒り尺度—小児）
VI.	易怒性	軽度以上	レベル 2：易怒性：11〜17 歳の子ども〔情動反応性指数（ARI）〕
VII.	躁状態	軽度以上	レベル 2：躁状態：11〜17 歳の子ども〔アルトマン自己評価躁病尺度（ASRM）〕
VIII.	不安	軽度以上	レベル 2：不安：11〜17 歳の子ども（PROMIS 情動的苦痛—不安—小児の項目集）
IX.	精神病症状	わずか以上	なし
X.	反復思考と行動	軽度以上	レベル 2：反復思考と行動：11〜17 歳の子ども〔子どものフロリダ強迫症状調査（FOCI）重症度尺度より採用〕
XI.	物質使用	はい/わからない	レベル 2：物質使用：11〜17 歳の子ども（NIDA-ASSIST 改訂版より採用）
XII.	自殺念慮/自殺企図	はい/わからない	なし

[a]：子どもについて，PROMIS 研究グループからは妥当性が確認されていないが，DSM-5 実地試行で，子どもの情報提供者による試験・再試験の信頼性は十分であることがわかっている．

文化的定式化面接

DSM-5 の著者らが診断体系を改善しようとするもう 1 つの方法は，精神的な苦痛および疾患の文化特異性に関心を向けることである．病気や健康の文化的理解について患者や養育者に尋ねることは，患者の関連情報を集める間に治療同盟を築き上げる有効な方法である（Lim, 2015）．加えて，文化的な評価を行うことは診断を個別化し，その正確さを高める（Bäärnhielm と Scarpinati Rosso, 2009）．DSM-5 の第 Ⅲ 部の中の「文化的定式化」において，著者らは文化症候群，苦痛の文化的慣用句，および文化的に認識されている原因について考察している．

診断面接でこの文化についての情報を用いるには，最初にいくつかの用語を定義しておくことが役に立つ．**文化症候群**は，特定の文化または地域社会に特有の精神症状の集合である．その症候群は地域社会の構成員や観察者によって病気として認識される場合もあれば，されない場合もある．よく知られた例が**アタケ・デ・ネルビオス**（*ataque de nervios*）であり，強烈な恐怖で突然発症することが特徴の精神的苦痛の症候群で，多くは胸部の熱感といった身体的な体感があり，攻撃的行動や自殺行動に至ることがある（Lewis-Fernández ら, 2015）．この症候群は多くの場合，ラテン系民族社会における家族の苦痛と関連する（Lizardi ら, 2009）．アタケ・デ・ネルビオスのような**苦痛の文化的慣用句**は，精神的苦痛について話し合うための，または特定の地域社会の構成員と苦しみを共有するための手段となる．最後に，**文化的解釈または文化的に認識された原因**は，精神的苦痛や病気が発生する理由を説明するモデルを提供する（米国精神医学会, 2013）．

文化的定式化面接（Cultural Formulation Interview; CFI）は構造化された道具であり，DSM-5 用に更新され，特定の患者の苦痛の経験に対する文化的影響を評価する．面接中いつでも CFI を使用できるが，面接中に患者がうわの空のとき，診断に達するのに苦心しているとき，または診断の次元重症度を評価するのに苦労しているときに用いるよう DSM-5 の著者らは提案している（米国精神医学会, 2013）．CFI の使用は移民の社会で主に研究されてきたが（Martínez, 2009），その患者が評価者自身とは文化的に異なると感じられる状況でも，その使用を制限すべきではない．人々がなぜ病気になり，なぜ健康を回復するのかということに対する“文化的”説明は移民の社会だけでなく，すべての地域社会に存在するため，どのような状況でもCFIを有効に用いることができる．また，病気と健康に関する文化的説明をあなたと共有していると信じていた人が，人が病気になる理由と回復の仕方についてまったく異なる見解をもっていることがしばしばある．さらに，CFIはDSM-5の中で最も患者中心である部分であり，それを用いることは診断過程を個別化する．

CFIは症状の採点システムではなく，患者が自分の苦痛，その病因，それに対する治療，そして予後をどのように理解しているかを評価するのに役立つ一連の促進剤となるものである．個別化された診断を行って治療同盟を構築したいときに，CFIを診断検査に含めることがある．CFIについてもっと学びたければ，DSM-5の第Ⅲ章の資料あるいはCFIの教則ハンドブックで復習すべきである（Lewis-Fernández ら, 2015）．しかし，CFIのそれらの版は主に成人向けに作られている．ここに，子どもや青年に特有のCFIの補足質問の適応版を示しておく．

子どもや青年への導入例

- 私達はあなたの家族の懸念について話してきました．そこで，あなたが__歳であることについてどのように感じているかをもっと知りたいと考えています．

異なる状況における年齢の妥当性の感覚

- あなたは同じ歳の他の人と同じだと感じますか？それは，どのような点で？
- あなたは同じ歳の他の人と違っていると感じますか？それは，どのような点で？

子どもや青年が時々違っていると感じると答えた場合：

- その違っていると感じる感覚は，家，学校，職場，あるいは他の場所でより強く起こりますか？
- あなたの家族は他の家族と違っていると感じますか？
- あなたは異なる言語を使っていますか？
  - それは，誰と？いつ？
- あなたの名前はあなたにとって特別な意味をもっていますか？

    - あなたの家族にとっては？
    - あなたの地域社会にとっては？
- あなた自身について，あなたが好きあるいは誇りに思っている何か特別なことはありますか？

年齢に関連するストレス因子と支援

- あなたは自宅ではどんな人でいることを好みますか？
    - 学校では？
    - 友達と一緒では？
- あなたは自宅ではどんな人でいることを嫌いますか？
    - 学校では？
    - 友達と一緒では？
- 必要だと感じたときに支援してくれるのは誰ですか？
    - 家では？
    - 学校では？
    - 友達の中では？

年齢相応の期待

- 両親や祖父母は，あなたと同じ年齢の人に家事，宿題，遊び，行事などについて何を期待していますか？
- 学校の先生は，あなたと同じ年齢の人に何を期待していますか？

子どもや青年に同胞がいる場合

- あなたのきょうだいはあなたと同じ年齢の人に何を期待していますか？
- あなたと同じ年齢の人達は，あなたの年齢の人に何を期待していますか？

成人期/成熟への移行（青年に対してのみ）

- あなたの地域社会には特定の年齢に達したこと，または成人したことを認める大切なお祝いや行事がありますか？
- あなたの家族や地域社会で，青年が大人になる準備ができたとみなされるのはいつですか？
- 学校の先生によると，青年が大人になる準備ができたとみなされるのはいつですか？
- あなたの家族の中で，若い男性や女性になることのよいことやつらいことは何ですか？
    - 学校では？

- 地域社会では？
- あなたは“成人する”ことや大人になることについてどう感じますか？
- あなたの人生や責任は，両親の人生や責任とどのように違いますか？

子どもや青年の養育者に対する質問例

- 家族の中で，このお子さんの特定の立場（例：長男，唯一の女児）を教えてもらえますか？
- 誰がお子さんの名前を決めましたか？
  - その名前に特別な意味はありますか？
  - 他に誰がこのように呼ばれますか？
- 一般的に何歳で子どもが離乳すると思いますか？
  - 歩くのは？
  - 話すのは？
  - 用便のしつけが完了するのは？
- お子さんと同じ年齢の子どもが 1 人でできる活動と期待するのは何ですか？
- どのようにお子さんのしつけをしていますか？
- 子どもは何歳で家事に加わるべきですか？
- 1 人で遊びますか？
- 宗教的行事に参加しますか？
- 1 人で家にいられますか？
- お子さんと同じ年齢の子どもは，どのように敬意を表すべきですか？
- お子さんと同じ年齢の子どもは，大人とはどのように視線を合わせ身体の接触をすべきですか？
- お子さんと同じ年齢の子どもは，異性の子どもに対してどのように振る舞うべきですか？
- お子さんは，異性の子どもに対してどのような服装をするべきですか？
  - 自宅で話している言語は何ですか？
  - 学校では？
- 宗教，信仰集団，地域社会は，家庭生活においてどんなふうに重要ですか？
  - 子どもがこれらの活動にどのように参加すると期待していますか？

早期発達と家庭環境

治療者が若い人やその養育者の文化的背景を理解するためにCFI が役立つ場合，早期発達と家庭環境（Early Development and Home Background; EDHB）記入用紙は，治療者が幼少期の不幸な体験の危険性を評価するのに役立つ（図 10–3，10–4）．

幼少期の不幸な体験があると，言語獲得の遅れを経験したり（Vernon-Feagans ら, 2012），自己同一性が断片化したり（Scott ら, 2014），教育現場において成績が低下したり（Romano ら, 2015），物質使用障害（Buu ら, 2009）や精神疾患（Dvir ら, 2014）を発症する危険が増える．幼少期の不幸な体験は一般的で，深刻な健康的転帰と関連している．米国の一般市民の約 12.5% が，以下の 10 の幼少期の不幸な体験のうちの 4 つ以上を体験していると報告されている：情緒的，身体的，性的虐待；情緒的ネグレクト；身体的ネグレクト；身体的に攻撃的な母親；家庭用物質の乱用；家族の精神疾患；両親の離別または離婚；家族の収監．研究者は，このような不幸にさらされたことをセルフケアや健康的行動の長期的な変化と関連づけている．4 つ以上の異なる幼少期の不幸な体験にさらされた人は，そのような体験がない人と比べて，2 倍脳卒中を起こしやすく，2 倍虚血性心疾患を起こしやすく，4 倍違法薬物を使用しやすく，7 倍アルコール依存症を起こしやすく，12 倍自殺を企図しやすい．したがって，子どもの発達早期の家庭での体験をよりよくすることは，長期的な身体的健康を改善すると考えられる．

治療者は幼少期の不幸な体験の経歴について評価することをしばしば無視してしまう．結局，今現在対応している子どもまたは若い人の求めるものを理解することは，過去の出来事について理解することなしには非常に困難である．不幸な体験が現在も続いている可能性があり，患者自身は不幸な体験の後遺症をいまだに解決しようとしているのが確実であるため，不幸な体験を評価する方法を身につけることをわれわれはすすめる．いずれにしても，不幸な体験を最初に同定した場合に限り，介入することが可能になる．EDHB はそうするための 1 つの方法である．

EDHB は治療者が順次施行する 1 枚の質問票である．養育者は

子どもの名前：＿＿＿＿＿　年齢：＿＿　性別：□男性 □女性　日付：＿＿＿

親や保護者への指示：P1 から P19 の質問は，お子さんの早期発達や早期および現在の家庭での経験について尋ねます．いくつかの質問では，お子さんの誕生までさかのぼって考えるよう求めています．これらの質問への回答はお子さんの主治医がお子さんをよりよく理解し，治療するのに役立ちます．あなたの知識や記憶を最大限にいかしてそれぞれの質問に答えてください．

治療を受けている子どもとの関係を教えてください．＿＿＿＿＿＿＿＿

それぞれの質問に対して 1 つ選択してください．					
早期発達		**いいえ**	**はい**	**覚えてない**	**わからない**
P1.	予定日よりも前に産まれましたか（早産）？	□	□	□	□
P2.	出生直後に医師は医学的疾患について心配しましたか？	□	□	□	□
P3.	新生児集中治療室（NICU）で過ごす必要がありましたか？	□	□	□	□
P4.	子どもが 18 カ月齢になるまでに 1 人で歩くことができましたか？	□	□	□	□
P5.	子どもがけいれんを起こしたことはありませんか？	□	□	□	□
P6.	何かの事故の後に数分以上意識を失ったことはありませんか？	□	□	□	□
早期のコミュニケーション		**いいえ**	**はい**	**覚えてない**	**わからない**
P7.	2 歳になるまでに，複数の単語をつなげて話すことができましたか？	□	□	□	□
P8.	4 歳になるまでに，知らない人が子どもの話を理解することはできましたか？	□	□	□	□
P9.	子どもの聴力または視力を心配したことはありませんか？	□	□	□	□

図 10–3　早期発達および家庭環境（EDHB）記入用紙—親/保護者

P10.	子どもが 4 歳になるまでに，他の子どもと一緒にいたり，一緒に遊ぶことに興味をもちましたか？	☐	☐	☐	☐
家庭環境		いいえ	はい	覚えてない	わからない
P11.	これまでに，子どもが自宅に住むことができなくなり，他の誰かが面倒をみなければならなくなったことはありましたか？	☐	☐		☐
P12.	子どもが病気で重症になり，病院へ入院したことはありましたか？	☐	☐	☐	☐
P13.	家族の誰かが重大な健康上の問題に苦しんでいませんでしたか？	☐	☐		☐
P14.	家族の誰かにうつの問題がありませんでしたか？	☐	☐		☐
P15.	家族の誰かが定期的にカウンセラー，治療者，他の精神保健専門家にかかっていませんか？	☐	☐		☐
P16.	家族の誰かがアルコール，薬物，または他の物質の問題をかかえていませんか？	☐	☐		☐
P17.	家庭の雰囲気はいつもかなり穏やかだと思いますか？	☐	☐		☐
		1 カ月に 1 回未満	1 週間に 1 回から 1 カ月に 1 回	1 週間に 1 回以上	ほぼ毎日
P18.	家族でのけんかや口論は，どれくらいの頻度でありますか？	☐	☐	☐	☐
P19.	家庭内で他の家族から面と向かって批判されることは，どれくらいの頻度でありますか？	☐	☐	☐	☐

図 10–3　（つづき）早期発達および家庭環境（EDHB）記入用紙—親/保護者

（この用紙は，あなたと治療を受ける子どもとの初回面接で記入される.）

子どもの名前：＿＿＿＿＿　年齢：＿＿　性別：□男性 □女性　日付：＿＿＿

概要：早期発達と家庭環境（Early Development and Home Background; EDHB）記入用紙は，治療を受ける子どもの早期発達と過去および現在の家庭環境での経験を評価するために使用される．この用紙は 2 つの版で構成されている．1）19 個の P 項目は子どもの親あるいは保護者によって記入され，2）8 個の C 項目（以下）は，臨床家によって記入される．最初に，P 項目が子どもの親または保護者によって記入される．これは臨床家に会う前に，単独で記入されてもよいし，逐語的に記録されたそれぞれの質問に対する親あるいは保護者の回答から，面接中に治療者によって記入されることもある．次に，臨床家は，親あるいは保護者の回答を詳しく見直した後に，C 項目を記入し，必要であれば追加の質問をして，利用できるすべての付加的臨床情報も見直すことが求められる．

項目 P1〜P10 に対する，子どもの親あるいは保護者からの回答を見直し，さらに利用可能なすべての情報（すなわち，親/保護者の回答や，他の入手可能な情報，および臨床面接から得られた情報）に基づいて，以下の C1〜C4 の質問に答えてください．				
早期の中枢神経系の問題				
C1.	早期の神経学的損傷を示唆する病歴があるか？	□いいえ	□はい	□不明
「はい」なら特定すること：				
C2.	病歴により言語発達遅延が示唆されるか？	□いいえ	□はい	□不明
C3.	病歴により視覚や聴覚の持続的な問題の可能性が示唆されるか？	□いいえ	□はい	□不明
C4.	病歴により対人関係における早期発達の困難が示唆されるか？	□いいえ	□はい	□不明
いずれかが「はい」の場合，詳しく記述すること：				

図 10–4　早期発達と家庭環境（EDHB）記入用紙—臨床家

項目 P11〜P16 に対する，子どもの親や保護者からの回答を見直し，さらに利用可能なすべての情報（すなわち，親/保護者の回答，他の入手可能な情報，および臨床面接から得られた情報）に基づいて，以下の C5 の a〜d の質問に答えてください．					
家庭環境における早期発達の障害：早期の虐待またはネグレクト					
C5.	病歴は，早期の…				
	a.	身体的虐待が示唆されるか？	□いいえ	□はい	□不明
	b.	性的虐待が示唆されるか？	□いいえ	□はい	□不明
	c.	ネグレクトが示唆されるか？	□いいえ	□はい	□不明
	d.	有害な養育（例：保護者の頻繁な変更）が示唆されるか？	□いいえ	□はい	□不明
いずれかが「はい」の場合，詳しく記述すること：					

項目 P13〜P19 に対する，子どもの親または保護者からの回答を見直し，さらに利用可能なすべての情報（すなわち，親/保護者の回答，他の入手可能な情報，および臨床面接から得られた情報）に基づいて，以下の C6〜C8 の質問に答えてください．						
家庭環境						
C6.	自宅で表出される感情（口論，家族間の嫌悪感，児童の行動，感情，個人の特性に対する批判）のレベルはおそらく…	□ 正常	□ いくらか高い	□ 高い	□ 非常に高い	□ 不明
C7.	親/養育者は現在抑うつ状態か？	□ いいえ	□ いくらかあるが軽症	□ 明らか	□ 重症	□ 不明
質問 7 に「いいえ」以外の回答がある場合：						
C8.	うつ病の場合，親/養育者は治療を受けているか？	□いいえ	□はい	□不明		

図 10–4　（つづき）早期発達と家庭環境（EDHB）記入用紙—臨床家

治療者が患者と会う前（またはその間）に，発達，コミュニケーション，および家庭環境の評価をする 19 項目版を記入しておく．発達早期の中枢神経系の問題，子どもの人生早期の混乱，現在の家庭環境を評価する 8 項目版は，養育者との面接で記入される．

EDHB は，追加の許可なしに，治療者の臨床使用のために複製することができる．

DSM-5 のためのパーソナリティ調査表：簡易版―子ども年齢 11〜17 歳

DSM-5 の出版に先行する 10 年間の研究により，多くの観察者はパーソナリティ障害が大幅に改訂されることを予想していた．結局，パーソナリティ障害のカテゴリーモデルはいくつかの既知の問題をかかえている：精神疾患をかかえる多くの人たちはいくつかのパーソナリティ障害の基準を満たす，治療者はしばしばパーソナリティ障害の診断を軽蔑的に使う，パーソナリティ障害という“一群”には生物学的基盤がほとんどない，そしてカテゴリーモデルは 1 つの障害を完全に構成しないか，機能に影響を与える性格特性の同定を認めるに至っていない．

これらの問題に対処するため，DSM-5 の著者らはパーソナリティ障害の次元モデルを作成した．機能に悪影響を及ぼす症状の存在に基づいて治療者が障害の診断を行うカテゴリーモデルとは違い，次元モデルでは，性格特性が機能的欠陥に関連していることを確認する前に，その人が自己機能と対人関係機能に意味のある欠陥を有しているかどうかを最初に評価する．

パーソナリティ障害の次元モデルの構成原理は「5 因子」といわれている．文献では，**5 因子モデル**は通常，神経症傾向，外向性，協調性，誠実性，および経験への開放性という適応的なパーソナリティ特性をいう（Digman，1990）．DSM-5 作業グループは，これらの診断基準を長所基準モデルではなく短所基準モデルから作り上げたので，彼らは，5 つの対となる不適応的特性――否定的感情，離脱，対立，脱抑制，および精神病性――に基づいてパーソナリティ障害群を構成した．著者らは，これらの 5 つの不適応的特性が安定したものであり，自己機能と対人関係機能における問題を予測できるものであるという説得力のある証拠を見出した．さらに彼らは，これら 5 つの不適応的特性それぞれに関する "側面" も同定した．その結果，彼らは 25 の側面を列挙し，上記の不適応的特性それぞれに対する 5 つの領域に編成した．このモデルには，パーソナリティ機能レベル尺度とパーソナリティ特性評価用紙が付けられており，これらを用いて治療者が機能障害の重症度を評価し，不適応的特性を特定することができる．

もしそれを複雑に感じたとしても，それはあなたに限ったことではない．DSM-5 の初版では，パーソナリティ障害の次元モデルは A，B，C 群に分類された 10 個のパーソナリティ障害をもち，慣習的なカテゴリーモデルを支持していた．しかし次元モデルは，DSM-5 の第 Ⅲ 部に加えて他の「新しい尺度とモデル」にも含まれていた．多くの観察者は，パーソナリティ障害の次元モデルの簡略版が，最終的にはカテゴリーモデルにとって代わるであろうと考えている．

それまでの間，DSM-5 の著者らは治療者に対し，パーソナリティ障害のための次元モデルの作成中に作られたさまざまな道具を使用することをすすめている．興味深いことに，これらのモデルの 1 つは，子どもと青年を治療している治療者にとって特に関心が高いものである．成人向けにのみ設計されたカテゴリーモデルとは異なり，次元モデルでは治療者が 11～17 歳の若い人の自己機能，対人関係機能ならびに特定の不適応的特性を評価できる．

DSM-5 のためのパーソナリティ調査表は，成人用と子ども用の両方の版が利用可能である．子ども用の完全版は，評価を受けている子どもまたは青年による自己記入式の 220 問を含む．この版は精神保健領域の診療で最もよく使われていて，オンライン（www.psychiatry.org/practice/dsm/dsm5/onlineassessment-measures）で利用可能である．

一般的な医療現場で関与する治療者が利用可能な，25 問のみの簡易自己記入版もある．この版は若い人の経時的なパーソナリティ傾向を評価するために利用されうる．DSM-5 のためのパーソナリティ調査表：簡易版（Personality Inventory for DSM-5—Brief Form; PID-5-BF）（図 10–5）は，前述の 5 つのパーソナリティ特性領域——否定的感情，離脱，対立，脱抑制，精神病性——を関連する側面に沿って評価する．

DSM-5 のためのパーソナリティ調査表：簡易版を点数化するためには，患者の回答を合計する．得点は 0～75 までの幅があり，より高い得点は全般的なパーソナリティの機能低下を示している．得点についての追加情報はオンラインで利用可能である．

名前：＿＿＿＿＿＿　年齢：＿＿　性別：□男性 □女性　日付：＿＿＿＿

指示事項：これは，さまざまな人が自分自身について述べるかもしれない事柄の一覧表です．あなたが自分自身をどのように説明するかについて関心があります．答えに，正しいとか誤りということはありません．できるだけ正直に自分自身について説明してください．あなたの回答は外にもれることはありません．時間をかけて注意深く各説明を読んで，あなたのことを最もうまく説明している答えを選んでください．						臨床家の使用
		まったく，またはほとんど当てはまらない	時に，またはいくらか当てはまらない	時に，またはいくらか当てはまる	まったく，またはほとんど当てはまる	項目得点
1	みんなが自分のことを無謀だというだろう	0	1	2	3	
2	いつも衝動によって動くと感じる	0	1	2	3	
3	わかっていても，決断を急ぐことを止められない	0	1	2	3	
4	本当に大切なものは何もないとしばしば感じる	0	1	2	3	
5	無責任と思われている	0	1	2	3	
6	前もって計画することが下手である	0	1	2	3	
7	考えが他人にわかってもらえないことがしばしばある	0	1	2	3	
8	ほとんどすべての事柄が心配になる	0	1	2	3	

図 10–5　DSM-5 のためのパーソナリティ調査表：簡易版（PID-5-BF）—年齢 11～17 歳の子ども用

		まったく，またはほとんど当てはまらない	時に，またはいくらか当てはまらない	時に，またはいくらか当てはまる	まったく，またはほとんど当てはまる	項目得点
9	しばしばほんの些細な理由でも，すぐに感情的になってしまう	0	1	2	3	
10	人生において孤独であることが，他の何よりも怖いと感じる	0	1	2	3	
11	うまくいかないのが明らかであっても，1 つのやり方だけにこだわってしまう	0	1	2	3	
12	本当はそこにないものを見たことがある	0	1	2	3	
13	恋愛関係をはっきりと避ける	0	1	2	3	
14	友達を作ることに興味がない	0	1	2	3	
15	いろいろなことですぐにいらいらしてしまう	0	1	2	3	
16	人に親しくなりすぎるのが好きではない	0	1	2	3	

図 10–5 （つづき）DSM-5 のためのパーソナリティ調査表：簡易版（PID-5-BF）—年齢 11～17 歳の子ども用

		まったく，またはほとんど当てはまらない	時に，またはいくらか当てはまらない	時に，またはいくらか当てはまる	まったく，またはほとんど当てはまる	項目得点
17	人の気持ちを傷つけることは大したことではない	0	1	2	3	
18	何事にもめったに夢中になることがない	0	1	2	3	
19	注目されることを切望する	0	1	2	3	
20	しばしば自分よりも重要ではない人の相手をしなければならない	0	1	2	3	
21	自分は理解できるが他人は奇妙だと言うことをしばしば考える	0	1	2	3	
22	自分の欲しいものを得るために人を利用する	0	1	2	3	
23	しばしば“意識を失いそうになり”，急に意識が戻って，かなりの時間が経っていると気づくことがある	0	1	2	3	

図 10–5　（つづき）DSM-5 のためのパーソナリティ調査表：簡易版（PID-5-BF）—年齢 11～17 歳の子ども用

		まったく，またはほとんど当てはまらない	時に，またはいくらか当てはまらない	時に，またはいくらか当てはまる	まったく，またはほとんど当てはまる	項目得点
24	自分のまわりの事柄をしばしば非現実的に感じたり，または普段よりもより現実的に感じることがある	0	1	2	3	
25	他人を利用することなど何でもない	0	1	2	3	
					合計/部分　素点：	
					配分総得点（1～6 項目が回答されていない場合）	
					平均総得点：	

図 10–5　（つづき）DSM-5 のためのパーソナリティ調査表：簡易版（PID-5-BF）—年齢 11～17 歳の子ども用

第11章 評価尺度と代替診断システム

精神的苦痛を記述したり測定したりする方法は多い．DSM-5（米国精神医学会, 2013）では，そのようにする第一の方法は人の心理社会的機能を損なう一連の症状を特定することである．これらの症状は相互に予測可能な形でつながり合っているが，われわれはこれらの機能的障害をもつシステムの集合体を**精神疾患**と呼ぶ．DSM-5 の精神疾患は，他と区別できる生物学的現象ではなく，診断名である．ある 1 つの特定の診断についてもその症状や機能障害の体験は非常に異なる．うつ病をもつ 1 人の青年は対処戦略を必要とするかもしれないが，別の人は入院が必要かもしれない．これらの違いを説明するために，若い人の精神的苦痛の領域を評価尺度で測定することができる．場合によっては，苦痛を違ったやり方で記述する方法として代替診断システムも使用する．

身体的診断，機能画像検査，遺伝子検査，または血清検査などの手段によって精神疾患を診断したり経過を追うことがまだできないため，評価尺度は診療において重要な助けとなる．臨床場面での会話を展開するために，評価尺度の個々の項目の回答を用いることができる：「あなたは時々，死んだほうがよいと考える，と答えられましたが…これについてもっと詳しく聞かせてもらえませんか？」．評価尺度の数値スコアは，症状を特定し，診断評価の手引きとなり，障害の重症度を明らかにし，若い人の治療における進捗状況を追跡する．評価尺度の結果を随時収集していくことは，測定に基づいた治療を可能にし，測定された症状が目標に達するまで患者の治療計画の調整に反映される．

評価尺度の使用方法を検討する際には，いくつかの原則に従う．

- 研究に基づいて，年齢，状態，そして（理想的には）文化について検証された尺度を選択すること．
- 存在するすべての疾患の可能性を検出するために，広範なスクリーニング尺度を用いること．

- 特定の問題を調べるためにはより特異的な評価尺度を用いること．
- 患者の協力と実施をより容易にするために，簡易な評価尺度を選択すること．
- 特別な状況のためにより長い評価尺度はとっておくこと．
- 評価尺度では診断を下せないことに注意すること――それらは臨床家の評価の代替品ではなく，その手助けをするものである．
- 評価尺度の結果は，情報提供者とその人の解釈の信頼性に基づくのを忘れないこと．

多くの尺度は，著者による著作権があり，自由に利用することができない．**表 11–1** には，若い人達に用いるために研究によって検証され，一般的使用として自由に利用できる評価尺度の一覧表が示されている．この文脈において，妥当性とは，各尺度が研究で保証された評価システムであり，高い感度（その試験が障害を有する大部分の患者を検出する）と高い特異度（その試験で障害が存在する場合にのみ陽性となる）とのバランスをとったものであることを意味する．

DSM-5 は多くの疾患についての重症度評価尺度を提供している．これらの尺度のほとんどは特定の疾患用であり，その多くが，ある特定の疾患が軽度，中等度，または重度であることを示す説明的記述を含む．いくつかの診断，例えばアルコール使用障害については，重症度は患者が肯定した基準の数によって測定される．その他の例では，自閉スペクトラム症におけるように，重症度は患者が支援を必要とする程度で測定される．適切ならば，重症度評価は精神状態診察以外の特定の測定を参照する．例えば，知的能力障害の重症度を評価する一側面として，患者の IQ 評価が必要とされる．

DSM-5 の著者らは，いくつかの疾患特異的な重症度評価尺度（**表 11–2**）を掲載している（www.psychiatry.org/practice/dsm/dsm5/online-assessment-measures）．これらの尺度は，追加の許可を得なくとも，臨床および研究用の評価のために使用（および複製）することが可能である．これら特定の状態の子どもや青年を頻繁に診察する治療者は，診療にそれらの使用を検討すべきである．

表 11–1　子どもや青年に自由に使用でき，妥当性のある簡易評価尺度の抜粋

カテゴリー	尺度	項目数	使用の妥当性が確認されている年齢（歳）
全般的な心理社会的困難	• Pediatric Symptom Checklist（PSC, PSC-17）	親：35 または 17 青年：35	4〜17（親版） 11〜17（青年版）
	• Strengths and Difficulties Questionnaire（SDQ）	親：25	4〜16
全体的機能	• Columbia Impairment Scale	親：13 青年：13	9〜17
	• Brief Impairment Scale	親：21	4〜17
行動と情動の発達	• Early Childhood Screening Assessment（ECSA）	親：40	1.5〜5
不安	• Screen for Child Anxiety Related Emotional Disorders（SCARED）	親および青年：41	9〜17
	• Spence Children's Anxiety Scale（SCAS）	親：39 青年：45	6〜17
	• Spence Preschool Anxiety Scale	親：39	3〜5
抑うつ	• Short Mood and Feelings Questionnaire（SMFQ）	親：13 青年：13	8〜17
	• Patient Health Questionnaire-9（PHQ-9）	青年：9	13〜17
	• Center for Epidemiologic Studies Depression Scale for Children（CES-DC）	青年：20	13〜17
注意欠如症，注意欠如・多動症	• Vanderbilt ADHD Diagnostic Parent Rating Scale/Vanderbilt ADHD Diagnostic Teacher Rating Scale	親：55 教師：43	6〜12
	• SNAP-IV-C Rating Scale	親/教師：90	6〜17
	• ADHD Rating Scale-Ⅳ	親/教師：18	6〜17

（つづく）

表 11–1　(つづき) 子どもや青年に自由に使用でき，妥当性のある簡易評価尺度の抜粋

カテゴリー	尺度	項目数	使用の妥当性が確認されている年齢(歳)
心的外傷後ストレス障害	• Children's Revised Impact of Events Scale-8 (CRIES-8)	青年：8	8〜17
物質使用	• CRAFFT (Car, Relax, Alone, Forget, Friends, Trouble)	青年：6	13〜17
自閉スペクトラム症	• Modified Checklist for Autism in Toddlers (M-CHAT)	親：23	16〜30 カ月
	• Childhood Autism Spectrum Test (CAST)	親：39	4〜11
	• Autism-Spectrum Quotient (AQ)	親：50	12〜15
母親の抑うつ	• Edinburgh Postnatal Depression Scale (EPDS)	親：10	周産期の女性

表 11–2　DSM-5 における疾患特異的な重症度評価尺度—11～17 歳の子どもと青年用

評価者	尺度	項目数	もとの評価
本人	うつ病の重症度評価	9	Adapted from PHQ-9 modified for adolescents（PHQ-A）
本人	分離不安症の重症度評価	10	各不安症の重症度評価は，各疾患の DSM-5 基準に一致させるようにいくつか表現を変えた，同じ 10 項目を含む
本人	限局性恐怖症の重症度評価	10	
本人	社交不安症（社交恐怖）の重症度評価	10	
本人	パニック症の重症度評価	10	
本人	広場恐怖症の重症度評価	10	
本人	全般不安症の重症度評価	10	
本人	心的外傷後ストレス障害の重症度	9	National Stressful Events Survey PTSD Short Scale（NSESS）
本人	急性ストレス障害の重症度	7	National Stressful Events Survey Acute Stress Disorder Short Scale（NSESS）
本人	解離症状の重症度	8	Brief Dissociative Experiences Scale（DES-B）

（つづく）

表 11–2 （つづき）DSM-5 における疾患特異的な重症度評価尺度—11〜17 歳の子どもと青年用

評価者	尺度	項目数	もとの評価
治療者	臨床家評価による自閉スペクトラム症と社会的コミュニケーション症重症度	2	DSM-5 の自閉症の重症度記述を用いている
治療者	臨床家評価による精神病症状重症度のディメンション	8	適合しない：DSM-5 の第 III 部参照
治療者	臨床家評価による身体症状症の重症度	3	DSM-5 疾患の診断基準より
治療者	臨床家評価による反抗挑発症の重症度	1	DSM-5 の反抗挑発症の重症度記述を用いている
治療者	臨床家評価による素行症の重症度	1	DSM-5 の素行症の重症度記述を用いている
治療者	臨床家評価による非自殺的自傷行為の重症度	1	非自殺的自傷行為の基準案における DSM-5 診断閾値より

代替診断システム

DSM-5は広く採用されているが，それは，治療者が精神的苦痛と精神疾患を記述し説明する唯一の方法ではない．異なる文化的および臨床的状況において，以下の診断システムが使用されている．

国際疾病分類

世界保健機関は独自の診断システムであるICDとして知られる『国際疾病分類』（International Classification of Diseases）をずっと用いている．現行の第10版（ICD-10）（世界保健機関, 1992）には，すべての医学的疾患の目録の中に精神疾患が含まれている．第11版は編集中であり，2017年に発行される予定である〔訳注：発行が遅れている〕．米国外の大部分の臨床家は精神疾患を診断するためにICD-10を用いるが，ICD-10はDSM-5よりも精神医学的な詳細さを欠いており，本来は疫学者が疾患の罹患率や有病率を把握する目的で作成されたものである．その作成意図の違いにもかかわらず，DSM-5とICD-10は精神科診断に対して同じコードを与えており，保険会社で使用されている．例えば，治療者が子どもにDSM-5の自閉スペクトラム症を診断する場合，その診断はICD-10における小児自閉症と診断コードを共有する．ICD-10と診断コードの一覧表に関する情報は，オンラインで見ることができ（www.who.int/classifications/icd/en/），ICD-10の第5章「精神および行動の障害」には，関係する診断名のほとんどが掲載されている．

研究領域基準

2010年に米国国立精神衛生研究所は，症状をそのもととなる原因に結びつける目的の独自の診断体系である研究領域基準（Research Domain Criteria; RDoC）を作成すると発表した（Inselら, 2010）．現在，RDoCは精神疾患の生物学的起源を研究するための実験的な枠組みとしての役割を果たしており，現在の臨床診断システムにとって代わることはできない．このプロジェクトの最終的な目標は，新たな研究や新しい治療法の開発に役立つ特定の神経回路，細胞，遺伝子，または分子に基づく行動パターンを同定することである．このように，多くの異なる現在の DSM-5 診断で認めうる衝動性などの特定の行動パターンは，RDoC により比較的統一された根本的な生物学的原因を有することが明らかになるかもしれない．以下の URL で RDoC の進行状況を確認できる（www.nimh.nih.gov/research-funding/rdoc/index.shtml）．

文化特異的診断体系

文化特異的な精神科診断体系のいくつかが，ラテンアメリカ（Berganza ら, 2002），キューバ（Otero-Ojeda, 2002），中国（Chen, 2002），日本（Nakane と Nakane, 2002）を含む特定の地域で用いられている．子どもや青年に使用するために特別に構成されたフランスの診断体系もある（Mises ら, 2002）．

乳幼児のための診断体系

乳幼児における精神病理学を評価するための診断体系もいくつか存在する（Egger と Emde, 2011）．最も広く用いられている Diagnostic Classification of Mental Health and Developmental Disorders of Infancy and Early Childhood（DC：0-3）は，0〜3 歳の子どもの評価のために 1994 年に出版されている（Zero to Three, 1994）．改訂版 Diagnostic Classification of Mental Health and Developmental Disorders of Infancy and Early Childhood, Revised（DC：0-3R）もまた利用可能である（Zero to Three, 2005）．これは DSM-IV（米国精神医学会, 1994）の 5 軸システムを用いているが，乳幼児の関係や問題行動の様式を記述するように工夫されている．Research Diagnostic Criteria—Preschool Age（RDC-PA）は，行動健康調査に参加する 0〜5 歳の子どもの評価のために作られた（Task Force on Research Diagnostic Criteria: Infancy Preschool, 2003）．

ICD-10 の Z コード

DSM-5 は，若い人の精神的健康と治療に今現在影響を及ぼしている心理社会的要因を説明する方法として，ICD-10 の Z コードの使用を推奨している．ICD-10 の Z コードは第 13 章の「精神保健の治療計画」（p.277）でさらに考察されているが，**表 11–3** に簡略化された一覧表を示す．

表 11–3　子どもと青年の精神的健康によく用いられる ICD-10 コード

ICD-10 コード	記述
Z00.4	一般精神医学的検査，他に分類されないもの 除外事項：法医学的理由により要求された検査（Z04.6）
Z04.6	当局の要請による一般精神医学的検査
Z30.0	避妊に関する一般カウンセリングおよび指導
Z33	妊娠中の女性，偶発的
Z50.2	アルコール中毒症リハビリテーション
Z50.3	薬物中毒症リハビリテーション
Z50.4	精神療法，他に分類されないもの
Z51.5	緩和ケア
Z55.0	非識字や低水準の識字
Z55.3	学業成績不振
Z55.4	教育不適応および教師や級友との不和
Z55.9	学業または教育の問題
Z59.0	ホームレス
Z59.1	不適切な住居
Z59.2	近隣者，間借り人，または家主との不和
Z59.3	入所施設での生活に関連する問題
Z59.4	適切な食糧または安全な飲料水の欠如
Z59.5	極度の貧困
Z59.6	低い収入
Z59.7	不十分な社会保障または福祉的支援
Z59.9	特定不能の住居または経済的問題
Z60.0	ライフサイクル移行期における適応の問題
Z60.3	社会同化困難
Z60.4	社会的排斥および社会的拒絶

（つづく）

表 11–3　（つづき）子どもと青年の精神的健康によく用いられる ICD-10 コード

ICD-10 コード	記述
Z60.5	好ましくない差別および迫害の標的と受けとられる状態
Z60.9	社会的環境に関連する特定不能の問題
Z61.0	小児期における愛情関係の喪失
Z61.1	小児期における家庭からの別離
Z61.2	小児期における家族関係の変化
Z61.3	小児期における自尊心喪失を引き起こす事件
Z61.4	家族による子どもに対する性的虐待についての申し立てに関連する問題
Z61.5	家族以外の者による子どもに対する性的虐待についての申し立てに関連する問題
Z61.6	子どもに対する身体的虐待の申し立てに関連する問題
Z61.7	小児期における個人的な恐怖体験
Z62.0	親の不適切な監督および管理
Z62.1	親の過保護
Z62.2	施設養育
Z62.4	子どもに対する情緒的軽視
Z62.820	親子関係の問題
Z62.891	同胞関係の問題
Z62.29	親から離れた養育
Z62.810	小児期における身体的虐待の個人史（既往）
Z62.810	小児期における性的虐待の個人史（既往）
Z62.811	小児期における心理的虐待の個人史（既往）
Z62.812	小児期におけるネグレクトの個人史（既往）
Z62.898	両親の不和に影響されている児童
Z63.1	両親および義理の家族との関係における問題

（つづく）

表 11–3 （つづき）子どもと青年の精神的健康によく用いられる ICD-10 コード

ICD-10 コード	記述
Z63.2	不適切な家族の援助
Z63.4	単純な死別
Z63.5	離別および離婚による家族の崩壊
Z63.6	家庭におけるケアの必要な扶養家族
Z63.8	家族内での高い情動表出
Z64.0	望まない妊娠に関連する問題
Z64.1	経産婦に関連する問題
Z64.2	危険および有害と知られている身体的，栄養的および化学的介入を求めたり，受け入れたりすること 除外事項：物質依存
Z64.3	危険および有害と知られている行動的および心理的介入を求めたり，受け入れたりすること
Z64.4	保護観察官，ケースマネジャー，ソーシャルワーカーを含む，社会的サービスの提供者との不和
Z65.0	収監を伴わない民事または刑事訴訟の有罪決定
Z65.1	収監およびその他の拘禁
Z65.2	刑務所からの釈放に関連する問題
Z65.3	他の法的状況に関連する問題
Z65.4	犯罪またはテロリズムの被害者
Z65.5	災害，戦争，およびその他の敵対行為との遭遇
Z65.8	心理社会的状況に関連する他の問題
Z65.8	宗教的または霊的問題
Z65.9	特定不能の心理社会的状況に関連する特定不能の問題
Z69.010	親による児童虐待またはネグレクトの被害者に対する精神保健サービスでの対応
Z69.020	親以外による児童虐待またはネグレクトの被害者に対する精神保健サービスでの対応

（つづく）

表 11–3　（つづき）子どもと青年の精神的健康によく用いられる ICD-10 コード

ICD-10 コード	記述
Z70.3	性的態度，性的行動および性の方向づけの複合に関連するカウンセリング
Z71.1	診断されないが愁訴をもつ人
Z71.4	アルコール乱用カウンセリングおよびサーベイランス 除外事項：アルコールリハビリテーション処置
Z71.5	薬物乱用に関するカウンセリングおよびサーベイランス 除外事項：薬物リハビリテーション処置
Z71.6	タバコ乱用カウンセリング 除外事項：タバコリハビリテーション処置
Z72.0	喫煙
Z72.1	飲酒 除外事項：アルコール依存
Z72.2	薬物使用 除外事項：依存を生じない物質の乱用，薬物依存
Z72.3	運動不足
Z72.4	不適切な食事および食習慣 除外事項：摂食障害または食糧不足
Z72.5	リスクの高い性行動
Z72.810	児童または青年の反社会的行動
Z73.6	能力低下による活動の制限 除外事項：保育者への依存
Z74.0	移動困難
Z74.1	個別ケアの援助の必要性
Z74.3	継続的管理の必要性
Z75.1	適切な施設への入居待機者
Z75.3	保健施設の利用が不可能または接近不能
Z75.4	他の援助機関の利用が不可能または接近不能

（つづく）

表 11–3 (つづき) 子どもと青年の精神的健康によく用いられるICD-10 コード

ICD-10 コード	記述
Z76.5	詐病
Z91.1	医療的治療および指示への不服従の個人歴
Z91.19	医学的治療へのアドヒアランス欠如
Z91.2	個人衛生不十分の個人歴
Z91.3	不健康な睡眠覚醒スケジュールの個人歴
Z91.49	心理的外傷についての他の個人歴
Z91.5	自傷の個人歴
Z91.6	他の身体的外傷の個人歴
Z91.83	精神疾患に関連する徘徊
 T74.02XA T74.02XD	児童へのネグレクト，確認， 初回の対応， その後の対応
 T76.02XA T76.02XD	児童へのネグレクト，疑い， 初回の対応， その後の対応
 T74.32XA T74.32XD	児童への心理的虐待，確認， 初回の対応， その後の対応
 T76.32XA T76.32XD	児童への心理的虐待，疑い， 初回の対応， その後の対応
 T74.22XA T74.22XD	児童への性的虐待，確認， 初回の対応， その後の対応
 T76.22XA T76.22XD	児童への性的虐待，疑い， 初回の対応， その後の対応

第12章

発達の里程標

発達理論家による子どもの成熟の観察は，小児科学，小児精神医学，小児心理学の基礎である．長年にわたる多くの理論家による研究（例：Beloglovsky と Daly, 2015；McCartney と Philips, 2006；Mooney, 2013）は，子どもの発達期間中に何が起こっているかの理解を促すための，多様な子どもの発達理論に行きついた．この文献すべてを概説することは，本書の範疇を超えている．その代わりに，子どもの発達期に観察可能な特定の里程標と，それらが認識される出現の様式について考察する．

里程標は，子どもが 1 歳の誕生日頃に初めて一歩歩き出すことのように，予期される出現様式の範囲や順序をもつ，認識可能な技能あるいは能力である．2 歳の誕生日頃に初めて歩き出す子どものように，予期される様式からの有意の差を同定することは，どの治療者にとっても鍵となる仕事である．DSM-5（米国精神医学会, 2013）は発達段階の考慮を特に要求しているため，発達における有意の変異がいつ起こったかを知ることは，診断の精度を向上させる．最も重視すべきことは，患者にとっては，意味のある発達上の欠陥が同定され対処されるのが早ければ早いほど，長期の転帰はよくなるということである．

里程標の同定は，5 歳以下の子どもを扱う治療者にとって特に重要な技術だが，重症でない発達上の欠陥はしばしば子どもがより年長になるまで認識されないでいるため，われわれは里程標を熟知する必要がある．5 つの異なる里程標の技能領域が評価されるべきである：粗大な/微細な運動，視覚運動問題解決，発語と言語，社会的/情動的，適応技能（Gerber ら, 2011）．

粗大運動技能は，はいはい，歩くこと，走ること，投げることを含むため，最も認識しやすい．発達早期の運動技能は，基本的な身体制御課題を行うことに関するものであり，まず頭位の維持に始まり，それから寝返り，その後全身をより巧みに動作することが続く．粗大運動技能の有意の遅れに加えて，異常な反射，非対称な筋緊張，全体の筋緊張の過度な弛緩または過度なこわばりのようないかなる身体所見も，注目すべき他の粗大な運動異常である．

視覚運動技能による問題解決は，子どもの身体と取り巻く世界との相互作用を示している．乳児は，人や物を視覚的にたどり追跡することから始め，それから対象を手に取っていじり回し，その後，描画や書字の能力を獲得する．これらの（手指を用いた）微細な運動技能は，視覚入力に依存し，一般的に粗大運動技能よりも緩やかに発達する．これらの発達の里程標が遅れる場合は，感覚，認知，運動能力の欠陥があるためかもしれない．

発語と言語の技能は，対人的相互作用と学業での成功にとって不可欠である．コミュニケーションができるためには，まず，情報を受ける（見たり聞いたりしたことを処理する）こと，その情報入力を語用論的に理解すること，それから，考えの表現を生み出す（考えを言葉に変換し，流暢に表現する）ことができなければならない．表出言語の里程標の遅れは受容言語の遅れより明らかにみられるかもしれず，後者はよりかすかであるかもしれないが，それが存在する場合には表出言語の欠陥を悪化させているかもしれない．

社会的/情動的技能は精神機能の中核的な要素である．乳児は基本的に 3 つの感情（怒り，喜び，恐れ）をもって生まれ，彼らが成長するにつれて，それらの感情を引き出す環境は増大し複雑になる．社会的技能の発達は相互作用的であるため，反応する養育者の存在に依存している．高い，または低い気性の激しさの気質傾向は，その子どもが日常活動にどのように反応するかに影響を与え，このことがまた，その子どもの養育者がどのように反応するかに影響を与える．およそ 1 歳までに他の人との共同注意を発達させることが，鍵となる社会性の里程標となる．正常な社会的および情動的発達は多くの他の技能に依存しているが，最も密接な関連があるのは，発語と言語の技能である．

適応技能は，まずはじめに，自力で食べること，身支度すること，トイレの使い方を学ぶことに関することである．年長の子どもにとって，適応技能は，自己志向性，自己防衛および社会的状況で自主的に機能する能力に関することである．適応技能は運動と認知能力の両方を用いるため，真に独立した発達領域ではない．知的能力障害の存在を評価する場合，適応技能の障害が明らかに示されずに知的能力障害の診断を下すべきではないため，適応の里程標を調べる必要がある．標準化された知能検査は，もはや知的能力障害を診断する唯一の根拠とは考えられていない．

子どもは通常の順序に従って技能のすべてを獲得するが，その速さは遅いかもしれないし（遅れ），異なる領域で異なった速さで技能を獲得するかもしれないし（乖離），通常とは異なる獲得順序で里程標を達成するかもしれない（偏異）．成長と発達は認識可能の様式に従うが，それは精密な台本ではない．例えば，ある完全に健康な子どもは，歩き出す前にはいはいをすることなく，代わりに横すべりしたり転がったりして動き回っていたかもしれない．小児保健医療の治療者の課題は，正常範囲の発達を構成するものは何かを常に考慮することである（**表 12–1**）．そして，その治療者は，子どもが発達のペースについていけず発達支援サービスが必要ではないかと養育者に警告したり，子どもが正常な発達範囲についていっている場合には心配している養育者を安心させたり，またはただ，子どもが環境にどのようにかかわっているかをよりよく理解するなど，さまざまなやり方ができる．

子どもの里程標獲得の遅れが，さらなる評価または介入の必要性を示す時期を決定することは，発達の遅れが微妙な場合には非常に困難である．決定に導くために，**表 12–2** に特定の発達評価に紹介する必要性を示唆する，年齢ごとの特定の認知，運動，および社会的/情動的特性を一覧にまとめた．

表 12–1　正常範囲の発達里程標の抜粋

年齢	粗大運動	視覚運動	発語と言語	社会的/情動的	適応技能
2 カ月	頭位を良好に保つ；腹臥位で胸を反る	追視する；自分の手を握る	声に注意を向ける；母音のような音を出す	笑い返す；両親を認識する	乳房または哺乳瓶を見ると口を開ける
4 カ月	腹臥位で体を手首で支える；寝返りをする	掌を通常開いている；持続的に手を伸ばす	声の方向を向く；反応して声を出す	両親の声で泣き止む；自発的に笑う	短時間，乳房または哺乳瓶を握る
6 カ月	短時間，1 人で座る；腹臥位で旋回する	拾うために物をかき集める；手から手に移動させる	短時間,「ダメ」で止まる；子音を発する	人見知りをする；視覚的に両親を特定できる	自分でクラッカーを食べる；知らない人の顔をじっと見る
9 カ月	つかまり立ちをする；つたい歩き；お座り	未熟ながら指先でつまむ；落ちたおもちゃを探す	音を模倣する；ジェスチャーゲームを楽しむ	指差しを追う；分離不安を経験する	クッキーを噛み砕き，咀嚼する；落ちた物を探す
12 カ月	上手に立つ；自立歩行する	上手に指先でつまむ；見せるために落書きする	お願いされて一歩進む；身振りを用いる	物を手に入れるために指を差す；興味を共有する	指で物を入れる；帽子を脱ぐ
18 カ月	上手に走る；ボールを投げようとする動きをする	自発的に殴り書きをする；3 つの立方体で塔を作る	自分自身を指差す；10〜25 単語を使用する	恥ずかしさを示す；ごっこ遊びをする	椅子に上る；上着を脱ぐ

（つづく）

表 12–1 （つづき）正常範囲の発達里程標の抜粋

年齢	粗大運動	視覚運動	発語と言語	社会的/情動的	適応技能
2 歳	上手投げで投げる；ボールを蹴る	4 つの立方体で列車を作る；円と線をまねて書く	2 語文を用いる；一人称と二人称を理解する	人まね遊びをする；第一次反抗期	ドアノブで開ける；ズボンを脱ぐ
3 歳	階段を上る；ボールを捕る	円を模写する；色を認識する	3 語文を用いる；体の部分の名前をあげる	想像遊びを行う；自発的に共有できる	1 人で食べ始める；ボタンを外す
4 歳	4 秒の間片足立ちする；0.3 m の幅跳びができる	名前の一部を書く；四角形を模写する	3 段階の命令に従う；物語を話す	グループで遊ぶ；好きな友達をつくる	トイレを 1 人だけでする；フォークを上手に使う
5 歳	階段を歩いて下りる；後跳びする	ハサミで物を切る；紙をクリップでとめる	“どうして”と尋ねる；リズムのある言葉を楽しむ	失敗を言い訳する；友達グループをつくる	1 人で着たり入浴したりする

表 12–2　専門的評価をすべき発達の危険信号

年齢	認知	運動	社会的/情動的
4 カ月	追視の欠如；笑わない，声を出さない	首のすわりの欠如；おもちゃを掴めない	人を見ない/追わない；笑顔を返さない
6 カ月	音や声の方向を向かない	床の上で転がったり移動したりしない	自発的微笑みの欠如
9 カ月	子音の喃語がない	お座りできない	声や表情に返礼できない
1 歳	自分の名前に反応しない；音をまねできない	2 つの物を持って打ち合わせられない；つかまり立ちができない	手の身振りに返礼できない；共同注意を共有しない（「…を見て」）
1 歳半	名前をあげられた物を指差しできない；1 語も用いることができない	1 人で歩けない	話す/身ぶりの組み合わせの欠如
2 歳	発語の半分をはるかに上回る部分が理解不能	支えられても歩けない；ボールを蹴れない	意味がわかる 2 語文を使うことができない；共感の欠如（子どもが泣いたら悲しいように見える）
3 歳	3 語文を使うことができない；発語の半分は理解不能	跳ねることができない，物を上手投げで投げることができない	大人の動作を模倣しない．人まね遊びができない
4 歳	理解可能であるのは発語の 75% 以下のみ；写真の中の自分自身や内容を認識することができない	3 秒間，片足で立つことができない；円を模写することができない	想像遊びの欠如；他の人の考えを仮定することができない

出典：Gerber ら, 2010a, 2010b, 2011；McLaughlin, 2011

第13章 精神保健の治療計画

治療計画は，現代医療における多くの作業の1つである規制上の要件として理解することも，患者の生活を変えるためのレシピとして理解することもできる．結局，医学的介入の目的は，その人が独力ではなしえない治療的変化を達成するのを手助けすることであり，治療計画とは患者が何を変える必要があるのか，誰が患者を助けるのか，患者がどのように変化していくのかを指定するものである．いかなる合理的な治療計画にも，問題の一覧表，測定可能な目標の一覧表，およびどのようにそれらを達成するかのレシピが含まれる．

もちろん，現実の治療計画の管理にはレシピと作業の両方がある．結局，治療計画はしばしば，政府機関や第三者支払機関から要求される精神保健医療の規制上の要件になっている．規制機関と支払機関は，しばしば独自の様式で精神保健の治療計画を完成することを要求する．われわれは読者の臨床場面に合った治療計画を決定するようすすめる，というのも，このような治療計画のみが治療計画の作業的側面を満たすからである．本章では，治療計画のレシピ的側面に共通する3つの一般原則について説明する：問題の一覧表，患者と養育者の目標，および最良の実践．それらは治療計画の，何を，誰が，どのように行うかである．

問題の一覧表

精神的苦痛をもった若い人を評価する場合，あなたの目標は治療同盟を作ることであるべきだが，評価の具体的な結果は診断である．診断は，治療計画の基礎である．

DSMの以前の版では，診断は多軸式，すなわち5軸のシステムで記述されていた．治療者は診断を5つの構成要素に分類した．すなわち，精神疾患，パーソナリティ障害，一般的な医学的疾患，心理社会的問題，および全体的機能である．最もよかった点は，多軸システムが治療者にいくつかの異なる視点からその人の苦痛を理解するよう促したことである：精神疾患の生物学的説明，パーソナリティの心理学的説明，身体疾患の機構的説明，心理社会的要因の主観的一覧，および機能の標準化された評価．最も悪かった点は，多軸システムが心と体の分割を促進したことである．パーソナリティ障害を軽蔑的な非難として使用することを認め；心理社会的機能の矛盾した説明を含み；分類，一覧，および評価をまとめてごちゃ混ぜにした．それは乱雑なレシピになった．

DSM-5（米国精神医学会, 2013）の著者らは，多軸システムを問題の一覧表に再編成した．医師は，問題の一覧表はすでに医療全体に広く使用されており，よく知っている．医師以外の人にも問題の一覧表の簡約が役に立つかもしれない．端的に言うと，問題の一覧表とは，現在の診察の中で扱われる問題の包括的で階層的な目録である．

一覧表の項目の標準化を進めるべきである．それが情報の伝達を可能にし，役立つものとなる．精神的苦痛と精神疾患を説明する方法は数多くある．各治療者によっては，機能障害を起こした神経回路，幼少期の不快な体験，または非適応的なパーソナリティ傾向に焦点を合わせる人もいる．これらの治療者が互いに意見を交わしたい場合，標準的な一覧表を必要とする．DSM-5 は現代精神医学の合意に基づいた診断システムであり，精神保健治療者がともに作業する方法であるので，さらに妥当性のある診断システムが構築されるのを待つ間は，われわれが支持する標準的な一覧表は DSM-5 である．

より進んだ妥当性をもつ診断システムを望んでいると気づかされる 1 つの理由は，DSM-5 の面接によってなされた診断が疾患または病気ではなく障害と呼ばれていることである．医師は通常，身体器官および器官系の構造と機能の病理学的異常として記述することができる疾患という観点で考える．患者は普通，病的異常体験あるいは具合が悪い体験として病気を表現する．遠くから見れば，疾患と病気は，患者と医師の異なる視点から見た同じ体験のように映るかもしれない．しかし，人類学者が繰り返し主張してきたように，病気と疾患は単に異なる視点というよりも，たいていは多様な体験である（Estroff と Henderson, 2005）.

障害（disorder）とは，この用語が精神的苦痛における生物的，社会的，文化的および心理的要因の複雑な相互作用を意味しており，病気（illness）と疾患（disease）との間における一種の中間的な表現である．一般的に，障害は単に身体的または心理的な機能が混乱していることを示す．精神的苦痛を表現するために障害という名称を使うことは，精神的苦痛がどのようにその人の機能を損なうのかについて注目し，精神的苦痛を引き起こすに至った出来事の複雑な相互作用を示唆し，精神的苦痛の原因に関するわれわれの知識の限界を暗に認めていることである（Kendler, 2012）．この分野は，より正確になるほど十分に明らかになっていない．われわれの診断システムにおいて**障害**を引き続き使用することは，謙虚さとさらなる研究を促す機会ともなるが，本来，相互の意思伝達をする方法である．

DSM-5 が共通言語として機能するためには，治療者は特定の診断を選択する必要がある．標準化は特異性なしには機能しない．「脂肪を 1 杯だけ加えます」というレシピを想像してみよう．レシピに従おうとする人は混乱するかもしれない．レシピの作成者は，スプーン 1 杯のベーコンの油か，大さじ 2 杯の塩味バターか，または半カップのココナッツ・オイルを意味したのだろうか？どれもありうるが，それぞれ違った料理になるだろう．要領を得たものほど，共通の指示よりも個人的な直感に従ったレシピとなるだろう．同様に，治療者は，若い人を「特定不能の精神疾患」を有すると特徴づけることが，他の医療従事者には患者の病気の正確な本質を不適切に伝えていることを認識すべきである．

われわれは患者に合った最も特異的な診断を選択するよう治療者にすすめる．子どもがうつ状態にあると思った場合，うつ病が抑うつエピソードであるかどうかだけでなく，単一または反復性のエピソードであるか，精神病性の特徴を伴うか伴わないか，軽度，中等度または重度のいずれかであるかどうかも決定すべきである．このレベルの特異性が，他の治療者との意思伝達を可能にし，治療についても伝えることを可能にする．精神病性の特徴を伴う重症の再発エピソードよりも軽症の初回エピソードの場合，子どもの抑うつを治療するさまざまな方法があることがわかっている．しかし，非特異的な障害をもつ子どもではどう進めればよいかはほとんど知られていない．特異的な障害を特定することにより他の治療者との意思伝達が改善される一方，患者の病気についての診断力と理解を患者（および養育者）に伝えることができる．診断すること，それ自体は，患者の苦しみに対する反応である．なぜなら，一見名前のつけようのないものに特定の名前を与えること自体が有益であるからだ．（診断は監督機関や第三者支払機関との意思伝達能力も改善し，また，支払機関の多数がより特定の診断に対してはより多く支払う．）

しかし，時に特定の診断は不適切である．診断が不確かである，あるいは追加の情報が必要である場合，暫定的な診断のほうが特定されているが不確かな診断よりも常に望ましい．最終的には，可能な限り最も特異的な診断に到達するよう銘記しておくこと．若い人の診断で何年にもわたってはっきりと特定されないままである診療記録を見るのはがっかりする．

診断に特異性を欠く場合でも，それらの診断を包括的にすることはできる．それらの診断には，現在若い人の機能を低下させているすべての問題を入れておくべきであろう．したがって，一覧表には精神疾患，一般的な医学的疾患，そして心理社会的問題が入っているべきである．われわれは，読者がこれまでに知っているように，DSM-5 の第Ⅱ部で記載されている精神医学的治療による有害事象も含め，精神疾患を説明するために DSM-5 を使用している．一般的な医学的疾患を説明するために，若い人の機能に現在影響している医学的疾患をあげておく．十分に治癒した外傷をあげる必要はない．若い人の健康に影響する心理社会的問題を説明するために，われわれは ICD-10 の Z コードの標準化された一覧表を用いることをすすめる（世界保健機関, 1992）．

最も関連性の高い Z コードのいくつかは，本書の第 11 章「評価尺度と代替診断システム」（p.257）に掲載されているが，Z コードの完全な一覧表は ICD の「健康状態に影響を及ぼす要因および保健サービスの利用」という章に掲載されている．これは，オンライン上（http://apps.who.int/classifications/icd10/browse/2010/en#/XXI）で入手可能である．

最終的に，問題は階層的に整理されるべきである．あなたの治療の焦点である問題はこの一覧表の最初にあげられるべきである．例えば，青年期に嚢胞線維症の既往があるが，故意に過量服薬した後で抑うつエピソードの治療を行っている場合，主要な2つの問題はうつ病と自殺企図である．2カ月後に再びその患者を評価し，うつ病と過量服薬から回復していた場合，抑うつエピソードと自殺企図は問題の一覧表の下のほうにおかれるだろう．順位がよく整理された問題の一覧表は，あなたの記録を見直したすべての人にあなたの治療の焦点を伝える．

患者と養育者の目標

患者と養育者と相談のうえ，治療目標を立てる．時に治療者は，臨床場面での会話の終わりころに目標について尋ねることがある．われわれは会話の最初から全体を通して目標について尋ねるほうが望ましいと考える．目標について質問することは，治療同盟を確立するもう1つの方法であり，あなたと患者が幸福を向上させるための相互公約である．あなたと患者は，患者が治療目標を確認し，あなたが患者とともにその目標を追求するときに同盟が確立される．初回の対応の早い段階でこれを行うことにより，患者が提供する情報の量と信頼性が必ず向上する．より深く，患者の変化したいという願いをあなたが動機づけするのに役立つ．われわれは，しばしば直接的に，「あなたの治療目標は何ですか？」，またはより若い子どもには「魔法で3つの願いが叶うとしたら，あなたの人生について何を変えますか？」と尋ねる．そして，診察が進むにつれて，頻繁に追加の目標について確認し，「あなたが心配していることをお聞きします．それを治療目標として取り上げたらどうでしょう」，またはもっと小さい子どもに対しては，「それはあなたが魔法でお願いするようなことですか？」．治療者は，治療目標について次々と尋ねることによって，治療の焦点を明確にし，患者との同盟をより強く構築する．

治療目標について頻繁に聞く会話が終わるまでに，最も喫緊の治療目標を要約するのは通常容易である．われわれはしばしば以下の聞き方でそれを行う．「最も重要な治療目標を見つけたようですが，確認したいと思います．私たちは正しい目標を特定しましたか？」，または小さい子どもには「3 つの願いを何に使いたいかわかっていると思いますが，一緒に確かめてみましょう」．このような会話は，治療目標が患者の願いを反映し，確実に治療目標を追求することへの関心が高まるようにする．それが可能で適切であれば，患者自身の言葉で治療目標を表現すること．

精神的苦痛をもつ子どもと青年との共同作業の課題の一部は，患者と養育者に共通の目標を追求するよう促すことである．患者とは初回の対応の早い段階で目標を特定することが望ましい．養育者とは治療目標について相談をする前に，養育者と患者との関係を理解するようにする．養育者が異なれば，その人が患者に向き合う様式も異なる．養育者は，実の親か，継父母か，里親か，祖父母か，年上の同胞か，後見人か，保護観察官か，教師か？ これらの関係は，養育者が認識する治療目標と，その目標に作用する患者の能力に影響を与える．例えば，青年が保護観察官と治療に来ている場合，治療目標は法的要件を含むだろうし，それは患者の目標とはまったく異なる．養育者の治療目標を求める前に，養育者が，どのように，そしてなぜ若い人の人生にかかわっているのか知る必要がある．

いったん，患者，養育者，そして治療者が治療目標について同意すれば，それは追求すべき目標の設定を考える手助けとなる．共通して確認される問題が主に自宅で起こる場合，目標は自宅に焦点を合わせなければならない．問題が主に学校で起こる場合，目標の設定には，その学校の教師と職員も参加させる必要がある．一次医療の診療所で患者を診ている場合，治療目標は，対処技能を学ぶことや新しい習慣をもつようにすること，または精神保健の治療者との治療を確立することを含むだろう．病院で患者を診ている場合，治療目標は通常，自殺念慮を減少させることや，気分を改善させることのような緊急の懸念に対処することになる．

よい治療目標はどれも，達成可能なものである．達成できない目標を設定するサービスは誰の役にも立たない．達成できない目標は魔術的な思考の類であり，何かを思うだけでそれが起こるという願いごとのようなものである．われわれが NBA チームのセンターでプレイすることを熱望することがあるかもしれないが，2 人の中年の精神科医がその目標を達成するのに役立つトレーニングは存在しない．同様に，若い人が――その年齢，その発達の状態，その身体的または心理的な特性のために――真に不可能な目標を設定するのは愚かである．また，平凡な目標を設定することは，誰の役にも立たない．平凡な目標は，労せずして得た勝利を主張するためにバーを低く設定するような，日常的な残忍さの一種である．われわれはNBAチームのセンターのようにバスケットボール競技はできないだろうが（今，少なくとも）自分の靴ひもを結ぶことができるので，靴ひもを結ぶことを治療目標に設定することは侮辱的である．最適な目標は，可能と考えられるものからほんの少し手の届かないところにある．この仮定的事例において，目標は，寄せ集めのバスケットボールの試合でパスとシュートを改善するものでなければならない．このような適切な目標は，何が可能であるかについてのわれわれの想像力を拡大するため，それを追求することは患者，養育者，および治療者の生活を改善する．

正しい目標をどう設定すれば可能性についてのわれわれの想像力を広げることができるかというのは大変刺激的に見えるが，その目標は同時に測定可能でなければならないことをあなたに言っておこう．治療目標は，「より健康的になる」，「病気がより少なくなる」，「よりよい行動をとる」ことにはできない．親はしばしば子どもたちを“よく”したいと言うが，これは同様に測定不能な目標である．われわれ自身の例では，測定困難な目標はわれわれおのおのが「よりよいバスケットボール選手になる」ことで，一方，測定可能な目標は「アシストターンオーバー比を1.5から少なくとも4.5に増やす」ことだろう．患者が合意した目標をいつ達成したか，していないかを知るために患者とともに設定した治療目標も測定可能でなければならない．

最良の実践

達成可能かつ測定可能な目標を明らかにするための1つの方法は，医学文献で報告されるように，達成可能な治療目標をその個人向けに作ることである．いくつかの実践の手引きおよび治療計画が利用可能である（例：Nurcombe, 2014）．若い人に対する治療に

表 13–1　初期治療計画を作成するための流れ

1. 患者の初期治療目標を明らかにすること
2. 患者と治療同盟を構築すること
3. 養育者と患者の関係性を明らかにすること
4. 患者に，最も特異的な DSM-5 診断に達するようにすること
5. 現在の問題の階層的な一覧表を記載すること
6. 治療目標に向けての問題一覧表を見直すこと
7. 入手可能な証拠によって測定可能で達成可能な目標を明らかにすること
8. 患者の文化的背景と利用可能な資源に応じて治療を調整すること
9. 患者の治療チームのメンバーに，各目標の責任を割り振ること
10. 各目標への進捗状況を観察すること
11. 患者の状況の変化に応じて目標を修正すること

おいては，米国児童青年精神医学会（American Academy of Child and Adolescent Psychiatry; AACAP）によって作成，維持されている治療変数の参照が望ましい．これらの変数は，子どもおよび青年が経験する精神疾患の主要なカテゴリーの大部分を網羅している．これらの各変数は，該当分野の専門家によって記載され，病因，診断，治療，および予後に関する情報を含んでいる．すべてに，幅広く採用できる具体的な推奨事項が含まれている．治療変数は，www.jaacap.com/content/pracparam でオンラインで確認できる．

この執筆時点では，52 の治療変数が AACAP ライブラリに含まれている．われわれはここですべてを要約することは望めない．もし可能であっても，それらは動的な文書であり，このテキストを読むときには更新されている可能性がある．代わりに，本書を通して，特に次の 3 つの章で，現行の治療の各変数につき知見のいくつかを分散させておいた．米国精神医学会はまた，一連の臨床診療ガイドラインを作成したが，これらは成人患者の治療を対象としている．治療のガイドラインは http://psychiatryonline.org/guidelines で確認できる．

表 13–1 に，初回治療計画の策定に関する一般的な推奨のいくつかを提示する．

第14章 心理社会的介入

子どもと青年の精神的，行動的健康の問題を評価し，対応する場合，しばしばその養育者に，彼ら自身が行うことができる支援や介入を指示する．結局，それらの人達の治療のほとんどは家庭で行われる——そこでは子どもが温かく迎えられ，食事を与えられ，清潔にされ，教育され，健康を育まれる．意欲のある養育者は，あなたやあなたからすすめられた資料，書籍，ウェブサイト，またはビデオから学んだ証拠に基づいた治療戦略を実践できる．第2章「地域社会状況における行動的・精神的問題」(p.11) で述べたように，読書療法は状況によって臨床効果を示している．小児科の一次医療の治療者は，心理社会的介入の助言を提供する領域において特に熟練している傾向がある．なぜなら，その専門的役割の鍵となる部分が子育ての助言や事前の指針を提供することだからである．

本章は，心理社会的介入の戦略の中から選択した主要部分と，養育者のために著者らがしばしば言うことのある心がけを含んでいる．これらの直観は，いろいろ異なった方向の臨床研究，一般的な専門家の合意，個人的な経験から得られた教訓を含む多くの異なる起源に由来している (Chorpita と Daleiden, 2009；Hilt, 2014；Jellinek ら, 2002)．

これは，心理社会的戦略の一覧表を網羅したものではなく，あなた方にとって有用と考える少数のものにすぎない．これらは，軽度の懸念を解決するのに十分であるか，または専門家が提供するサービスを補完するのに用いられるかもしれない．

タイムアウト

タイムアウトとは，養育者により行われる治療戦略で，年少の子どもが逸脱行動を行った後に，その子どもが望む注目，活動，もしくは他の強化を選択的かつ一時的に取り除くことにより子どもの行動を形作る．この戦略は，子どもがその肯定的な関心を維持したいという意欲を感じるため，養育者からの定期的で肯定的な賞賛と注目を経験した子どもにのみ機能する．タイムアウトによって子どもが望む注目を一時的に取り除くことは，特定のタイムアウト領域に子どもを物理的に配置するだけでなく，どこでも行われうる．

タイムアウトの長さは，年齢 1 歳分につき約 1 分にすべきであるとされているが，発達水準に基づいた調整を行う必要がある．例えば，発達に遅れのある子どものタイムアウトは，より短い時間とすべきである．

タイムアウトは概念としては単純かもしれないが，実行することはしばしば難しい．以下は，タイムアウトのための親の心がけの一覧である．

- 混乱を避けるため，一貫した制限を設定すること．
- 一度にすべてでなく，優先順位の高い問題行動を変えることに焦点を合わせること．
- タイムアウトを告げた後，「タイムイン」まで言葉のやりとりをしないこと．
- 問題行動を起こした直後に遅れることなく，タイムアウトを行うこと．
- 警告（例：これから 3 つ数えます…）を用いる場合は最後までやり遂げること．
- 穏やかで静かな制限の設定により，問題行動の強化を最小限にすること．
- タイムアウトが終了したときそれを告げること（子どもがこれを決定しない）．タイマーを設定すると役に立つだろう．
- タイムアウトが終了したら，単に“普段どおりに戻る”，または自己制御を取り戻したことについて子どもを褒めること．そして褒める次の肯定的な行動を探すこと．
- タイムアウトがうまくいくように，子どもに否定的な注目よりもはるかに多くの肯定的な注目を払うこと．

スペシャルタイム

スペシャルタイムは，養育者と年少の子どもが互いのかかわりにおける喜びを再構築する方法である．時には，肯定的な養育者–子どもの相互作用の再構築だけで，慢性的な行動の問題を解決できることもある．スペシャルタイムは，子どもの先導により，子どものできることに親が時間を費やすことに重きをおいているため，**子ども向け遊び**とも呼ばれる．以下は，スペシャルタイムを成功させるための親の心がけの一覧である．

- 子どもと一緒にこれを試す定まった時間を確保するようにすること．毎日が最もよいが，週に 2～3 回を続けるのもよい．
- 1 日のうち時間帯を決めて，**私達の遊びの時間**とか**私達のスペシャルタイム**のように名前をつけること．
- それが確実に行えるくらいの短い時間，通常 15～30 分を選ぶこと．
- いったんこの一対一の時間を計画したら，その日がよいか悪いかに関係なく確実に行うこと．
- 子どもにこの一緒にやる活動を選ばせるようにすること．その活動は，あなたが極端にやりたくないことでもなく，お金を使ったり家の用事を片付けることと関連しないものでなければならない．
- 遊んでいる間は子どものやり方に従い，子どもにどうすべきか教えたくなる衝動を抑えること．
- 時間どおりに終了すること；タイマーが役に立つ．次のスペシャルタイムがいつになるか念を押すこと．
- 子どもが最初に拒否した場合，スペシャルタイムの間，ただ一緒にいるだけだと説明すること．
- あなたが養育者として自分自身にとっても特別で，成長できる時間を過ごせるならば，より大きな成功を期待すること．

（行動の）機能分析

機能分析は，いつも問題となる行動を解決する一般的な戦略である．機能分析は，発達障害または限られた言語機能をもつ子どもの治療として最も頻繁に引用されているが，その原理はどの子どもにも当てはまる．その目的は，行動が繰り返し起こる**理由**を最初に特定し，将来の繰り返しを防ぐための計画を賢明に考案することである．

例えば，店に行くときに幼い子どもがかんしゃくを起こしていると想像してみよう．保健医療の治療者がその行動の機能を分析してみると，養育者は，そのかんしゃくを抑えるために子どもにお菓子を与えてきたのは，機能的にいえばその子どもの行動に報酬を与え，再び起こるように促していることに気がつく．養育者がこれらの意図しない報酬を与えるのをやめることを選択した場合，子どもが新しいルールを試している間には，かんしゃく行動は通常，一時的に増加するものの，その後は減少するだろうと理論化される（**消去抵抗**）．あるいは，養育者は，今後子どもを店のお菓子売り場に連れて行かないなど，認知された行動の引き金に子どもを再び曝露させるのを避けることに焦点を合わせるかもしれない．以下は，行動の機能分析を行うための心がけの一覧である（Hanley ら, 2003；Hilt, 2014）．

1. 行動を特定すること．
    - 行動の特徴，時間的関係（特に前後に何が起こるか），頻度，持続期間を決定すること．
2. 行動の機能について分析し仮説を立てること．
    - 目的を達成すること．これには望ましくない状況から逃れる，変化を避ける，注意をひく，または欲しいものを手に入れる行動が含まれるだろう．
    - コミュニケーションをとること．不適応行動は身体的あるいは情動的不快感を伝えているかもしれない．
    - 何の機能も明らかにならない場合は，身体あるいは精神疾患，投薬の副作用，睡眠遮断などの他の原因の可能性がより高い．
3. 変化を加えること，通常それは環境における変化である．
    - 不適応行動（注目またはその他の利益）を将来的に強化するものは取り除くこと．

- 行動を引き起こす引き金となることがわかっているものを避けること．
- 課題が要求するものを発達段階や言語能力に適するように修正すること．
- 注目と賞賛で肯定的な行動を強化すること．
- コミュニケーションを強化すること（例：言葉を話せない子どもが絵を使ってコミュニケーションをとるのを助ける）．
- 不明確な予定を明確にすること――日課表を見せたり，それに従わせること；変化に対して子どもを備えさせること．
- 子どもがお手上げ状態になったら避難させること（穏やかで静かな場所に時間を制限して）．

4. 介入がうまくいったか，そうでないかを分析し，その過程を繰り返すこと．
   - 行動の時期，特徴，頻度，持続期間における改善点を探すこと．

行動の活性化

行動の活性化は若い人が他人とかかわっていくのを手助けする方法である．若い人が悲しいときや心配しているとき，いつもなら楽しめる活動に参加しなくなり，普段は楽しめる活動からこうして撤退することで孤独が深まり，気分が沈む．したがって，他の相違点はあるものの，抑うつや不安に対するほとんどの認知行動療法では行動の活性化が求められる．結局，抑うつや不安から回復する道は，暗い部屋にずっと 1 人でいることから始まるわけではない．

行動の活性化では，その人が楽しいと感じるまたは自分の目標に役立つことをより規則的に行うように自分自身を駆り立てる．この行動の活性化を達成できた場合，通常，症状は改善する．課題は，抑うつや不安を感じるときに必要な動機を作り出すことである．以下は，行動の活性化に成功するための心がけの一覧である．

- あなた（他の人ではなく）がやる気になる，またはやりがいがあると感じるような活動を決めること．
- 同じことを繰り返して行うと退屈になる可能性があるので，さまざまな選択肢を作るように取り組むこと．
- 達成できたかどうかを判断できない比較的あいまいな目標よりむしろ，達成したと評価できるものに一覧表を絞り込むこと．より簡単なものから完了するのが難しいものへと行動の順位づけをすること．
- はじめに達成しやすいものを選んで開始し，そこから一覧表を上位に進めていくこと．
- 他の人に，あなたの活動を増やす計画について知らせて，さらにあなたを動機づけるような援助をしてくれるように協力を求める．

いじめ：よくある問題への対応

何年もの間，いじめは被害者と加害者の両方にとって日常的で有害であると認識されている．子どもの気分，行動，睡眠，身体症状の比較的急激な変化，または社会的，学業上の機能における突然の変化に気づいた場合，子どもがいじめられている可能性を考慮すべきである．

いじめが見つかった場合，大人がその対応法を知ることはしばしば難しい．以下は，いじめに対応するための心がけの一覧表である（Buxton ら, 2013；Hilt, 2014）．

1. 気づく
    - 子どもに尋ねること
        - 子ども達が時々いじめられたり，脅されたりすることがあります．このようなことが起こったのを見たことがありますか？
        - このようなことがあなたに起こったことがありますか？
    - 子どもがいいえと言うが，それでもいじめが疑われる場合は，教師にいじめについて尋ねるか，および/または子どもの SNS のアカウントを見るよう養育者に促すべきである．

2. 教育する
   - いじめは許されないことであり，いじめに遭った場合にはあなたが子どもを助けると伝えること．
3. 計画する
   - いじめが起こる場所を避けるよう子どもに指導すること．
   - いじめが起こった場合はその場を離れ，すぐに連絡可能な信頼できる大人に話すよう子どもに教えること．
   - 大人の近くにいるよう子どもに指示すること——ほとんどのいじめはまわりに大人がいないときに起こる．
   - 子どもがいじめと対抗できると感じたときは，その行動を制止するために，穏やかにはっきりとした声で，「いじめは許されない」と言うよう教えること．
   - 子どもがユーモアで状況を収拾させることに慣れている場合，ユーモアを用いていじめに挑むことができることを指摘すること．
   - 子どもがその友人達に支援や考えを求めるよう促すこと．
   - 養育者が子どもの学校や他の家族へ問題を伝え，共同して解決策を講じるようにすること．
4. 支援する
   - 仲間とのつながりを構築し，社会技能を向上させ，自信を得るために，向社会的な活動へ参加するよう養育者に促すこと．追加情報は，www.stopbullying.gov などのウェブサイトで入手できる．

睡眠衛生

睡眠衛生は誰にとっても，特に若い人にとって重要である．不眠症は，子どもにも青年にもよくある問題である．ほとんどの睡眠の問題は，治療者がよい睡眠衛生と呼ぶこと，つまり睡眠に影響を与える癖や習慣を変えることで解決することができる．以下は，睡眠衛生を改善するための親の心がけの一覧である（Hilt, 2014；Mindell と Owens, 2009）．

- 1 週間毎日，一定の就寝時刻と起床時刻を維持すること．
- 睡眠前の活動（例：読書，歯磨き）習慣を維持すること．
- ベッドの中または上で，非睡眠時間を過ごすのを避けること（すなわち，「ベッドは睡眠のためのものである」）．
- 寝室が涼しくて静かなことを確認すること．
- 寝る直前または覚醒したときに，強い刺激のある活動（テレビやテレビゲーム，友人にメールをすること，運動）を避けること．
- テレビゲーム，テレビ，コンピュータ，または電話を，子どもの寝室に置かないこと．
- 後の睡眠時間に役立つよう，1 日の早い時間に運動をすること．
- 浅い睡眠や頻回の覚醒を引き起こしうる，午後および夕方のカフェインを避けること．
- ベッドの中で目が覚めて，眠れない場合は，低刺激の活動（例：読書）のためにベッドから出て，そして 20～30 分後に戻ること．これは，ベッドが不眠と関連づけられるようになるのを防ぐ．
- 後でくよくよ考えるより眠る前にどんな心配事でも養育者と話し合うことを，子どもや青年に奨励すること．
- 子どもが眠そうではあるがまだ覚醒した状態でベッドに行くのを確認すること．他の場所で眠りにつくことは，直すのが難しい習慣を形成する．
- 養育者がいなくても安全で安心して過ごせるような一時的な対象物を必要とする幼い子どものために，就寝時に安心できる対象物を使用すること．
- 夜幼い子どもを確認するときには，その子にあなたがそばにいることと，大丈夫だよと軽く安心させるためだけにすること．
- 夜間の睡眠をしばしば妨げるので，ごく幼い子ども以外は全員が午後の昼寝を避けること．
- 子どもや青年がまだ困難をかかえていたら，睡眠の型を確認するため，居眠り，睡眠時間，活動を観察するのに役立つ睡眠日誌をつけること．

養育者のための危機後の計画

時々，若い人には大きな危機的出来事が起こる．これには重大な口論，情動的な心的外傷，自傷すると脅す子どもが含まれるかもしれない．第一段階は，あらゆる急性の安全上の懸念にも対処し，必要な専門的支援を得ることである．その後，将来の危機に備えて予防計画を作成することが役に立ちうる．以下は，家庭における危機後計画のための養育者の心がけの一覧である．

1. 家庭環境においては，“控えめ” な雰囲気を維持し，普段の日課は続けること．
2. 定型的な家庭の規則に従うが，争うことはしない．例えば：
   - 子どもが攻撃的または危険な行動に走る場合は，ただちに介入すること．
   - 子どもが反抗的な言葉を使う場合は，それらの言葉を無視してもよいだろう．
3. 危機が解消されるまで，適切な監督をすること（すなわち，いつも大人がそばにいるようにする）．
4. 特定の危機予防計画を作成すること：
   - 危機のきっかけとなりそうなものを明らかにすること（例えば，口論）
   - 次にそのきっかけが起こったら，何をするべきか子どもとともに計画すること（例：また落ち着くまでその状況から離れる，友達に電話をする，気を逸らすような活動を行う）．
5. 治療者からの指示がなければ，子どもに登校を促すこと．
6. 次回の治療者との面接予約に付き添うこと．
7. 子どもの身体または精神の治療者から指示されたとおりに薬を与えること．
8. 毎昼夜，時間の過ごし方の計画に取り組むこと――このことは，そのときの退屈や口論を予防するのに役立つはずである．
9. 自傷の危険性がある場合は，以下のような子どもや青年が自傷のために使いうるすべての医薬品や物を保管し鍵をかけておくこと．

- ナイフや剃刀のように鋭利なもの
- ベルト，コード，ロープ，敷布のように絞頸企図に用いられうる資材
- 銃器と弾薬（互いに別々の場所に保管し，鍵をかける）
- すべての市販薬を含む，家族すべての医薬品

10. 他の緊急事態において，
    - あなたの健康管理者に連絡をとること．
    - 子どもの行動の結果，その子ども，あなた自身，または他の人がもはや安全ではないと判断した場合，あなたの子どもを最寄りの救急病院へ搬送するために救急要請すること．
    - 地域または国の緊急自殺ホットラインの使用を考慮すること．

第15章 精神療法的介入

精神疾患をもつ若い人に対する最も効果的な治療計画は，何らかの精神療法を含んでいる．少なくとも，いかなる治療計画も，治療者としてのあなたと治療関係を形成すること，および診断，治療，予後についての心理教育を含んでいる．証拠に基づいたいくつかの教科書が，子どもや青年を対象として仕事をするための，より先進的な精神療法の技法を教えてくれる（例：Christophersen と VanScoyoc, 2013；Kendall, 2012；Weisz と Kazdin, 2010）．これらの精神療法の技能は，一般的に先輩の治療者が研修生を指導する研修プログラムで学習される．これらの教科書と精神療法の研修を通常，子どもや青年を対象としている人達にすすめられるが，本章では違った種類の精神療法を紹介し，どのように個別の精神療法を選択するかを考察し，そしてどのように子どもと養育者を精神療法に参加させるかを説明する．

精神療法は多くの理由から若い人達にとって重要な治療戦略である．それは，ほとんどの場合，提供可能で最も安全な治療選択肢であり，副作用の可能性が最も小さい．破壊的な行動や自殺傾向のような特定の問題に対して，向精神薬による介入よりも優れた効果が示されてきている．加えて，精神療法の文献は，行動変化がその人自身の努力に起因すると考えられるときは，薬物療法のような外的要因によると考えられる行動変化よりも長続きすることを示している（Alarcón と Frank, 2011）．

しかしながら，精神療法の結果による変化は一般に即時的ではない——子どもや青年に精神療法による効果が現れ始めるのには，1カ月または2カ月の定期的な治療が必要と予想される．この遅延は，なぜ若い人の精神的苦痛の重症度を階層化することが重要なのかという理由の一部である．子どもや青年が中等度から重度の困難をかかえている場合，望ましい治療計画は，最も迅速で信頼性の高い結果を促すための，精神療法と薬物療法の両方の組み合わせを含む可能性が高い．精神的健康の問題が軽度である若い人達に対しては，われわれは治療計画を一般的に精神療法単独で始める．もちろん，これらは全体的な言い方であり，多くの例外が存在する．例えば，重度の反抗挑発症であっても，われわれは向精神薬ではなく行動管理訓練から治療を開始することを好む．一方で，重度の注意欠如・多動症に対して精神刺激薬単独で治療を開始することは臨床的に妥当である．

精神療法を提案することを決めた場合，どの精神療法が推奨されるのかを知ることは難しいかもしれない．なぜなら，子どもに行いうる有効な精神療法の種類が多い（また増加している）ためである．例えば，米国の Substance Abuse and Mental Health Services Administration のウェブサイト（www.nrepp.samhsa.gov）には，若い人のための研究的根拠のある精神療法が 200 種類以上掲載されている．幸いなことに，これらの治療法には意味のある違いがあるものもあるが，たいていは限られたテーマでの変型版である．例えば，TFCBT（trauma-focused version of cognitive-behavioral therapy）は何か複雑な頭文字のように見えるが，実際には広く実践されている根拠に基づいた精神療法であり，心的外傷に焦点を絞った認知行動療法の版である．

ある子どもや青年のために適切な精神療法を決定したとしても，若い人とその養育者を治療に参加させることが難しい場合がある．メタ解析によると，子どもおよび青年の 25〜75% が時期尚早に精神保健治療を中止しているが（de Haan ら, 2013），これは治療を提供することの困難さを示す所見である．偏見，行動変化に関する両価性，精神療法の有効性に関する疑念，必要な時間的投資，または経済的問題が，精神療法を行ううえでの障壁になっている可能性がある．あなたは，精神療法の有効性，効果が出るには時間がかかること，および永続性のある利点を知らせることで，患者とその養育者が精神療法に対して適切な期待をもつ手助けをすることができる．

それでは，どのようにして患者と養育者を精神療法に参加させることができるだろうか．

- 患者と養育者が完全に理解できる方法で診断を説明すること．

- 精神療法治療計画の論理的根拠を説明すること（例：最も安全または最も効果的な方法）.
- 推奨される精神療法の経験はどのようなものであるかを簡潔に説明すること.
- それらに取り組むための方法について懸念があるかを尋ねること.
- 推奨される治療者の一覧表を家族に提供すること.
- 生じうるいかなる問題にも取り組むよう家族と接し続けること.

保険給付の制限にぶつかったり，利用できる治療者を探すのに苦労したりすると家族はしばしばやる気をなくすため，最後にあげた追跡の段階は特に重要である．紹介に関連して生じたことについて議論することは，治療計画を修正するきっかけとなる．一般的に，患者とその養育者が治療同盟を形成する治療者と適合させることができたとき，紹介は最も成功している（Roos と Werbart, 2013）.

結局，精神療法の核心は，患者が治療目標を確認し，その患者が治療目標を目指していくよう，治療者が自分自身と患者を結び付けるときに確立する治療関係である．心理学的手段によって，患者の中に存在する治癒力を動員する目標について治療者自身と患者との間に同盟を形成する．この同盟を形成する能力は，取り組みへの満足感だけではなく，患者に対する取り組みの有効性に強く影響する（Summers と Barber, 2003）.

補助に役立つよう，子どもや青年に広く用いられるさまざまな形式の精神療法の記述と，研究によってその使用の有効性が確認されている疾患の一覧表を用意した（**表 15–1**）.

表 15–1　広く推奨される子どもおよび青年の精神療法

治療	概要	典型的な適応症
認知行動療法（CBT）	思考の中で疾患が関連した認知の誤り（例：「私は何もかもうまくいかない」と抑うつの患者が考える）を正す方法を患者に教え，患者に異なる行動を試みるよう（すなわち，行動活性化）指導する/働きかける——この両方ともその人がどう感じるかを変化させることにつながる．治療と治療の間で練習と試行を課すことが中心的な特徴である．サポートされた状態で恐怖に曝露することによって脱感作する方法が，不安に対して典型的に用いられる	• 不安症群（すべて） • 抑うつ障害群 • 反抗挑発症 • 摂食障害群 • 物質使用障害群 • 心的外傷後ストレス障害
心的外傷に焦点を絞ったCBT	子どもの心的外傷治療で最もよく引用される版．治療支援を構築することと，心的外傷後ストレス障害について教育することから始まる．他の効果的な心的外傷治療のように，治療は，脱感作し，病的回避を減らし，将来にわたって心的外傷記憶の制御を減らすために，患者が患者自身の心的外傷の物語に直面することを要求する	
弁証法的行動療法	CBT の非常に特化した版；技能グループへの出席（問題解決，情動調節，苦痛耐性，対人関係の有効性技能を教えるため）と個別の治療セッションへの参加が必要である．マインドフルネスと瞑想訓練は，しばしば補助のために使用される．治療抵抗性で，慢性的に希死念慮をもつ患者に特に有用である．支持する研究のほとんどは成人が対象である	• 慢性的で意味のある自殺念慮と自傷
家族療法	さまざまな型や方法があるが，そのすべてが機能不全の原因となる家族関係または相互作用の様式に焦点を合わせており，その様式を家族機能が修正するのに役立つ（治療するための精神科診断を特定したり，またはその問題は個人の中に存在すると言ったりすることではない）	• 摂食障害群 • 素行症 • 抑うつ障害群 • 物質使用障害群

（つづく）

表 15–1 （つづき）広く推奨される子どもおよび青年の精神療法

治療	概要	典型的な適応症
集団療法	家族療法の場合と同様に，相互作用様式の問題に対処しながら，同様の課題をかかえ面識のない人々の集団中で，疾患特異的な支援を提供する．仲間どうしでの学習は，特異的な効果がある．治療者はグループメンバーが不注意に不健全な行動を教えることがないように指導しなければならない	• 不安症群
行動管理訓練	挑戦的な子どもの行動に対する熟練した親や養育者としての反応を教え，励ますプログラムの総称．うまく機能するには行動管理の段階を踏んでいかなければならないので，親と子どもの間で積極的な相互作用の時間をもつことが奨励される．個々の治療セッションを通して，子どもに変化をもたらすことよりも養育者の行動を変えることが鍵である．親の管理訓練としても知られている	• 反抗挑発症 • 素行症
応用行動分析	それぞれの要素が報酬により強化される，達成可能な小さな要素を通して，段階的に社会的で規範的な行動を教える一対一の特別に強化された行動管理訓練（“hello” の使い方を教える手順として何らかの “h” の音を出した子どもに報酬を与えるようなやり方）．必要とされる治療者の時間と継続的な治療計画という意味で高度に資源集約的である	• 自閉スペクトラム症
社会技能訓練	基本的な行動と認知の技能を教え，向社会的行動を強化し，社会的問題の解決を教えるために，階級に基づいた，集団的および一対一のさまざまな技術．一対一の設定ではなく集団で行われた場合の効果のほうが，仲間どうしの学習の影響のためより高くなる	• 反抗挑発症 • 注意欠如・多動症 • 自閉スペクトラム症

（つづく）

表 15–1　（つづき）広く推奨される子どもおよび青年の精神療法

治療	概要	典型的な適応症
リラクゼーショントレーニング（弛緩訓練法）	バイオフィードバック，深呼吸，段階的筋弛緩法，およびマインドフルネスは，心身への意識と情動的反応の高まりを選択的に落ち着かせる能力を高める戦略の例である．危機のときに必要な技能を養うために，危機のないときに訓練しておかなければならない	• 不安症群 • 抑うつ障害群
動機づけ面接	患者には変化する必要性があるのに著しい抵抗を示す保健行動についての治療的なかかわり．直面化はせず，判断もしないことで，患者が自分の変化の理由を述べ，自らの両価性を解決し，変化のためにどのような行動がとれるかを述べるよう手助けする．支持する研究のほとんどは成人に関する研究である	• 物質使用障害群

第16章

精神薬理学的介入

向精神薬は，研究とその偏見を排除して使用してみた結果から，その有効性が実証されているため，子どもや青年に対する処方は一般的なこととなっている．例えば，米国の青年に対する近年の調査で，過去1カ月に向精神薬を使用した者は6%以上いると報告された（Jonas ら, 2013）．この比較的広範な向精神薬の使用は，精神疾患を有する子どもや青年に対して，養育者が，精神保健の専門家からだけでなく，一次医療の治療者からの処方も期待するようになったことを意味する．

向精神薬はいつ処方すべきか？ 抑うつ，不安，または注意欠如・多動症（ADHD）を有するすべての子どもに，正しい適応がある，または研究で支持されている適応があるかどうかに関係なく投薬を受ける必要があるわけではない．向精神薬は有害事象を起こしうるので，少なくとも，向精神薬の潜在的な利益があなたの患者が経験する潜在的な危険性を超えていることを確信しなければならない．例えば，比較的軽度の抑うつを有する子どもの場合，通常は精神療法のみで十分な助けとなり，その使用は医学的有害事象の危険を引き起こさない．子どもや青年の抑うつがより重度あるいは持続的である場合，選択的セロトニン再取り込み阻害薬（SSRI）と精神療法の併用は，より速やかな回復に達するためによりよい臨床的な意義をもつ（例：Emslie ら, 2010）．

経験則として，子どもや青年が中等度から重度の症状を呈して

訳注　16章に記載されている医薬品の表記は，わが国で発売されているものは一般名・商品名ともにカタカナで，発売されていないものは英語で記載するよう努めました．また，その剤形や用量については，出版時の米国の最新の情報に基づき記載されているため，わが国の医薬品添付文書に記載されている内容と異なる場合があります（一部，訳注で解説）．医薬品の使用に当たっては，ご自身で最新のデータに当たるなど，細心の注意を払われることを要望いたします．

おり，証拠に基づいた向精神薬が利用可能である場合，通常，適切な心理社会的介入と同時に薬物療法を開始する．子どもや青年がより軽い症状を呈する場合は，通常，精神療法または環境調整のみの治療を開始することが推奨される．軽い症状だが持続する機能障害がより強くなっている人は，無投薬治療の戦略に効果がないと判明した場合に，より薬物療法を受ける対象となる．

何を処方するか決める際には，証拠に基づく原則に従うことをすすめる．われわれは，経験豊富な治療者の知恵や症例集積研究で報告された考察を尊重するが，これらは小規模で，標準化されていない報告である．可能な限りいつでも，われわれは子どもや青年を対象に行われた対照臨床試験から得られた証拠に基づき処方の決定を行う．子どもや青年への向精神薬を頻繁に処方する治療者に対しては，『コクラン・データベースの系統的レビュー』，米国児童青年精神医学会から出版された『診療統計データ』，または利用可能な教科書の中の 1 冊（例：McVoy と Findling, 2013；Preston ら, 2015）を読むことをすすめる．

そのような証拠が得られない場合，成人の精神科治療薬の研究は参考になるが，子どもや青年に治療薬を使用する前の読み変えが必要である．子どもや青年は，成人が反応するのと同じ仕方で "少量" に対して反応する "小さな大人" ではない．例えば，三環系抗うつ薬は成人の抑うつの治療に有効だが，対照試験では子どもの抑うつの治療においてプラセボと変わらず，青年の抑うつの治療では有効性に限界があることがわかった（Hazell と Mirzaie, 2013）．したがって，成人の精神保健の文献の結果は，それを信頼して実施する前に，子どもや青年においても再現されなければならない．

しかし，適切な証拠に基づく治療とは，処方を米国食品医薬品局（FDA）などの規制機関で子どもと青年に対して承認された医薬品だけに制限することを意味するものではない．病院で提供されるすべての医薬品（身体医学的および精神医学的）のうち約 4 分の 3 が年齢に適合する小児科用規制による承認を得られていないのであり，子どもに使用されている医薬品のうち小児科用承認を得ているものは約半分しかない（Murthy ら, 2013）．この規制の不一致は，FDA の承認を得る過程が既得権者（製造者）にとって長く費用のかかる作業を必要とすることが主な原因である．厳密な研究であれば，そのような承認なしに投薬の使用を支持するかもしれない．

治療薬を処方する前に自分自身に尋ねる重要な質問を以下に示す．

- 診断：その子どもは，証拠に基づいた薬物治療の適応があるか？
- 年齢：子どもの年齢は，どのようにあなたの危険・利益分析を変えるか？
- 重症度：どのくらい迅速な治療反応が必要か？
- 病歴：何がすでに試されたか，およびそれはどれくらい効果的だったか？
- 選好性：薬物の使用に関して患者または養育者の強い意見があるか？

患者と養育者が困っているとき，治療者は証拠に基づいた指示以外の薬物をうまく使う圧力を感じるかもしれない．われわれはこれらの要求に抵抗して，向精神薬の処方をしっかりした証拠が存在する適応症だけに限定することが望ましいと考える．例えば，注意欠如・多動症によってではなく，むしろ学習障害，不安，社会的な動揺または抑うつによって学校の成績が不良の子どもに対してメチルフェニデートを処方することは，効果がなかったり，より適切な介入の使用を遅らせたりする場合がある．同様に，抗精神病薬は，非特異的な攻撃性の重症度を下げるかもしれないが，若い人の攻撃性の潜在的原因については対処できそうもなく，不必要に重大な有害事象を引き起こすかもしれない．

表 16–1 から**表 16–5** は，若い人に使用した無作為対照試験の基礎データのある向精神薬のみを含む．ここにあげられた FDA 承認の年齢範囲は，これらの医薬品が臨床的に適切または効果的である年齢の範囲を必ずしも反映しているわけではない．

長年にわたって FDA 承認のある古い抗精神病薬治療で若い人に使用されるものには，重度の攻撃性とトゥレット症に対するハロペリドール（3 歳以上），トゥレット症に対するピモジド（12 歳以上），重度の攻撃性に対するクロルプロマジン（1 歳以上），そして統合失調症に対する thioridazine（訳注：わが国では不整脈の

表 16–1　注意欠如・多動症：証拠に基づいた短時間作用型精神刺激薬

薬物名	精神刺激薬類	作用時間（時間）	6〜10 歳の通常開始用量	入手できる剤形・規格単位（mg 錠）	FDA の最大 1 日用量（mg；承認年齢）	編集者のコメント
メチルフェニデート塩酸塩（リタリン®, Methylin®）	メチルフェニデート	4〜6	5 mg ずつ 1 日 2 回（3〜5 歳では 2.5 mg）	5，10，20	60（6 歳以上）	dextroamphetamine より副作用が少ないかもしれない；非常に幼い子どもでより優れた証拠がある
dexmethylphenidate（Focalin®）	メチルフェニデート	4〜6	2.5 mg ずつ 1 日 2 回（3〜5 歳では 1.25 mg）	2.5，5，10	20（6 歳以上）	ラセミ異性体であるため，mg あたりメチルフェニデートの mg 力価の 2 倍の効力がある
dextroamphetamine（Dexedrine®, Dextro-Stat®）	dextroamphetamine	4〜6	2.5 mg ずつ 1 日 2 回（3〜5 歳では 1.25 mg）	2.5，5，7.5，10，20，30	40（3 歳以上）	メチルフェニデートより作用時間が長く，副作用がわずかに多い
amphetamine salt combination（Adderall®）	dextroamphetamine	4〜6	2.5 mg ずつ 1 日 2 回（3〜5 歳では 1.25 mg）	5，7.5，10，12.5，15，20，30	40（3 歳以上）	メチルフェニデートより作用時間が長く，副作用がわずかに多い

注：FDA ＝米国食品医薬品局

表 16–2　注意欠如・多動症：証拠に基づいた長時間作用型精神刺激薬

薬物名	精神刺激薬類	作用時間（時間）	6～10 歳の通常開始用量（mg）	入手できる剤形・規格単位	FDA の最大 1 日用量（mg；承認年齢）	編集者のコメント
methylphenidate ER/SR（MetadateER®）	メチルフェニデート	4～8	10 毎朝	10，20 mg 錠剤	60（6 歳以上）	服用のためにワックスマトリックス型[訳注 1]を用いる；多様な作用時間
メチルフェニデート OROS（コンサータ®）	メチルフェニデート	10～12	18 毎朝	18，27，36，54 mg[訳注 2] カプセル	72[訳注 3]（6 歳以上）	浸透性放出カプセル；分割または粉砕不可
methylphenidate XR oral suspension（Quillivant XR®）	メチルフェニデート	8 まで	20 毎朝	5 mg/mL 液剤	60（6 歳以上）	微小粒子懸濁液が ER 液となる
methylphenidate XF；30% IR，70% ER（Metadate CD®）	メチルフェニデート	～8	10 毎朝	10，20，30，40，50，60 mg カプセル	60（6 歳以上）	カプセル入りの粒を食品に振りかけることができる
methylphenidate XR；50% IR，50% ER（Ritalin LA®）	メチルフェニデート	～8	10 毎朝	10，20，30，40 mg カプセル	60（6 歳以上）	カプセル入りの粒を食品に振りかけることができる

（つづく）

表 16–2　（つづき）注意欠如・多動症：証拠に基づいた長時間作用型精神刺激薬

薬物名	精神刺激薬類	作用時間（時間）	6〜10 歳の通常開始用量（mg）	入手できる剤形・規格単位	FDA の最大 1 日用量（mg；承認年齢）	編集者のコメント
dexmethylphenidate XR（Focalin XR®）	メチルフェニデート	10〜12	5 毎朝	5，10，15，20 mg カプセル	30（6 歳以上）	カプセル内の粒はメチルフェニデートのラセミ異性体であるため，この薬剤の力価は mg あたり 2 倍の効力がある
methylphenidate patch（Daytrana®）	メチルフェニデート	パッチ除去後 3〜5 時間まで	10 毎朝	10，15，20，30 mg パッチ	30（6 歳以上）	貼付部発疹の問題；午前の効果発現が遅い；除去するまで作用する
amphetamine salt comb–XR（Adderall XR®）	dextroam-phetamine	8〜12	5 毎日	5，10，15，20，25，30 mg カプセル	30（6 歳以上）	ジェネリック医薬品が入手可能；カプセル内の粒を食品に振りかけることができる

（つづく）

表 16–2 （つづき）注意欠如・多動症：証拠に基づいた長時間作用型精神刺激薬

薬物名	精神刺激薬類	作用時間（時間）	6〜10 歳の通常開始用量（mg）	入手できる剤形・規格単位	FDA の最大 1 日用量(mg；承認年齢)	編集者のコメント
lisdexamfetamine（Vyvanse®）	dextroamphetamine	〜10	30 毎日	20，30，40，50，60，70 mg カプセル	70（6 歳以上）	dextroamphetamine からの転換率は十分に確立されていない；胃腸の生物学的活性化
dextroamphetamine ER （Dexedrinew Spansule®）	dextroamphetamine	8〜10	5 毎朝	5，10，15 mg カプセル	40（6 歳以上）	カプセル入りの粒を食品に振りかけることができる

注：ER ＝徐放性，FDA ＝米国食品医薬品局，IR ＝即効性，OROS ＝浸透圧による放出制御内服薬，SR ＝持続放出性，XR ＝徐放性

（訳注 1）蜜ろうを基剤とした徐放性製剤

（訳注 2）わが国では 18・27・36 mg カプセル

（訳注 3）わが国では 18 歳未満は維持量 18〜54 mg で最大 54 mg，18 歳以上は最大 72 mg

表 16–3　注意欠如・多動症：証拠に基づいた非精神刺激薬

薬物名	半減期（時間）	薬物の型	通常の開始用量	入手できる剤形・規格単位（mg）	FDA の最大 1 日用量（mg；承認年齢）	編集者のコメント
アトモキセチン塩酸塩（ストラテラ®）	5	ノルアドレナリン再取り込み阻害薬	1 日 1 回 0.5 mg/kg から 1 週間後 1.2 mg/kg/日	10，18，25，40，60，80，100 カプセル（訳注 4）	100 mg または 1.4 mg/kg/日のいずれか低い用量（6 歳以上）（訳注 5）	副作用の危険性は SSRI と同様（例：自殺の危険性）；チトクロム P450 2D6 代謝：約 50% に効果がある
クロニジン（カタプレス®）	12.5	中枢作用型 α_2 作動薬	0.05 mg ずつ 1 日 2 回	0.1，0.2，0.3，0.4 錠剤	0.4 mg	就寝前の投与は鎮静効果の管理に役立つかもしれない
clonidine XR（Kapvay®）	12.5	中枢作用型 α_2 作動薬	0.1 mg 毎日	0.1，0.2，0.3，0.4 錠剤	0.4 mg（6 歳以上）	IR 剤と比較して最高血中濃度が低いという違いがある
guanfacine（Tenex®）	16	中枢作用型 α_2 作動薬	1 mg 毎日	1，2，3，4 錠剤	4 mg	就寝前の投与は鎮静効果の管理に役立つかもしれない
グアンファシン XR（インチュニブ®）	18	中枢作用型 α_2 作動薬	1 mg 毎日	0.1，0.2，0.3，0.4 錠剤（訳注 6）	7 mg（6 歳以上）（訳注 7）	IR 剤と比較して最高血中濃度が低いという違いがある

注：FDA＝米国食品医薬品局，IR＝即効性，SSRI＝選択的セロトニン再取り込み阻害薬，XR＝徐放性
精神刺激薬とは異なり，これらの医薬品は，子どもや青年の注意欠如・多動症の治療において，その最大限の効果を発揮するには 1 カ月近くかかることがある．精神刺激薬が治療の第一選択肢であると考えられる．

（訳注 4）わが国では，5・10・25・40 mg カプセル，0.4% 1 mL 内用液

（訳注 5）わが国では，18 歳未満の場合，1.8 mg/kg または 120 mg のいずれか低い用量

（訳注 6）わが国では，1・3 mg 錠剤．

（訳注 7）わが国では，体重によるが最大で 1 回 6 mg

表 16–4　抑うつ障害群と不安症群：証拠に基づいた薬剤(訳注 8)

薬物名	半減期（時間）	10 代の通常開始用量（mg）	FDA の最大 1 日量（承認年齢）	入手できる剤形・規格単位	無作為対照試験で支持されている疾患	編集者のコメント
fluoxetine（Prozac®）	4〜6 日	10 毎朝	60 mg（強迫症では 7 歳以上，うつ病では 8 歳以上）	10，20，40 mg カプセル	強迫症，うつ病，全般不安症，分離不安症，社交不安症	抑うつと不安の両方に対する第一選択治療；半減期が長いため飲み忘れによる副作用が少ない
セルトラリン（ゾロフト®）	27 時間	50 毎朝	200 mg（強迫症では 6 歳以上）	25，50，100 mg 錠剤	強迫症，うつ病，全般不安症，分離不安症，社交不安症	不安に対する第一選択治療；低用量（すなわち，25 mg 錠の半分）で使用しやすい
citalopram（Celexa®）	35 時間	20 毎朝	成人 40 mg（小児では未承認）	10，20，40 mg 錠剤	うつ病，強迫症	薬物間相互作用はきわめて少ない
エスシタロプラム（レクサプロ®）	29.5 時間	10 毎朝	20 mg（うつ病では 12 歳以上）	5，10，20 mg 錠剤	うつ病	citalopram のラセミ異性体；薬物間相互作用はきわめて少ない
フルボキサミン（ルボックス®）(訳注 9)	16 時間	25 毎朝	300 mg（強迫症では 8 歳以上）(訳注 10)	25，50，100 mg 錠剤(訳注 11)	強迫症，全般不安症，社交不安症，分離不安症(訳注 12)	他の SSRI よりも多くの副作用がしばしばみられる；薬物間相互作用が多い；したがって第一選択肢ではない

（つづく）

表 16–4　（つづき）抑うつ障害群と不安症群：証拠に基づいた薬剤

薬物名	半減期（時間）	10 代の通常開始用量（mg）	FDA の最大 1 日量（承認年齢）	入手できる剤形・規格単位	無作為対照試験で支持されている疾患	編集者のコメント
パロキセチン（パキシル®）	18 時間	20 毎朝	成人 40 mg（小児では未承認）	10，20，30，40 mg 錠剤	社交不安症	証拠が入り混じっている；小児の抑うつへの使用は望ましくない
クロミプラミン（アナフラニール®）	32 時間	25	200 mg または 3 mg/kg/日（10 歳以上の強迫症）	25，50，75 mg カプセル	強迫症	三環系抗うつ薬，治療抵抗性の強迫症に使用される；SSRI よりも強い有害事象のため第一選択肢ではない
デュロキセチン（サインバルタ®）	12 時間	30 毎朝	120 mg（全般不安症では 7 歳以上）	20，30，60 mg カプセル	全般不安症	セロトニン–ノルアドレナリン再取り込み阻害薬；SSRI よりも強い有害事象を有する

注：FDA ＝米国食品医薬品局，SSRI ＝選択的セロトニン再取り込み阻害薬
（訳注 8）わが国では，抗うつ薬について，適応に年齢の制限明記なし．18 歳未満でも，かなり処方されているのが現実である．
（訳注 9）わが国では，デプロメール®もある．
（訳注 10）わが国では，150 mg
（訳注 11）わが国では，25・50・75 mg 錠剤
（訳注 12）わが国での効能または効果はうつ病・うつ状態，強迫症，社交不安症

表 16–5　双極性障害および精神病性障害：証拠に基づく薬剤

薬物名	半減期（時間）	10代の通常開始用量（mg）	FDAの最大1日量（承認年齢）	入手できる剤形・規格単位（mg）	無作為対照試験で支持されている疾患	編集者のコメント
リスペリドン（リスパダール®）	17	0.5 毎日	6 mg（統合失調症では13歳以上，双極性障害の躁病エピソードでは10歳以上，自閉症の易怒性では5歳以上）	0.25，0.5，1，2，3，4 錠剤（訳注13）	統合失調症，双極性障害の躁病エピソード，自閉症（訳注14），トゥレット症	子どもで大規模に研究されている；比較的持続性で，迅速な効果がある；高プロラクチン血症の危険性もある
アリピプラゾール（エビリファイ®）	75	2 毎日	30 mg（統合失調症では13歳以上，双極性障害の躁病エピソードでは10歳以上，自閉症の易怒性では6歳以上，トゥレット症では6歳以上）	2，5，10，15，20 錠剤	統合失調症，双極性障害の躁病エピソード，自閉症（訳注15），トゥレット症	ドパミン D_2 受容体における作動薬/拮抗薬の混合，易怒性を引き起こすかもしれない；他剤よりも臨床的変化が認められるまでに時間がかかる
クエチアピン（セロクエル®）	7	25 ずつ 1日2回	800 mg（統合失調症では13歳以上，双極性障害の躁病エピソードでは10歳以上）	25, 50, 100, 200，300，400 錠剤	統合失調症，双極性障害の躁病エピソード	錠剤が比較的大きいため飲み込みづらいかもしれない；顕著な抗不安特性がある

（つづく）

表 16–5 （つづき）双極性障害および精神病性障害：証拠に基づく薬剤

薬物名	半減期（時間）	10 代の通常開始用量（mg）	FDA の最大 1 日量（承認年齢）	入手できる剤形・規格単位（mg）	無作為対照試験で支持されている疾患	編集者のコメント
ziprasidone（Geodon®）	7	10 毎朝	成人 160 mg（小児では未承認）	20, 40, 60, 80 カプセル	統合失調症，双極性障害の躁病エピソード	QT 延長の危険性が大きいため，心電図による監視が必要；小児に対して第一選択肢ではない
オランザピン（ジプレキサ®）	30	25 毎朝	20 mg（統合失調症では 13 歳以上，双極性障害の躁病エピソードでは 13 歳以上，双極性障害のうつ病エピソードでは 10 歳以上，fluoxetine と併用）	2.5, 5, 7.5, 10, 15, 20 錠剤	統合失調症，双極性障害の躁病およびうつ病エピソード	急速な効果があるが，この薬剤服用群は体重増加および脂質変化の危険性が最も高い
パリペリドン（インヴェガ®）	23	3 毎日	12 mg（統合失調症では 12 歳以上）	1.5, 3, 6, 9 錠剤	統合失調症	リスペリドンの主要な活性代謝物；同様に高プロラクチン血症の危険性

注：FDA ＝米国食品医薬品局
（訳注 13）わが国では，1・2・3 mg 錠剤，0.5・1・2 mg OD 錠，1% 10 mg/g 細粒，0.1% 1 mg/mL 内用液
（訳注 14）わが国での適応は，小児期の自閉スペクトラム症に伴う易怒性．双極性障害，トゥレット症は対象外
（訳注 15）わが国での適応は，小児期の自閉スペクトラム症に伴う易怒性．トゥレット症は対象外

副作用により2005年に製造中止）（2歳以上）がある．しかし，有害事象に対する懸念によって，主に運動障害に対して，子どもと青年へのこれらの医薬品の現在の使用は制限される．

有害事象の精神薬理学的監視

医薬品を子どもまたは青年に処方するとき，われわれは既知の有害事象の発症を監視する責任を負う．以下の下位項目の表は，公表された文献（Hilt, 2012）および医薬品製造業者の有害事象の分類によるもの（米国食品医薬品局, 2015）から引用した．

精神刺激薬

精神刺激薬（すなわち，メチルフェニデート，dextroamphetamine）は通常，忍容性が良好であるが，しばしば食欲低下および不眠症を引き起こす（表16–6）．投与量および作用持続時間の調整によって，通常，これらの問題は緩和される．成長曲線上で成長を追跡することは，体重増加の問題を認識するのに大いに役立つ（表16–7）．時には精神刺激薬が易怒性または不快感を引き起こすが，これは他の群の精神刺激薬に切り替えることによって解決することがある．過度の投与量は認知機能の低下を引き起こす可能性がある．精神刺激薬は，しばしば心拍数や血圧のごくわずかな上昇を引き起こすことがあり，ほとんどの場合，これが臨床上意味をもつものではないが，われわれは投与開始後にバイタルサインの異常値を示す反応の有無を見ている．チックは精神刺激薬の使用中，一時的に増えたり減ったりする傾向があるため，チック症は精神刺激薬使用の禁忌とはもはや考えられていない（Pringsheim と Steeves, 2011）．

選択的セロトニン再取り込み阻害薬（SSRI）

一般的なSSRIの副作用には，体重の増加または減少につながる食欲の変化や，夢がより鮮明になるような睡眠の変化がある（表16–8）．性的衝動の減退はよくみられるが，この問題は青年では成人よりも目立たない．血小板が凝集シグナル伝達にセロトニンを使用するため，打撲による傷が生じやすい．非常に高用量

表 16–6　精神刺激薬の主要な有害事象

よくみられるもの	あまりみられないもの	まれな反応で注意すべきもの
● 食欲低下	● 易怒性	● けいれん
● 嘔気	● 不快気分	● 幻覚
● 体重減少	● 認知機能低下	● 躁病
● 不眠	● 強迫的こだわり	● 成人身長に到達しない可能性
● 頭痛	● 不安	
● 腹痛	● チック	
● 口渇	● めまい	
	● 血圧上昇と脈拍増加	

表 16–7　精神刺激薬に対する監視の提案

- 少なくとも 6 カ月ごとに，開始時と各経過観察時の身長と体重の成長曲線を記録すること
- 開始時と薬物投与開始後に，血圧と脈拍数を測定すること
- 薬物流用の徴候を確認するために補給の日付を監視すること
- 寛解に達するまで注意欠如・多動症症状評価尺度の施行を繰り返すこと

表 16–8　選択的セロトニン再取り込み阻害薬の主要な有害事象

よくみられるもの	あまりみられないもの	まれな反応で注意すべきもの
● 不眠	● 焦燥	● 希死念慮
● 鎮静	● 落ち着きのなさ	● セロトニン症候群
● 食欲増加	● 衝動性	● 易出血性
● 食欲低下	● 易怒性	● 低ナトリウム血症
● 嘔気	● ふざけ	● 躁病
● 口渇	● めまい	● QT 間隔延長
● 頭痛	● 振戦	
● 性機能障害	● 便秘	
	● 下痢	

の SSRI またはセロトニン薬の組み合わせは，激越，運動失調，下痢，反射亢進，精神状態変化，振戦，および体温上昇を含むセロトニン症候群を引き起こすこともありうる．SSRI の副作用として躁症状がまれに起こる．これが起こっても，その子どもが双極性障害を発症するという証拠にはならない．SSRI は易怒性または焦燥を引き起こす危険性を広くもっており，このことは，SSRI

表 16–9　選択的セロトニン再取り込み阻害薬に対する監視の提案

- 少なくとも 6 カ月ごとに，開始時と各経過観察時の身長と体重の成長曲線を記録すること
- 開始後 2 週間および 4〜6 週間の時点での易怒性や焦燥の増加について尋ねること
- 開始後 2 週間および 4〜6 週間の時点での新しいまたは悪化した希死念慮について尋ねること
- 開始後少なくとも 1 回は新しい出血または挫傷について尋ねること
- 寛解に達するまで，疾患特異的評価尺度を繰り返すこと．投与された用量による効果をみるには 4〜6 週間かけること

が著しい不安または抑うつに投与された場合に，青年ではプラセボと比較して，治療の早い段階で自傷の考えが 2 倍上昇すると報告されている理由かもしれない．処方者は，SSRI を処方する際に，早期治療監視の必要性とともに，この予測のつかない自殺の可能性について患者および養育者と話し合う必要がある．安全な SSRI の使用のため，気分または易怒性の悪化をスクリーニングするために，開始してから約 2 週間後および 4〜6 週間後に患者の副作用を検査する必要がある（表 16–9）（Bridge ら, 2007）．

第 2 世代抗精神病薬

子どもや青年に対する抗精神病薬は，通常，精神保健の専門家によって開始されるが，一次医療の治療者はしばしば継続処方や監視の役目を果たしていることが多い．患者は，こうした医薬品から，かなり意味のある有害事象を経験する可能性がある（表 16–10）．体重増加は最もよくみられる問題であり，ある治験における患者は，わずか 3 カ月の医薬品の使用で平均 10 ポンド（訳注：約 4.5 kg）以上体重が増加した（Correll ら, 2009）．体重増加は，成人よりも子どもで頻繁に起こるようである——例えば，成人に関する文献（Correll ら, 2009）に反して，アリピプラゾールとリスペリドンは子どもでは同程度の体重増加を引き起こすことが明らかとなった．特に初回使用時に筋のこわばりやジストニアが起こりうるので，治療者は家族にジフェンヒドラミンを対処手段として用意しておくよう注意することができる．鎮静はよくみられるが，これは就寝前に投与することで対処できる．血糖値，

表 16–10　第 2 世代抗精神病薬の主要な有害事象

よくみられるもの	あまりみられないもの	まれな反応で注意すべきもの
• 体重増加 • 筋強剛 • パーキンソニズム • 便秘 • 口渇 • めまい • 眠気/倦怠	• 振戦 • 嘔気または腹痛 • アカシジア（落ち着きのなさ） • 頭痛 • 焦燥 • 起立性低血圧（起立したときの諸症状） • 高血糖 • 高コレステロール血症および高脂血症	• 遅発性ジスキネジア • 神経遮断薬悪性症候群 • 血球数減少 • 肝酵素の上昇 • QT 間隔延長 • 頻脈

コレステロール値，および中性脂肪値の上昇などのメタボリックシンドロームが起こる可能性があるので，定期的な血液検査が必要である．親が副作用かもしれないと気づかないうちに，落ち着かない身体感覚（アカシジア）あるいは焦燥が起こっている可能性がある．同様に，その逆も起こる可能性がある：医薬品誘発性パーキンソニズムは運動減少を引き起こす．最も懸念されるがまれな反応は神経遮断薬悪性症候群であり，これは典型的には使用の最初の 2，3 カ月間で起こる重症熱性の全身アレルギー反応である（Neuhut ら, 2009）．家族はまた，抗精神病薬によって引き起こされる潜在的に永続的で反復性の不随意運動障害である遅発性ジスキネジアの，小さいが累積的で用量依存性の危険性について注意しなければならない．まれではあるが，この可能性は，これらの医薬品の使用に関する継続的な危険・利益分析の一部であるべきである．遅発性ジスキネジアの監視（**表 16–11**）は，新たに発症した異常な不随意運動のために，異常不随意運動評価尺度（Abnormal Involuntary Movement Scale; AIMS）を用いて，通常 2 年ごとの検査が行われる（McClellan と Stock, 2013）．

有害な薬物作用の記録

子どもまたは青年が精神疾患の治療のために処方されている医

表 16–11 第 2 世代抗精神病薬の監視の提案

- 少なくとも 6 カ月ごとに，開始時と各経過観察時の身長と体重の成長曲線を記録すること
- 開始時と薬物投与開始後に，血圧と脈拍数を測定すること
- 6 カ月ごとに，空腹時血糖，中性脂肪，コレステロールの値を監視すること
- 開始後にもう一度血球分類を含む全血球算定を行うこと
- 神経遮断薬悪性症候群と遅発性ジスキネジアの家庭での監視について家族に伝えること
- 6 カ月ごとに，異常不随意運動評価尺度（AIMS）を施行すること
- 寛解に達するまで，薬物療法を調節すること
- 適切なときに医薬品から離脱するために，6 カ月ごとに危険・利益分析を繰り返すこと

表 16–12 医薬品有害作用の ICD-10-CM コード

ICD-10-CM コード	障害，状態，または問題
G21.11	神経遮断薬誘発性パーキンソニズム
G21.19	他の医薬品誘発性パーキンソニズム
G21.0	神経遮断薬悪性症候群
G24.02	医薬品誘発性急性ジストニア
G25.71	医薬品誘発性急性アカシジア
G24.01	遅発性ジスキネジア
G24.09	遅発性ジストニア
G25.71	遅発性アカシジア
G25.1	医薬品誘発性姿勢振戦
G25.79	他の医薬品誘発性運動症
T43.205A	抗うつ薬中断症候群：開始時の症状
T43.205D	抗うつ薬中断症候群：続発性の症状
T43.205S	抗うつ薬中断症候群：後遺症
T50.905A	医薬品による他の有害作用：開始時の症状
T50.905D	医薬品による他の有害作用：続発性の症状
T50.905S	医薬品による他の有害作用：後遺症

出典：世界保健機関，1992

薬品の有害作用を経験しているならば，医療記録にこの情報をどのように記録するかについての指示が DSM-5 に書かれている（米国精神医学会 2013, pp.703–708）.

臨床関与の対象であるか，または，患者の精神疾患の診断，経過，予後または治療に影響を及ぼしうる運動障害または医薬品による他の有害作用を記録することができるように，簡易表として**表 16–12** を付け加えた．この表に載せられている状態は，今回の来診の理由としてコードされることのあるものであり，または検査，処置や治療が必要であると説明する手助けともなる．この表にあげた状態と問題はまた，今回の来診との関係のあるなしにかかわらず，患者の治療に影響を及ぼしうる状況に関する有用な情報として，医療記録にも書かれることがある．

第17章

治療，教育，研究に対する提案

毎日，われわれは精神保健サービスを必要としているが，必要な治療が保証されていない子どもや青年の話を聞いている．毎日，われわれは精神的苦痛と病気が発達期の年代に気づかれず対処されなかった大人に会う．われわれは，子どもおよび青年の精神保健サービスの需要は満たされていないことを認識している．本書の読者はその必要性を認識していることだろう．

教育機関の精神科医として，われわれは，治療者として患者を治療し，いつの日かわれわれの代わりに治療者となるよう学生や研修生を教育し，他の治療者の臨床診療に情報を与える研究を行う機会を得られたことに感謝している．しかし，提供された臨床治療，教育，研究のすべての機会を受け入れることはできない．

われわれは思い浮かんだ考えを拙速に受け入れることはできない．多くの学者と同様に，われわれは実現させたい目標の数々をもっているが，その半数以下にでも対処できれば幸運であると認識している．本書を終えるにあたり，診療，教育，研究のためには，完璧とは言えないものの，30の提案に絞った一覧をここに示しておきたい．この不完全な結論を，精神的苦痛に悩んでいる子どもと青年を治療するという仕事は不完全なものであることを心にとどめてもらうため，および精神疾患をもつ若い人達の人生を改善するための治療に参加してもらうための招待状として，ここに提供する．1つの考えを選択してから，その考えに関する入手可能な文献を読むこと，そして，協力してくれる学術上のまたは地域社会からのパートナーを見つけること，その後着手すること．

治療

1. 小児期の有害な経験を認識し，減らすこと．
2. 精神病性障害をもたない子どもおよび青年で，抗精神病薬の使用，特に抗精神病薬多剤併用療法を最小限に抑えること．

3. 第三者支払機関と監督機関の目標ではなく患者と養育者の目標に沿って，予後に基づき質が改善された評価尺度を開発すること．
4. 小児精神科病院での隔離と拘束の使用を減らすこと．
5. 長期に里親に養育されている子どもの養子縁組率を上げること．
6. いくつかの型の精神保健サービスを提供するため，ソーシャルメディアの仲間とのネットワークを利用すること．
7. 地域社会において，「特定不能」や「他の特定される」といった診断ではなく，特定された DSM-5（米国精神医学会，2013）診断の使用を増やすこと．
8. 行政および専門家の両面で，精神疾患と精神保健治療への偏見を減らすこと．
9. 子どもと青年の精神疾患に対する，証拠に基づいた行動療法および精神療法に接する機会を増やすこと．
10. 接点を妨げているものに対処することにより，精神保健サービスへの紹介の成功率を上げること．

教育

1. 非専門的な環境で，地域に基づいた精神保健の提供システムを開発すること．
2. 他科の治療者に精神疾患の診断と治療をより効果的に指導するカリキュラムを開発すること．
3. 若い人の人種，言語，信仰，性的指向を考慮した文化的な情報に基づいた治療を指導すること．
4. 質の高い早期幼児教育をすべての子どもが受けられることを保証する戦略を開発すること．
5. 個々の養育者に，子ども達の回復力を維持し強化する方法を指導すること．
6. 福祉に携わる仕事で，監督，教師，他の大人達の教育課程に精神保健研修を盛り込むこと．

7. 幼少期の不快な経験の影響について理解を深め，その発生を減らすこと．
8. 子どもの発達について，家庭や学校でのありきたりな習慣の利益を親や養育者に指導すること．
9. いじめを予防し減らすための効果的な戦略を，教育者が理解し実践するのを援助すること．
10. 効果的なしつけ方法をより多く利用するようにするために，公衆衛生戦略を使用すること．

研究

1. 重篤気分調節症の診断の信頼性を改善し，子どもと青年における最良の治療法を吟味すること．
2. 大麻とそれが青年の精神病性の変化を引き起こすこととの関連を研究すること．
3. 次世代抗精神病薬による小児期の遅発性ジスキネジアの危険率の数値を求めること．
4. 子どもの精神的健康状態への介入の比較研究を行うこと．例えば，小児の双極性障害の最も効果的な治療法は何か？
5. 小児におけるすべての向精神薬の使用による長期的な転帰（望ましくない効果を含む）を研究すること．
6. 過去 10 年間に発売された抗うつ薬の子どもに対する有効性を試験すること．
7. 小児期の心的外傷後ストレス障害の症状に対する α_2 受容体作動薬および選択的セロトニン再取り込み阻害薬の有益性の程度について研究すること．
8. 子どもの精神保健諸症状に対するコンピュータ配信の（つまり，ビデオゲーム，テキストメッセージ，ソーシャルメディアフォーマットによる）心理社会的介入の潜在的利益を研究すること．
9. 自殺の危険が高い青年の危険性を減らすための精神療法的介入（弁証法的行動療法など）を研究すること．
10. 正規の応用行動分析療法と比べて，その実施がより実用的かもしれない，自閉スペクトラム症の心理社会的および行動学的介入を研究すること．

治療の統合

最後に，若い人達に対する心身の健康サービスを統合することは，治療の体験と転帰を改善し，一方（潜在的に）治療の総費用を削減する，という認識が高まっている．まだ最終結論には至っていないが，治療のよりよい統合が，家族にとって医療サービス利用をより容易にしうることと，また，その統合が治療の転帰を改善しうることが受け入れられつつある．まだ明らかになっていないことは，この治療の統合が子どもの精神保健に効果をもたらすような特定の計画または方法である．今後 10 年で，われわれは，統合された治療システムの大きな改善を見てそれに参加することを望んでいる．治療のために子どもと青年を診る場合，あなたが彼らを診察しているシステムを，子どもや青年に対して効果的に統合された治療システムに転換できるかどうかを考えてみること．米国児童青年精神医学会は，提供者と家族の両方にうま

表 17–1　若い人達のための効果的な統合された精神保健治療システムの要素

1. 行動学的健康の問題の早期発見のためのスクリーニング
2. 適切な行動療法へのトリアージまたは紹介
3. 以下を含む，子どもと青年の精神科相談へのアクセス準備
   a. 要求に応じた，一次医療提供者への間接的〔“道ばた的”（curbside）〕精神科相談
   b. 時宜を得た，子どもと青年の精神科医による患者および/または家族との対面相談
4. 精神保健サービスの提供を容易にし，医療チーム，親，家族，小児サービス機関との協力を強化する治療連携
5. 中等度から重度の精神疾患をもつ子どもと青年のための小児精神医学専門の治療サービスへのアクセス
6. 個々の症例および供給システムの両面から転帰を監視するためのシステム

出典：米国児童青年精神医学会より許可を得て転載（©2015．著作権帰属）

く機能するために，どのような統合された治療システムが取り入れられるべきかについて，彼らの考えているところを述べている．その統合された治療における望ましい要素について，概要を表 17–1 に示す．

文献

Achenbach TM: Manual for the Child Behavior Checklist/4–18 and 1991 Profile. Burlington, Department of Psychiatry, University of Vermont, 1991

Achenbach TM: Manual for the Child Behavior Checklist/2–3 and 1992 Profile. Burlington, Department of Psychiatry, University of Vermont, 1992

Alarcón RD, Frank JB: The Psychotherapy of Hope: The Legacy of Persuasion and Healing. Baltimore, MD, Johns Hopkins University Press, 2011

American Academy of Child and Adolescent Psychiatry: Best Principles for Integration of Child Psychiatry Into the Pediatric Health Home, June 2012. Available at: https://www.aacap.org/App_Themes/AACAP/docs/clinical_practice_center/systems_of_care/best_principles_for_integration_of_child_psychiatry_into_the_pediatric_health_home_2012.pdf. Accessed August 31, 2015.

American Academy of Child and Adolescent Psychiatry (AACAP): Facts for Families document Web site. 2015. Available at: http://www.aacap.org/AACAP/Families_and_Youth/Facts_for_Families/Facts_for_Families_Keyword.aspx. Accessed August 31, 2015.

American Psychiatric Association: Diagnostic and Statistical Manual of Mental Disorders, 3rd Edition. Washington, DC, American Psychiatric Association, 1980

American Psychiatric Association: Diagnostic and Statistical Manual of Mental Disorders, 4th Edition. Washington, DC, American Psychiatric Association, 1994

American Psychiatric Association: Diagnostic and Statistical Manual of Mental Disorders, 4th Edition, Text Revision. Washington, DC, American Psychiatric Association, 2000

American Psychiatric Association: Diagnostic and Statistical Manual of Mental Disorders, 5th Edition. Arlington, VA, American Psychiatric Association, 2013

American Psychiatric Association: Understanding Mental Disorders: Your Guide to DSM-5. Arlington, VA, American Psychiatric Association, 2015

Bäärnhielm S, Scarpinati Rosso M: The cultural formulation: a model to combine nosology and patients' life context in psychiatric diagnostic practice. Transcult Psychiatry 46(3):406–428, 2009 19837779

Beloglovsky M, Daly L: Early Learning Theories Made Visible. St. Paul, MN, Redleaf Press, 2015

Berganza CE, Mezzich JE, Jorge MR: Latin American Guide for Psychiatric Diagnosis (GLDP). Psychopathology 35(2–3):185–190, 2002 12145508

Birmaher B, Brent D, Bernet W, et al: Practice parameter for the assessment and treatment of children and adolescents with depressive disorders. J Am Acad Child Adolesc Psychiatry 46(11):1503–1526, 2007 18049300

Birmaher B, Gill MK, Axelson DA, et al: Longitudinal trajectories and associated baseline predictors in youths with bipolar spectrum disorders. Am J Psychiatry 171(9):990–999, 2014 24874203

Bridge JA, Iyengar S, Salary CB, et al: Clinical response and risk for reported suicidal ideation and suicide attempts in pediatric antidepressant treatment: a meta-analysis of randomized controlled trials. JAMA 297(15):1683–1696, 2007 17440145

Buu A, Dipiazza C, Wang J, et al: Parent, family, and neighborhood effects on the development of child substance use and other psychopathology from preschool to the start of adulthood. J Stud Alcohol Drugs 70(4):489–498, 2009 19515288

Buxton D, Potter MP, Bostic JQ: Coping strategies for child bully-victims. Pediatr Ann 42(4):57–61, 2013 23556519

Cepeda C: Clinical Manual for the Psychiatric Interview of Children and Adolescents. Arlington, VA, American Psychiatric Association, 2010

Chen YF: Chinese Classification of Mental Disorders (CCMD-3): towards integration in international classification. Psychopathology 35(2–3):171–175, 2002 12145505

Chorpita BF, Daleiden EL: Mapping evidence-based treatments for children and adolescents: application of the distillation and matching model to 615 treatments from 322 randomized trials. J Consult Clin Psychol 77(3):566–579, 2009 19485596

Christophersen ER, VanScoyoc SW: Treatments That Work With Children: Empirically Supported Strategies for Managing Childhood Problems, 2nd Edition. Washington, DC, American Psychological Association, 2013

Cohen H: The nature, methods and purpose of diagnosis. Lancet 24(6227):23–25, 1943

Correll CU, Manu P, Olshanskiy V, et al: Cardiometabolic risk of second-generation antipsychotic medications during first-time use in children and adolescents. JAMA 302(16):1765–1773, 2009 19861668

Davanzo R, Copertino M, De Cunto A, et al: Antidepressant drugs and breastfeeding: a review of the literature. Breastfeed Med 6(2):89–98, 2011 20958101

de Haan AM, Boon AE, de Jong JT, et al: A meta-analytic review on treatment dropout in child and adolescent outpatient mental health care. Clin Psychol Rev 33(5):698–711, 2013 23742782

Digman JM: Personality structure: emergence of the five-factor model. Annu Rev Psychol 41:417–440, 1990

Dvir Y, Ford JD, Hill M, Frazier JA: Childhood maltreatment, emotional dysregulation, and psychiatric comorbidities. Harv Rev Psychiatry 22(3):149–161, 2014 24704784

Eaton DK, Kann L, Kinchen S, et al; Centers for Disease Control and Prevention (CDC): Youth risk behavior surveillance—United States, 2007. MMWR Surveill Summ 57(4):1–131, 2008 18528314

Egger HL, Emde RN: Developmentally sensitive diagnostic criteria for mental health disorders in early childhood: the Diagnostic and

Statistical Manual of Mental Disorders-IV, the Research Diagnostic Criteria-Preschool Age, and the Diagnostic Classification of Mental Health and Developmental Disorders of Infancy and Early Childhood-Revised. Am Psychol 66(2):95–106, 2011 21142337

Emanuel EJ, Emanuel LL: Four models of the physician-patient relationship. JAMA 267(16):2221–2226, 1992 1556799

Emslie GJ, Mayes T, Porta G, et al: Treatment of Resistant Depression in Adolescents (TORDIA): week 24 outcomes. Am J Psychiatry 167(7):782–791, 2010 20478877

Estroff SE, Henderson GE: Social and cultural contributions to health, difference, and inequality, in The Social Medicine Reader, 2nd Edition, Vol 2. Edited by Henderson G, Estroff, SE. Durham, NC, Duke University Press, 2005, pp 4–26

Fairburn CG, Bohn K: Eating disorder NOS (EDNOS): an example of the troublesome "not otherwise specified" (NOS) category in DSM-IV. Behav Res Ther 43(6):691–701, 2005 15890163

Feinstein AR: Clinical Judgment. Baltimore, MD, Williams & Wilkins, 1967

First MB: DSM-5 Handbook of Differential Diagnosis. Washington, DC, American Psychiatric Publishing, 2014

Folstein MF, Folstein SE, McHugh PR: "Mini-mental state": a practical method for grading the cognitive state of patients for the clinician. J Psychiatr Res 12(3):189–198, 1975 1202204

Ford CA, Millstein SG, Halpern-Felsher BL, Irwin CE Jr: Influence of physician confidentiality assurances on adolescents' willingness to disclose information and seek future health care: a randomized controlled trial. JAMA 278(12):1029–1034, 1997 9307357

Gerber RJ, Wilks T, Erdie-Lalena C: Developmental milestones: motor development. Pediatr Rev 31(7):267–276, quiz 277, 2010a 20595440

Gerber RJ, Wilks T, Erdie-Lalena C: Developmental milestones: cognitive development. Pediatr Rev 31(9):364–367, 2010b 20810700

Gerber RJ, Wilks T, Erdie-Lalena C: Developmental milestones 3: social-emotional development. Pediatr Rev 32(12):533–536, 2011

22135423
Gold MA, Seningen AE: Interviewing adolescents, in American Academy of Pediatrics Textbook of Pediatric Care. Edited by McInerny TK. Washington, DC, American Academy of Pediatrics, 2009, pp 1331–1337
Hanington L, Ramchandani P, Stein A: Parental depression and child temperament: assessing child to parent effects in a longitudinal population study. Infant Behav Dev 33(1):88–95, 2010 20056283
Hanley GP, Iwata BA, McCord BE: Functional analysis of problem behavior: a review. J Appl Behav Anal 36(2):147–185, 2003 12858983
Hazell P, Mirzaie M: Tricyclic drugs for depression in children and adolescents. Cochrane Database Syst Rev 6:CD002317, 2013 23780719
Hilt RJ: Monitoring psychiatric medications in children. Pediatr Ann 41(4):157–163, 2012 22494208
Hilt RJ: Primary Care Principles for Child Mental Health, Version 5.0. 2014. Available at: www.palforkids.org/resources.html. Accessed August 31, 2015.
Insel T, Cuthbert B, Garvey M, et al: Research Domain Criteria (RDoC): toward a new classification framework for research on mental disorders. Am J Psychiatry 167(7):748–751, 2010 20595427
Jellinek M, Patel BP, Froehle MC (eds): Bright Futures in Practice: Mental Health, Vol. 1: Practice Guide. Arlington, VA, National Center for Education in Maternal and Child Health, 2002. Available at: www.brightfutures.org/mentalhealth. Accessed August 31, 2015.
Jonas BS, Gu Q, Albertorio-Diaz JR: Psychotropic Medication Use Among Adolescents: United States, 2005–2010 (NCHS Data Brief, No 135). Hyattsville, MD, National Center for Health Statistics, 2013
Kendall PC: Child and Adolescent Therapy: Cognitive-Behavioral Procedures, 4th Edition. New York, Guilford, 2012

Kendell R, Jablensky A: Distinguishing between the validity and utility of psychiatric diagnoses. Am J Psychiatry 160(1):4–12, 2003 12505793

Kendler KS: The dappled nature of causes of psychiatric illness: replacing the organic-functional/hardware-software dichotomy with empirically based pluralism. Mol Psychiatry 17(4):377–388, 2012 22230881

Kessler RC, Chiu WT, Demler O, et al: Prevalence, severity, and comorbidity of 12-month DSM-IV disorders in the National Comorbidity Survey Replication [published erratum appears in Arch Gen Psychiatry 62:709, 200]. Arch Gen Psychiatry 62(6):617–627, 2005 15939839

Kinghorn WA: Whose disorder?: a constructive MacIntyrean critique of psychiatric nosology. J Med Philos 36(2):187–205, 2011 21357652

Knight JR, Sherritt L, Shrier LA, et al: Validity of the CRAFFT substance abuse screening test among adolescent clinic patients. Arch Pediatr Adolesc Med 156(6):607–614, 2002 12038895

Lanza di Scalea T, Wisner KL: Antidepressant medication use during breastfeeding. Clin Obstet Gynecol 52(3):483–497, 2009 19661763

Lavigne JV, Lebailly SA, Gouze KR, et al: Treating oppositional defiant disorder in primary care: a comparison of three models. J Pediatr Psychol 33(5):449–461, 2008 17956932

Lewis SP, Heath NL: Nonsuicidal self-injury among youth. J Pediatr 166(3):526–530, 2015 25596101

Lewis-Fernández R, Aggarwal NK, Hinton L, et al: DSM-5 Handbook on the Cultural Formulation Interview. Arlington, VA, American Psychiatric Association, 2015

Lieberman J: Shrinks: The Untold Story of Psychiatry. New York, Little, Brown, 2015

Lim R: Clinical Manual of Cultural Psychiatry, 2nd Edition. Arlington, VA, American Psychiatric Association, 2015

Lizardi D, Oquendo MA, Graver R: Clinical pitfalls in the diagnosis of ataque de nervios: a case study. Transcult Psychiatry 46(3):463–486, 2009 19837782

Loy JH, Merry SN, Hetrick SE, Stasiak K: Atypical antipsychotics for disruptive behaviour disorders in children and youths. Cochrane Database Syst Rev 6:CD008559, 2012 22972123

MacIntyre AC: Dependent Rational Animals: Why Human Beings Need the Virtues. Chicago, IL, Open Court Publishing, 2012

Martínez LC: DSM-IV-TR cultural formulation of psychiatric cases: two proposals for clinicians. Transcult Psychiatry 46(3):506–523, 2009 19837784

Mash EJ, Barkley RA: Assessment of Childhood Disorders, 4th Edition. New York, Guilford, 2007

McCartney K, Philips DA: Blackwell Handbook of Early Childhood Development. Malden, MA, Blackwell, 2006

McClellan J, Stock S: American Academy of Child and Adolescent Psychiatry (AACAP) Committee on Quality Issues (CQI): Practice parameter for the assessment and treatment of children and adolescents with schizophrenia. J Am Acad Child Adolesc Psychiatry 52(9):976–990, 2013 23972700

McLaughlin MR: Speech and language delay in children. Am Fam Physician 83(10):1183–1188, 2011 21568252

McVoy M, Findling RL: Clinical Manual of Child and Adolescent Psychopharmacology, 2nd Edition. Washington, DC, American Psychiatric Publishing, 2013

Meltzer LJ, Johnson C, Crosette J, et al: Prevalence of diagnosed sleep disorders in pediatric primary care practices. Pediatrics 125(6):e1410–e1418, 2010 20457689

Merikangas KR, He JP, Burstein M, et al: Lifetime prevalence of mental disorders in U.S. adolescents: results from the National Comorbidity Survey Replication—Adolescent Supplement (NCS-A). J Am Acad Child Adolesc Psychiatry 49(10):980–989, 2010 20855043

Mindell J, Owens J: A Clinical Guide to Pediatric Sleep: Diagnosis and Management of Pediatric Sleep Problems, 2nd Edition.

Philadelphia, PA, Lippincott, Williams & Wilkins, 2009
Mises R, Quemada N, Botbol M, et al: French classification for child and adolescent mental disorders. Psychopathology 35(2–3):176–180, 2002 12145506
Mohatt J, Bennett SM, Walkup JT: Treatment of separation, generalized, and social anxiety disorders in youths. Am J Psychiatry 171(7):741–748, 2014 24874020
Mooney CG: Theories of Childhood: An Introduction to Dewey, Montessori, Erikson, Piaget, and Vygotsky, 2nd Edition. St. Paul, MN, Redleaf Press, 2013
Murthy S, Mandl KD, Bourgeois F: Analysis of pediatric clinical drug trials for neuropsychiatric conditions. Pediatrics 131(6):1125–1131, 2013 23650305
Nakane Y, Nakane H: Classification systems for psychiatric diseases currently used in Japan. Psychopathology 35(2–3):191–194, 2002 12145509
Neuhut R, Lindenmayer J-P, Silva R: Neuroleptic malignant syndrome in children and adolescents on atypical antipsychotic medication: a review. J Child Adolesc Psychopharmacol 19(4):415–422, 2009 19702493
Nurcombe B: Diagnosis and treatment planning in child and adolescent mental health problems, in IACAPAP e-Textbook of Child and Adolescent Mental Health. Edited by Rey JM. Geneva, Switzerland, International Association for Child and Adolescent Psychiatry and Allied Professions, 2014, pp 1–21.
Nussbaum AM: Pocket Guide to the DSM-5 Diagnostic Exam. Washington, DC, American Psychiatric Publishing, 2013
Otero-Ojeda AA: Third Cuban Glossary of Psychiatry (GC-3): key features and contributions. Psychopathology 35(2–3):181–184, 2002 12145507
Paschetta E, Berrisford G, Coccia F, et al: Perinatal psychiatric disorders: an overview. Am J Obstet Gynecol 210(6):501–509.e6, 2014 24113256
Pearlstein T: Use of psychotropic medication during pregnancy and

the postpartum period. Womens Health (Lond Engl) 9(6):605–615, 2013 24161312

Phillips J, Frances A, Cerullo MA, et al: The six most essential questions in psychiatric diagnosis: a pluralogue part 1: conceptual and definitional issues in psychiatric diagnosis. Philos Ethics Humanit Med 7:3, 2012a 22243994

Phillips J, Frances A, Cerullo MA, et al: The six most essential questions in psychiatric diagnosis: a pluralogue part 2: issues of conservatism and pragmatism in psychiatric diagnosis. Philos Ethics Humanit Med 7:8, 2012b 22512887

Phillips J, Frances A, Cerullo MA, et al: The six most essential questions in psychiatric diagnosis: a pluralogue part 3: issues of utility and alternative approaches in psychiatric diagnosis. Philos Ethics Humanit Med 7:9, 2012c 22621419

Preston J, O'Neal JH, Talaga MC: Child and Adolescent Clinical Psychopharmacology Made Simple, 3rd Edition. Oakland, CA, New Harbinger Publications, 2015

Pringsheim T, Steeves T: Pharmacological treatment for attention deficit hyperactivity disorder (ADHD) in children with comorbid tic disorders. Cochrane Database Syst Rev (4):CD007990, 2011 21491404

Radden J, Sadler JZ: The Virtuous Psychiatrist: Character Ethics in Psychiatric Practice. New York, Oxford University Press, 2010

Reynolds CR, Kamphaus RW: BASC: Behavior Assessment System for Children: Manual. Circle Pines, MN, American Guidance Service, 1998

Romano E, Babchishin L, Marquis R, Fréchette S: Childhood maltreatment and educational outcomes. Trauma Violence Abuse 16 (4):418–437, 2015 24920354

Roos J, Werbart A: Therapist and relationship factors influencing dropout from individual psychotherapy: a literature review. Psychother Res 23(4):394–418, 2013 23461273

Roy AK, Lopes V, Klein RG: Disruptive mood dysregulation disorder: a new diagnostic approach to chronic irritability in youth. Am J

Psychiatry 171(9):918–924, 2014 25178749
Rushton J, Bruckman D, Kelleher K: Primary care referral of children with psychosocial problems. Arch Pediatr Adolesc Med 156(6): 592–598, 2002 12038893
Safer DJ, Rajakannan T, Burcu M, Zito JM: Trends in subthreshold psychiatric diagnoses for youth in community treatment. JAMA Psychiatry 72(1):75–83, 2015 25426673
Satyanarayana VA, Lukose A, Srinivasan K: Maternal mental health in pregnancy and child behavior. Indian J Psychiatry 53(4):351–361, 2011 22303046
Scott BG, Sanders AFP, Graham RA, et al: Identity distress among youth exposed to natural disasters: associations with level of exposure, posttraumatic stress, and internalizing problems. Identity (Mahwah, N J) 14(4):255–267, 2014 25505851
Shahrokh NC, Hales RE, Phillips KA, et al: The Language of Mental Health: A Glossary of Psychiatric Terms. Washington, DC, American Psychiatric Publishing, 2011
Silber TJ: Somatization disorders: diagnosis, treatment, and prognosis. Pediatr Rev 32(2):56–63, quiz 63–64, 2011 21285301
Stubbe D: Child and Adolescent Psychiatry: A Practical Guide. Philadelphia, PA, Lippincott Williams & Wilkins, 2007
Substance Abuse and Mental Health Services Administration: Results From the 2013 National Survey on Drug Use and Health: Summary of National Findings (NSDUH Series H-48, HHS Publ No SMA 14-4863). Rockville, MD, Substance Abuse and Mental Health Services Administration, 2014
Summers RF, Barber JP: Therapeutic alliance as a measurable psychotherapy skill. Acad Psychiatry 27(3):160–165, 2003 12969839
Task Force on Research Diagnostic Criteria: Infancy Preschool: Research diagnostic criteria for infants and preschool children: the process and empirical support. J Am Acad Child Adolesc Psychiatry 42(12):1504–1512, 2003 14627886
Trivedi HK, Kershner JD: Practical Child and Adolescent Psychiatry for Pediatrics and Primary Care. Cambridge, MA, Hogrefe, 2009

U.S. Food and Drug Administration: Online label repository, 1999. Available at http://labels.fda.gov. Accessed March 1, 2015.

U.S. Public Health Service Office of the Surgeon General: Mental Health: A Report of the Surgeon General. Rockville, MD, U.S. Department of Health and Human Services, U.S. Public Health Service, 1999

van Nierop M, Janssens M; Genetic Risk Outcome of Psychosis Investigators, et al: Evidence that transition from health to psychotic disorder can be traced to semi-ubiquitous environmental effects operating against background genetic risk. PLoS One 8(11):e76690, 2013 24223116

Vernon-Feagans L, Garrett-Peters P, Willoughby M, Mills-Koonce R; The Family Life Project Key Investigators: Chaos, poverty, and parenting: predictors of early language development. Early Child Res Q 27(3):339–351, 2012 23049162

Weisz JR, Kazdin AE: Evidence-Based Psychotherapies for Children and Adolescents, 2nd Edition. New York, Guilford, 2010

World Health Organization: International Classification of Diseases, 9th Revision, Clinical Modification. Ann Arbor, MI, Commission on Professional and Hospital Activities, 1978

World Health Organization: The ICD-10 Classification of Mental and Behavioural Disorders: Clinical Descriptions and Diagnostic Guidelines. Geneva, World Health Organization, 1992

Yuma-Guerrero PJ, Lawson KA, Velasquez MM, et al: Screening, brief intervention, and referral for alcohol use in adolescents: a systematic review. Pediatrics 130(1):115–122, 2012 22665407

Zero to Three: Diagnostic Classification of Mental Health and Developmental Disorders of Infancy and Early Childhood (DC:0–3). Arlington, VA, Zero to Three/National Center for Clinical Infant Programs, 1994

Zero to Three: Diagnostic Classification of Mental Health and Developmental Disorders of Infancy and Early Childhood, Revised (DC:0–3R). Washington, DC, Zero to Three, 2005

索引

主要な説明のある頁を太字で示した.

和文

あ

い

う

え

お

か

き

し

す

せ

そ

て

と

な・に

ね

の

は

へ・ほ

ま

み・む

め

も

や

よ

り

数字・欧文

E

F

G・H

I・J

M

N

O

P

R

S

T・U